HZ BOOKS

华 章 图 书

一本打开的书，一扇开启的门，
通向科学殿堂的阶梯，托起一流人才的基石。

U0350248

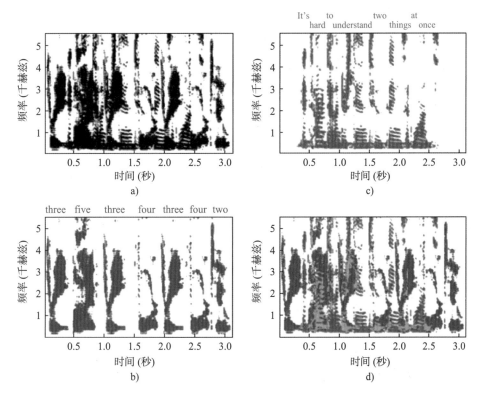

图 2-1　由两条独立语音形成的混合声音示意图，可以看到时频信息的稀疏性使得混合语音中的组成语音能够被清晰地保留。a）一个阈值处理后的频谱，这里显示了两句话混合语音中具有显著能量的时频块。b）和 c）为单个阈值处理后的频谱，这里显示了 a）和 d）的两句话混合语音中来自各个说话人的显著能量时频块。d）一个阈值处理后的彩色频谱，这里每个时频块根据哪个说话人语音能量上占优以蓝色（如图 2-1b 所示）或者红色（如图 2-1c 所示），两个句子重叠造成干扰的部分以绿色来进行标注

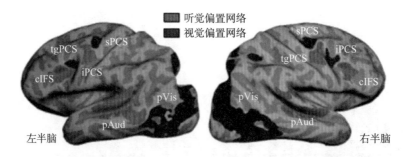

图 2-2　组成听觉偏置（红）和视觉偏置（蓝）的注意控制网络的脑区域示意图（取自文献[127]报告的数据；图片由 S. 米夏卡（S. Michalka）提供），在一个皮层表面的半扩展图（"Semi-Inflated" Map）上显示（脑回用浅灰色表示，脑沟用深灰色表示）。听觉偏置网络包括外侧前额叶皮层（Lateral Prefrontal Cortex，LPC）的两个区域，沟通中央前沟的横向沟（the transverse gyrus intersecting PreCentral Sulcus，tgPCS）、额下沟尾端和感知听觉区域（pAud）。视觉偏置网络包括外侧前额叶皮层（LPC）的两个区域，上中央前沟（superior PreCentral Sulcus，sPCS）、下中央前沟（inferior PreCentral Sulcus，iPCS）和感知视觉区域（pVis）

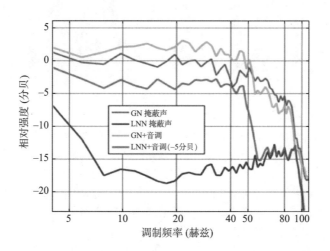

图 3-3　科尔劳施等人使用的信号的调制频谱图[46]。深色线用高斯统计（GN，深绿色）和低噪声统计（LNN，深紫色）显示噪声谱。浅绿色和浅紫色线显示相同噪声信号的频谱，但在噪声的中心频率处添加了一个音调，具有与科尔劳施等人报道的鉴别阈值中测量的相同的相对水平。单独从 LNN 中识别出 LNN 中的音调，其音调水平比单独使用 GN 来区分 GN 中音调所需的音调水平低 5 分贝

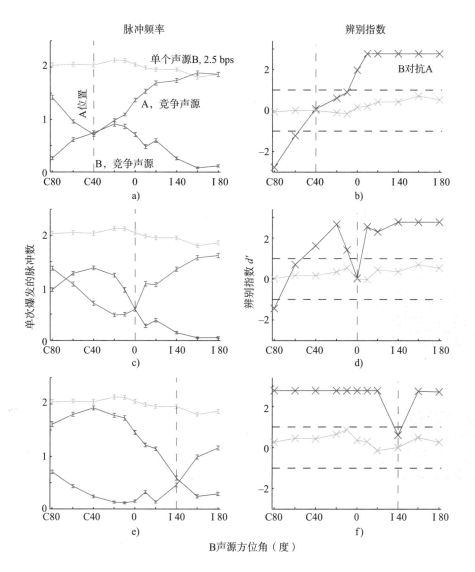

图 6-7　图 6-6 所示神经元的脉冲频率和流分离。在左边的图中，线分别表示单个声源（绿色）或当 A 和 B 声音序列交错时同步到 A（红色）或 B（蓝色）声源脉冲的每个声爆平均脉冲数。在每个图中，A 声源的位置都固定在垂直红色虚线表示的位置。右边的图显示了辨别指数 d'，用于辨别同步到 A 声源和 B 声源的脉冲频率（蓝色），或用于辨别单个声源与固定在固定位置的声源相比在不同位置引起的脉冲频率（绿色）。d' 的正值表示对两个声源中对侧较多的响应较强[57]

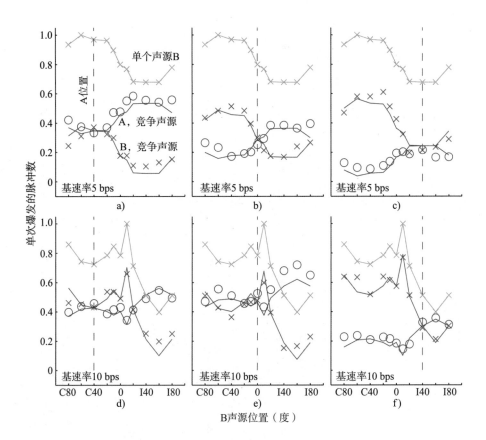

图 6-10 神经流分离的模型预测。这些图表示一个皮质神经元对 5/秒 a)、b)和 c)基速率刺激的反应以及另一个神经元对 10/秒 d)、e)和 f)基速率刺激的反应。符号表示神经元的平均脉冲爆发，曲线表示基于单个声源（绿色）的噪声爆发响应的模型预测，该响应按正向抑制项进行缩放。神经脉冲计数与声源 A（红色）的同步可以看成是位置 θ_A 和 B 位置 θ_B 的函数：$RA(\theta_A,\theta_B) = RSgl(\theta_A) - FS \times RSgl(\theta_B)$，而对声源 B（蓝色）响应同步函数为 $RB(\theta_A,\theta_B) = RSgl(\theta_B) - FS \times RSgl(\theta_A)$，其中 $RSgl(\theta_A)$ 和 $RSgl(\theta_B)$ 分别为单独对声源 A 和 B 的响应。正向抑制项 FS 是由同步到一系列的 5/秒（顶行）或 10/秒（底行）噪声爆发的脉冲频率除以同步到该系列的一半速率得出的；在对侧 40°、0°和同侧 40°处对声源的脉冲频率比值取平均值[57]

The Auditory System
at the Cocktail Party

听觉系统
与鸡尾酒会问题

[美]
约翰·C. 米德尔布鲁克斯（John C.Middlebrooks）
尤纳森·Z. 西蒙（Jonathan Z.Simon）
阿瑟·N. 波珀（Arthur N.Popper）
理查德·R. 费伊（Richard R.Fay）

编著

许家铭　石晶　徐波　译

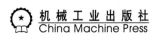
机械工业出版社
China Machine Press

图书在版编目（CIP）数据

听觉系统与鸡尾酒会问题 /（美）约翰·C. 米德尔布鲁克斯（John C. Middlebrooks）等编著；
许家铭，石晶，徐波译 . —北京：机械工业出版社，2020.11
书名原文：The Auditory System at the Cocktail Party

ISBN 978-7-111-66897-8

I. 听… II.① 约… ② 许… ③ 石… ④ 徐… III. 听觉 – 研究 IV. R339.16

中国版本图书馆 CIP 数据核字（2020）第 222093 号

本书版权登记号：图字 01-2020-1329

听觉系统与鸡尾酒会问题

出版发行：机械工业出版社（北京市西城区百万庄大街 22 号　邮政编码：100037）
责任编辑：柯敬贤　　　　　　　　　　　　责任校对：李秋荣
印　　刷：北京市荣盛彩色印刷有限公司　　版　　次：2021 年 1 月第 1 版第 1 次印刷
开　　本：186mm×240mm　1/16　　　　　印　　张：16.5（含 0.25 印张彩插）
书　　号：ISBN 978-7-111-66897-8　　　　定　　价：99.00 元

客服电话：（010）88361066　88379833　68326294　　投稿热线：（010）88379604
华章网站：www.hzbook.com　　　　　　　　　　　　读者信箱：hzjsj@hzbook.com

推 荐 语

语音识别技术得益于深度学习的发展，已经走进了我们的生活。但是，"鸡尾酒会问题"是目前语音识别技术发展中无法回避的挑战性难题。本书从物理层的信号与噪声分离、神经生理层的听觉流分离以及心理认知层的听觉空间注意的方面，对"鸡尾酒会问题"进行了全方位分析；从信号处理的技术实现、计算建模以及听障应用的角度，对听觉系统建模进行了详细阐述。本书对促进语音技术从感知智能到认知智能的发展有着重要的参考价值。目前，涉及此类内容的中文参考书籍极缺，本书的出版弥补了这一缺憾。译者长期从事该领域的技术研究工作，全书用词准确、行文流畅，是一本难能可贵的前沿性技术书籍，特此予以推荐。

——党建武，天津大学智能与计算学部教授，天津市认知计算与应用重点实验室主任
日本北陆先端科学技术大学院大学兼职教授，中国计算机学会语音对话与听觉专业组主任

本书对近年来鸡尾酒会问题相关的听觉心理学、生理学和认知神经科学的最新研究进展进行了仔细的梳理和系统性的组织，无论从投入精力还是难度上看，这在听觉研究领域都是一项大工程，是一件可喜可贺的大事。通览全书将使你对听觉客体、选择注意、能量掩蔽、信息掩蔽等概念，以及听觉流形成和听觉场景分析计算框架等，形成一个深入全面的认识。重新审视目前语音工程中的基本模块和系统框架，将会激发出新的思想火花和有效的解决思路。

——吴玺宏，北京大学教授，信息科学技术学院副院长，智能科学系主任
言语听觉研究中心主任

听觉处理是言语认知的重要基础，对语音识别、语音增强和认知科学的发展具有重要作用，而鸡尾酒会场景的听觉处理技术是其中具有挑战性的难题。本书从信号层和神经认知层等多个不同的维度，详细阐述了听觉形成的机理和听觉场景的计算框架，以及针对鸡尾酒会问题的详细解决思路，对选择注意、信息掩蔽等现象也进行了深入分析，将能够帮助研究人员系统性地掌握听觉处理的理论与方法，对从事听觉处理技术、语音识别技术、认知科学等方面的研究具有重要的参考价值。译者在该领域有很高的造诣，对原文中的原理性描述，尤其是涉及认知科学的听觉场景计算方法，均能够以准确易懂的方式进行阐述。

——陶建华，中国科学院自动化研究所研究员，模式识别国家重点实验室副主任
中欧信息自动化应用数学联合实验室中方主任，国家杰出青年科学基金获得者
国家万人计划领军人才

译 者 序

近些年，随着智能交互助手和便携式可穿戴设备的爆炸式发展，语音已经成为人类接入智能计算设备和平台的重要方式。人机语音交互在现实生活中得到非常广泛的应用，重要性日益凸显。根据国际权威调研机构科纳仕（Canalys）发布的 2019 年度全球智能音箱出货量报告，智能音箱出货量达 1.25 亿台。可以说，智能语音交互已经从过去的"不可用"发展为限定场景的"基本可用"。然而，由于干扰噪声的存在，复杂开放环境下的语音交互系统仍存在通信质量差、识别准确率低的问题，尚未达到泛场景"很好用"的程度。

该问题早在 20 世纪 50 年代初就被英国的认知科学家科林·切利（Colin Cherry）提出，并定义为"鸡尾酒会问题"（Cocktail Party Problem）。鸡尾酒会问题描述了人类听觉系统在复杂听觉场景下令人惊讶的选择性注意能力。例如，当我们身处多个说话人的鸡尾酒会场景中时，我们可以很容易地将注意力集中在某个感兴趣的说话人语音上，并忽略其他说话人语音和环境噪声的干扰。但是半个世纪以来，设计一个能够成功解析复杂场景的计算听觉系统仍是一件极具挑战性的任务。

近些年，得益于深度学习技术的快速发展，听觉感知建模方面的多个任务在实验室环境下几乎取得了全面突破。在标准测试集上，这些系统的语音识别和合成等部分核心性能指标甚至超越了人类水平，端到端方法的产生展现出了广泛的应用前景。然而，在典型实验室环境下设计和训练的计算听觉模型，在不同行业应用场景变换时，容易导致智能交互系统的性能急剧下降。这暴露出现有模型面对通用领域、开放环境自适应能力差，难以满足各种实际应用需求的紧迫问题。

突破智能感知（尤其是听觉感知系统）在复杂开放环境下的基础算法短板，打开端到端深度学习网络黑盒子，借鉴人脑工作机理，让机器能够像人一样灵活地感知复杂听觉场景，从而有效地处理鸡尾酒会问题是当下亟须解决的科学难题，值得深入研究。与视觉的外显注意过程不同，听觉是一个无明显外部指向行为的内隐注意过程，听觉感知器官接收整个听觉场景中所有声源在整个时间轴的混合信号，在复杂的听觉通路上进行信号加工。尽管隐藏在鸡尾酒会问题背后的听觉神经机制尚未明朗，但相关研究依旧取得了一些引人注目的成果。

面向复杂环境的类人听觉感知系统需在深入理解人类听觉感知脑机制的基础上展开研究，其科学问题既是听觉语言认知领域的核心科学问题，也是人工智能面临的核心挑战和技术难点。随着人工智能技术的快速发展和类脑研究的多学科融合，我们相信不久的将来，设计面向复杂开放环境下达到类人听觉感知能力的听觉系统将成为可能。正是在这样的背景下，我们确定翻译这本由多名听觉心理学和神经学国际权威专家围绕"鸡尾酒会问题"整理撰写的听觉神经机理与心理行为图书。

在这本书中，将会呈现一大批科研人员在揭秘人耳听觉机制过程中的探索性工作，比如人脑的听觉客体形成和选择机制、空间线索对语音流分离的贡献，以及婴幼儿听觉发育和老年人听觉代偿，等等。本书内容覆盖全面，对我们构建类人听觉计算系统具有重要参考价值和启发意义。

本书的翻译工作在徐波老师的组织下完成，课题组多位同学和老师一同参与了翻译和校对工作，并进行了多次集体研讨，付出了大量的精力。各个章节的翻译者分别是：第 1、2 章（黄雅婷），第 3、5 章（石晶），第 4、6 章（李晨星），第 7 章（黄旭辉），第 8、9 章（许家铭），第 10 章（郝云喆）。审校者分别是：第 1、2 章（张鹏），第 3、5 章（许家铭），第 4、6 章（石晶），第 7、10 章（程翔），第 8、9 章（黄雅婷）。最后全部章节再次由许家铭、石晶、梁玮达和倪子懿统一校订。

最后，特别感谢机械工业出版社华章分社姚蕾和柯敬贤编辑在出版工作中付出的辛勤工作。衷心希望能够通过翻译本书为中国研究者在听觉神经科学和听觉计算科学方面的探索贡献绵薄之力，以期共同推进智能语音交互的发展，突破"鸡尾酒会问题"的瓶颈。在图书翻译和审校过程中，受学识水平所限，难免存在不妥之处，欢迎专家和读者给予批评指正，最新勘误列表会及时更新在网址：https://github.com/aispeech-lab/auditory_book。

许家铭　石晶　徐波

2020 年 11 月，北京

前　言

　　鸡尾酒会是一个典型的复杂听觉场景：人声鼎沸，酒杯碰撞，音乐流淌等。日常生活中的其他场景，包括繁忙的办公室、拥挤的餐厅、嘈杂的教室和堵塞的城市街道，在声学上同样是复杂的。正常的听觉系统在解析这些复杂场景过程中表现出卓越的能力。然而，即使相对轻微的听力损伤也会影响这种听觉场景分析能力。

　　本书内容是由 2013 年在美国马里兰州巴尔的摩举行的耳鼻喉科研究协会冬季会议上的主席研讨会"鸡尾酒会场景下的耳与大脑"（Ears and Brains at the Cocktail Party）发展而来的。在本书中，作者描述了听觉系统擅长将感兴趣的信号与干扰声分离的条件以及该问题不可解决的条件，这一切都是在试图理解这些成功和失败背后的神经机制。第 1 章整体介绍了本书内容，对鸡尾酒会问题进行了概述，并将这一问题置于听觉神经科学更广泛的探讨和分析中。第 2 章进一步阐述了听觉客体的关键概念，可以将其视为外部听觉声源与目标选择和注意执行单元之间的感知关联。第 3 章强调了较低层次下将信号与噪声进行分离的挑战，并考虑了可以克服这些挑战的机制。同时，第 3 章中也介绍了能量掩蔽和信息掩蔽之间的区别。接下来，第 4 章通过专注于混叠语音掩蔽问题来扩展信息掩蔽的概念。

　　计算模型能够使鸡尾酒会问题的基本科学理解得以形式化，同时能够在解决实际工程问题中生成一些应用了生物学原理的算法。第 5 章考虑了面向鸡尾酒会问题建立有效计算模型的挑战。随后，第 6 章考虑了声源空间分离对于流分离的重要性，并回顾了空间流分离的心理物理学和生理学基础。接下来，第 7 章回顾了实验人类听觉神经科学领域的新发展。

　　通常，婴幼儿和儿童不会出现在鸡尾酒会中。但是，在类似的听觉场景如嘈杂的游乐园或拥挤的教室中很容易在声学上变得复杂。年幼的听者只能用还未成熟的听觉系统和尚未固化的语言识别能力来理解这些场景。第 8 章考虑了人类面对鸡尾酒会问题时发育的多个阶段和层次。接下来，第 9 章认为老年人在语言技能和知识存储方面的成熟可以一定程度上补偿外周和中枢听觉系统的衰退。最后，第 10 章探讨听觉损伤的后果和对听力恢复（至少部分恢复）的尝试。

　　在鸡尾酒会以及其他日常复杂听觉场景中的成功交流依赖于听觉系统的所有资源，包括从听觉外周的基本编码机制到高阶整合加工。本书旨在从各个层次对这些听觉资源进行探索，包括正常成年人的、早期发育的、老化的以及病变的听觉系统。

约翰·C. 米德尔布鲁克斯（John C. Middlebrooks），美国加利福尼亚州欧文市

尤纳森·Z. 西蒙（Jonathan Z. Simon），美国马里兰州学院公园市

阿瑟·N. 波珀（Arthur N. Popper），美国马里兰州学院公园市

理查德·R. 费伊（Richard R. Fay），美国伊利诺伊州芝加哥市

目　　录

第 1 章

解析听觉场景的耳和脑机制

约翰·C. 米德尔布鲁克斯 (John C. Middlebrooks)

尤纳森·Z. 西蒙 (Jonathan Z. Simon)

摘要： 鸡尾酒会是一个用来形容日常生活中复杂听觉场景的常用比喻。在繁忙的办公室、拥挤的餐厅和嘈杂的街道，听者通常面临着挑战去倾听自己感兴趣的声音信号（大多数情况是特定说话人的语音），而这段语音可能混杂在嘈杂的人声、宽带机器噪声、房间反射等背景噪音中。本章定义了听觉系统需要解决的问题并对接下来的章节进行简介，这些章节从各个层次对相关感知和生理学进行了探索，包括正常成年人的、早期发育的、老化的和病变的听觉系统。

关键词： 听觉客体（Auditory Object），听觉场景分析（Auditory Scene Analysis），鸡尾酒会问题（Cocktail Party Problem），能量掩蔽（Energetic Masking），分组（Grouping），信息掩蔽（Informational Masking），流分离（Stream Segregation），分流（Streaming）

1.1 引言

　　鸡尾酒会是一个典型的复杂听觉场景：人声沸腾、酒杯碰撞、音乐流淌，所有的这些声音在房间反射（Room Reflection）后搅和在一起，而非简单混合。科林·切利（Colin Cherry）最早于 1953 年提出"鸡尾酒会问题"[1]，从而将听觉科学带入鸡尾酒会问题研究中。切利的鸡尾酒会场景相对简单：只是两个说话人同时读故事，即两个说话人声音各自播放在耳机的一侧，或是将两个说话人声音混合并在耳机的两侧播放。真实生活中的鸡尾酒会场景在声学上更为复杂，比如日常生活中繁忙的咖啡厅、拥挤的饭店、喧闹的教室和堵塞的城市街道。埃尔伯特·布雷格曼（Albert Bregman）将人们为了解决日常中鸡尾酒会问题所做的努力尝试称为"听觉场景分析"[2]。

正常的听觉系统具有惊人的能力来解析复杂听觉场景。就像希恩-坎宁安（Shinn-Cunningham）、贝斯特（Best）和李（Lee）在第 2 章指出的一样，就算是现今最先进的科技，其在各种噪音中找出某个特定声音的能力也远逊于蹒跚学步的小孩。然而，就算是一个很小的听觉损伤，也会干扰到听觉场景分析。那些有轻中度听觉损伤的人提到，他们最大的不便在于难以分离多个说话人的声音或者难以在嘈杂背景中理解语音[3]。

1.2　一些关键概念

在听觉场景分析过程中，听者需要对一个或者多个声源形成不同的感知意象（Perceptual Image），即听觉客体。这里所说的声源可能是不同的说话人、音乐线条、机械物件等。听觉客体的形成需要对属于某个特定声源的多个声音成分进行分组并将这些成分和其他声源分离。分组可以瞬间发生在不同的频率上，比如对元音的所有谐波分组或者对因一个闭塞辅音释放而发生的所有声音分组。分组的出现也必定跨越时间维度，比如从一个特定声源的声音序列中形成感知流。在鸡尾酒会的例子中，相关的听觉流可能就是那些由多个相互竞争说话人的音素序列形成的句子。听觉客体的分离很大程度上是基于声音中的低层次差异，比如基频、音色、起始时间或者声源位置。分离中的其他高层次因素包括语言线索、口音和对熟悉声音的识别。

声源成分分离的失败会影响听觉客体的形成，这就是掩蔽。当竞争信号与感兴趣的信号在频率和时间上有重合时，我们称这种掩蔽为能量掩蔽。能量掩蔽大部分是听觉外周的一种现象，信号和掩蔽声会在耳蜗的基底膜上诱发重叠的活动模式，并会竞争重叠的听觉神经元群体。这里有不少文献在探讨能量掩蔽的特性和支持能量掩蔽释放的脑机制。

当信号和掩蔽声在时频上没有重叠的情形下存在另一种掩蔽，称为信息掩蔽。在信息掩蔽发生时，听者从混杂的声音中将无法识别目标信号。在某些情况下，信息掩蔽的量级有数十分贝之多，从掩蔽声中分离出频率上相异信号的行为，不过是耳蜗频谱分析所加工的一些常态化工作，这实在令人惊奇。若假设干扰不是存在于耳蜗中，那么一种猜想是信息掩蔽可能发生在中枢听觉通路中。在本书的一些章节中，我们会回顾信息掩蔽现象和信息掩蔽释放的核心机制。

1.3　本书概述

本书关注听觉系统成功从掩蔽声中分离出目标信号的情况和鸡尾酒会问题不能解决的情况。希恩-坎宁安（Shinn-Cunningham）、贝斯特（Best）和李（Lee）在第 2 章中首先引入听觉客体的概念作为铺垫。听觉客体可以被看作外部听觉声源与目标选择及注意执行单元之间的感知关联，其序列在时间维度上的延伸形成听觉流。听觉场景解析包括对特定听觉客体的选择，这个过程涉及自下而上（Bottom-Up）客体显著性和自上而下（Top-Down）依赖经验和预期筛选注意的某种组合。

科林（Culling）和斯通（Stone）在第 3 章中关注听觉客体的低层次形成中面临的困难并探讨一些可能克服这些困难的机制。他们引入能量掩蔽的概念，这里掩蔽声在听觉神经水平干扰了目标语音信号的表示。能量掩蔽释放能够通过对比目标信号和掩蔽信号的差异来实现，比如两种信号的谐波结构差异或者耳间时间差。在一些情况下，听者能够通过波谷聆听（Listening in the Dips）来克服能量掩蔽，这里波谷（Dips）指的是掩蔽声幅值最小的瞬间。另外，听者也能利用声学的头影效应（Head Shadow Effect）来关注信噪比较高侧耳朵的输入信号。

对目标语音的理解有时即使在能量掩蔽缺失的情况下仍受到干扰声源的影响，也就是说，这时候目标信号和掩蔽信号在时间、频率上都没有重叠。基德（Kidd）和科尔伯恩（Colburn）将在第 4 章中主要讨论这种额外的信息掩蔽。作者关注于混叠语音掩蔽，他们根据历史上的多种观点和当前的理解比较了能量掩蔽和信息掩蔽。作者探讨了能够支持掩蔽释放的注意、记忆和语言加工机制。最后，他们更加深入地探讨能量掩蔽释放的双耳机制来为鸡尾酒会问题的双耳解决方案模型提供支持。

计算模型可以帮助形式化鸡尾酒会问题的基本科学理解，同时能够在解决实际工程问题中生成一些应用了生物学原理的算法。艾希拉里（Elhilali）在第 5 章中探讨对鸡尾酒会建模的困难和挑战，包括对该问题的理论基础进行定义的困难和在计算模型中兼容经验数据的需求。作者从受生物启发的低层次系统到高度抽象的工程系统对现已采用的各式方法进行举例。以上系统其中包括了常见的自动语音识别系统，这种系统即使在安静房间内有多说话人的场景，也能很好地处理任务。

一个身处鸡尾酒会的宾客必须能够从多个竞争说话人声音中分离出短暂的声音（比如音节），然后将这些声音序列（比如句子）组合成感知流以进行理解。在第 6 章中，米德尔布鲁克斯探讨声源空间分离对听觉流分离的重要性。作者在这一章中对有关空间听觉流分离的心理物理学研究进行回顾。一些可能影响空间听觉流分离的神经机制在动物的单个皮层神经元细胞和人类的远场记录层次中得到测量。得到的结果显示，对两个或者多个分离听觉流的感知可能反映相应数目的不同神经元群体的活动。

在第 7 章中，西蒙（Simon）回顾了一些人脑用于解决鸡尾酒会问题的神经机制方面研究的新进展。总的来说，人类听觉神经学实验领域在听觉流分离方面已经取得了一些成功，特别是在掩蔽声存在情况下对语音的神经加工方面的研究。这些研究将神经机制看成是将一个完整声音场景的声学可信表示通过某种方式转换成一个新的以流为中心的神经表示。正是以这些新的神经表示为基础，我们极为日常地感知到世界是由众多单个的听觉客体组成，而这些听觉客体又被分别而独立地贡献到更大的听觉场景中。

通常，婴幼儿和儿童不会出现在鸡尾酒会中。但是，在嘈杂的游乐园或拥挤的教室等听觉场景也往往具有和鸡尾酒会一样的声学复杂性。年幼的听者只能用还未成熟的听觉系统和尚未固化的语言识别能力来理解这些场景。在第 8 章中，沃纳（Werner）探讨了发育的多个阶段和层次。这包括婴幼儿时期对声音中枢表示的早期阶段、早期儿童阶段空间听觉和视-听觉相干性的成熟、对复杂声音成分进行分组的能力提升和选择性注意的发育。

在生命的另一端，众多因素会对老年人的听觉场景分析产生相反的影响，皮奇奥拉-富勒（Pichora-Fuller）、阿兰（Alain）、施耐德（Schneider）会在第 9 章探讨这个问题。老年人一些（并非全部）听觉表现性能上的衰退是由听觉外周和年龄相关衰老造成的。但这种衰退可以通过一些情景因素，诸如一个成年人的语言指令和知识储备会得到一定程度上的缓解。在大部分高难度场合，年龄带来的听觉僵硬（Auditory Rigor）加上轻中度的听觉丧失，可能会让老年人产生一种隔离于社会的感觉。反过来，这样又会提高他们认知障碍进一步加重的风险。

在最后一章，利托夫斯基（Litovsky）、古佩尔（Goupell）、米苏雷利（Misurelli）和甘（Kan）探讨听觉损伤的后果和对听力恢复（至少部分恢复）的尝试。受到听觉场景分析中双耳线索和空间线索的启发，当今医疗技术致力于给双耳提供听力。该章回顾了那些在助听器和/或人工耳蜗中能够用到的听觉线索，并探讨能够被各种听觉假体可信传播的线索、会衰减的线索和完全不会传播的线索。另外，患者独特听觉病史的影响也将在该章进行探讨。

1.4   耳和脑

在复杂听觉环境下的听觉让人们意识到人类（和其他动物）不仅仅使用耳朵倾听，还使用大脑倾听。很明显，人类会依靠耳蜗的活动机制来对声音频谱进行最初的分析。不过仅从一个耳蜗获取信息是远远不够的，任何一个拥有正常听觉的人都可以尝试通过在鸡尾酒会或者其他多说话人场景下塞住一侧耳朵来证明这点。因为这样做时听觉场景分析中关键的双耳线索就会被干扰。对双耳输入需求的证据显示了脑干中双耳神经核团（Binaural Nuclei of the Brainstem）的存在。中枢（很可能是脑干）神经机制需要参与到任何一个宽跨度频域的分析，比如对一个多成分谐波结构的分析。听觉流分离现象的发生以数百毫秒量级衡量，这种时间量级表明早期听觉皮层机制的参与；同样地在动物身上进行初级听觉皮层单个神经元上的听觉流分离实验支持了这个观点。人类能够基于语言线索进行听觉流分离的能力暗示需要更高层次的皮层区域参与；另外，人类神经生理学结果验证了这种行为相关初级皮层基质外的神经机制。

听觉系统能够成功解析听觉场景是听觉加工中一个令人惊讶的事情。未来对于这个主题的研究肯定会给听觉基础科学带来新的启发。心理物理学研究继续定义相关感知算法；动物模型从各个层次的单神经元和神经网络给外周和中枢神经机制带来启发；而人类神经生理学和功能成像让我们对大脑功能和认知之间的联系有更加深刻的理解。

　　支持在复杂听觉场景中听觉加工的耳和脑机制无比美妙，对探索其中奥秘的着迷给予了从事这份工作的科学家们不竭的动力。不过，所有人的动机都是希望利用对听觉系统新的理解来造福那些在复杂听觉场景中有听觉障碍的人们。现今研究的一些关键问题是：怎么使经由助听器和人工耳蜗处理后的声音尽可能地保留听觉场景分析中的单耳和双耳线索？听觉训练程序能否克服异常听觉经验或正常衰老带来的适应不良影响？作为诊断和治疗目标的关键中枢听觉结构应该是什么？

　　在鸡尾酒会和日常生活的复杂听觉场景中，要想成功进行交流，需要调动听觉系统从听觉外周的基本编码机制到高阶整合过程的所有资源。本书旨在从各个层次对这些资源进行探索，包括成熟且能正常发挥功能的、早期发育的、衰老的和病变的听觉系统。

参考文献

[1]　Cherry, C. E. (1953). Some experiments on the recognition of speech, with one and two ears. The Journal of the Acoustical Society of America, 25, 975–979.

[2]　Bregman, A. S. (1990). Auditory scene analysis: The perceptual organization of sound. Cambridge, MA: MIT Press.

[3]　Gatehouse, S., & Nobel, W. (2004). The speech, spatial, and qualities of hearing scale (SSQ). International Journal of Audiology, 43, 85–99.

第 2 章

听觉客体的形成和选择

芭芭拉·希恩–坎宁安（Barbara Shinn-Cunningham）

维吉尼亚·贝斯特（Virginia Best）

阿德里安·K.C.李（Adrian K.C. Lee）

摘要：在日常生活中，大部分听觉正常的人都能够很容易地理解对话伙伴的意思，然而现今的计算算法却无法匹及。人们能够从竞争声源混合的语音中可靠地提取出一个声源的语义，这种能力主要依据这样一个事实，即自然、有意义的声音在时间和频率维度上都有一定的结构。这样的结构支持听觉客体形成和听觉客体选择这两个过程，使得人类和动物能够解决鸡尾酒会问题。这两个过程联系紧密且难以分离，分别关联了之前听觉场景分析和听觉注意方面的研究。本章探讨大脑如何实现客体形成和客体选择。具体地来说，本章聚焦于大脑不同区域如何协作以分离来自感兴趣声源的声音的神经表示并对其进行增强，同时抑制混合声音中分散注意的或者不重要的响应。

关键词：听觉分组（Auditory Grouping），听觉分流（Auditory Streaming），鸡尾酒会（Cocktail Party），能量掩蔽（Energetic Masking），信息掩蔽（Informational Masking），场景分析（Scene Analysis），选择性注意（Selective Attention）

2.1 引言

即使存在来自多个说话人和其他常见声源的竞争声音时，大部分听觉正常的人在日常社交场景中都能够很容易地听明白对话伙伴的意思。然而当我们分析在这种环境下到达听者耳边的信号时，这种听觉处理能力会让人感到惊奇。实际上，尽管如今计算机普及，计算能力大幅提升，即使是最复杂的机器监听算法也还没能像一个蹒跚学步的幼儿那样从日常混合语音中可靠地提取出语义信息。人类和其他动物到底是如何解决"鸡尾酒会问题"的，这个问题自 1953 年被英国的认知科学家科林·切利（Colin Cherry）提出[1]，在长达半个多世纪的时间里，引发了无数听觉研究者的兴趣与关注。

　　本章回顾了不同时间维度上的不同声音属性是如何支持两个特有的听觉加工过程，使得人类和动物能够解决鸡尾酒会问题。具体地来说，本章主要关注了听觉客体形成和听觉客体选择这两个相互关联的过程。在本章结尾，我们会探讨大脑如何实现这两个过程。

2.1.1　鸡尾酒会：令人困惑的混合声音和受限的加工容量

　　为了更好地说明如上观点，图 2-1 给出了一个包含两个不同说话人语音的简单听觉场景（其中，图 2-1a 为混合声音的频谱，图 2-1b 和图 2-1c 分别为不同说话人的语音并用蓝色和红色标示出来）。许多自然信号（比如语音）在时间和频率上都相对稀疏。幸运的是，这意味着混合语音中信号在时间–频率的重叠通常比较适中（信号不会在能量上完全掩蔽彼此，见第 3 章）。比如，在两个响度一样大的人声的混合中，每个信号的大部分都是可听见的。如图 2-1d 所示，每个时频点根据哪个声源在能量上占优以蓝色或者红色标注出来。而重叠的时频点（即两个声源共同具有显著的能量）则以绿色进行标注。为了理解组成混合声音的其中任意一个语音，只需要去判别每个时频点的能量是从哪个声源中来的。也就是说，图 2-1d 中的红色或者蓝色时频点已经给出了足够的信息来分离出各个说话人的语音。

　　遗憾的是，生成某个给定的混合语音，可以有许多不同的"方案"。举例来说，如图 2-1a，这里混合语音并没有用颜色标注，要产生这段混合语音其实可以有无数种方案。实际上，即使知道混合语音中有多少个声源，也不可能在不做假设的情况下决定哪些能量来自哪个声源。在图 2-1c 中第一次宽频段的能量爆发代表"It's"中的"/ih/"音（见频谱上面的文字标注），可以看到这里有三个可见的能量带同时出现和消失。理论上，每个能量带来自一个不同的声源（关于这点，每个能量带的一部分也可能来自不同的声源）；不可能有办法百分之百确定它们是否来自同一个声源。对于这个数学上的欠定问题（Underdetermined Problem），即估计混合语音中的能量属于哪个特定的外部声源，大脑似乎是根据常见声音的统计特性知识进行经验上的猜测解决的。例如，虽然可能存在同一个近似时间段三个能量爆发的巧合，但是这样组合起来不太可能发音像元音"/ih/"。也就是说，为了搞清楚声学世界，大脑采用有关自然声音时频结构的先验信息来对从属于同一个声源的能量进行分组。我们会在 2.2 节进行更深入的讨论，听觉客体形成的过程（或者说估计混合语音中哪些成分来自相同的外界声源）是解决鸡尾酒会问题的一个重要部分。

　　但是，即使能够较为简单地从混合语音中形成听觉客体，如果听者不能从这些听觉客体中选择恰当的客体来分析，在理解重要的声音时依旧会面临困难。这个被称为听觉客体选择的问题十分关键，因为听者在一个多客体场景中不可能穷尽地分析每个客体的内容。虽然理论上可以想象大脑并行地识别场景中每个声源的内容，但是大脑的处理容量毕竟有限。因此，大多数情况下听者会将选择性注意聚焦到某一个声源来进行更相近的分析并抑制其他竞争的声源（想要更深入了解听觉注意，可以参见文献[2]）。在一个场景中选择哪个客体去关注是听者解决鸡尾酒会问题的另一个关键方面。

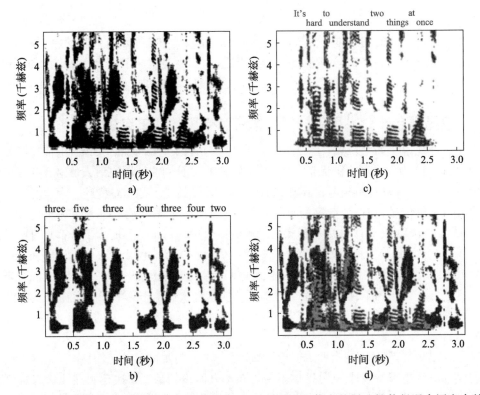

图 2-1　由两条独立语音形成的混合声音示意图，可以看到时频信息的稀疏性使得混合语音中的组成
语音能够被清晰地保留。a）一个阈值处理后的频谱，这里显示了两句话混合语音中具有显著
能量的时频块。b）和 c）为单个阈值处理后的频谱，这里显示了 a）和 d）的两句话混合语
音中来自各个说话人的显著能量时频块。d）一个阈值处理后的彩色频谱，这里每个时频块根
据哪个说话人语音能量上占优以蓝色（如图 2-1b 所示）或者红色（如图 2-1c 所示），两个句
子重叠造成干扰的部分以绿色来进行标注（见彩图）

　　从一个场景中形成和选择听觉客体的过程组成了听觉选择性注意如何运作的不同方面。
这些过程使得听者通过结合自身有意识的目标和混合语音的统计特性来弄清楚在给定的时
间内哪个听觉客体看起来更重要，这使得听者能够自主地关注到预期之外的事件上。比如说，
当一个人尝试在一个喧闹的餐厅聆听共进晚餐伙伴的对话时，注意他很有可能会自主地关注
到碟子摔在地面上的声音[3]。本章的许多内容都会讨论到这些注意过程。

2.1.2　基于客体的注意

　　由于中央处理资源有限，注意必须在一个复杂环境中决定大脑应该分析哪个客体，这种
观点并不仅限于听觉系统。在视觉神经科学中，通常假设注意作用于视觉客体。安妮·特瑞
斯曼（Anne Treisman）在她有影响力的特征整合理论（Feature Integration Theory）[4]中提出，

当注意指向视觉客体的一个或者多个组成部分时，视觉刺激特征（颜色、形状、方向、动作）会在注意之前被自动地注册并绑定成一个一致的客体（Object，这里指的是一个感知客体，并不是一个物理实体）。比如，如果注意聚焦到一个红色三角形其中一角出现的空间位置，那么与这个被注意到的角组成三角形的另外两个角也会进入注意的焦点。听觉客体是选择性听觉注意加工"单元"的观点在很长时间内具有争议[5-6]。而且，研究表明来自不同感知模态的输入可以绑定在一起，形成包含来自不同模态信息的客体。例如，当一个观察者从一个感知模态中聚焦某个多感知客体的某个特征时，注意会转移到其他"与任务无关"的模态信息中[7]。当观察者注意一个感知客体的某个方面时，与当前任务无关的其他模态信息也会被增强，这种增强是基于客体注意的一个显著特点。

2.1.3　异构化而非层次化加工

当首次面对客体形成（Object Formation）和客体选择（Object Selection）概念的时候，一种直观的假设是听觉客体形成和听觉客体选择是两个不同而相继发生的过程。具体来说，首先将一个复杂场景解析分离成听觉客体，然后选择其中重要的声音去做详细的分析。不过现实中的情况更为复杂，并非听觉客体形成先发生，之后再发生听觉客体选择。一个听觉场景的加工是更倾向于异构化的：形成和选择，无论是从大脑的具体实现还是行为的测量结果来看，都在互相影响并接收彼此反馈，难以简单分离。与此一致，也很难分清客体形成究竟发生在哪个神经加工阶段或者发生在哪里。在听觉通路中，确实不可能在某一个特定位置发生客体"首先出现"（First Emerge），基于客体的表示更可能是不完美地沿着听觉神经通过脑干和中脑到皮层的各个听觉通路分支时逐渐出现。类似地，注意性选择并不在某个特定的加工阶段发生，而是发生在每一个阶段。一个视觉文献中的元分析（Meta-Analysis）很好地总结了视觉感知系统中的这种现象：在视觉系统的外周，表示主要是由进入视网膜的光模式决定，而受到听者想要加工的信息影响较弱，但是在加工过程的每个渐近阶段，注意的影响会变得越来越强，输入刺激的影响会相对变弱[8]。同样的状况也发生在听觉系统中（例如，注意对中脑中的表示影响较弱[9]，但对皮层中的表示影响较强[10]）。

尽管如此，本章还是围绕听觉客体形成和听觉客体选择这两个过程来进行组织，因为确实在某些情况下其中一个过程的失败会导致在复杂听觉环境中解决鸡尾酒会问题的失败。因此搞清楚这两个过程和其失败原因十分重要，因为听觉客体形成或者听觉客体选择的失败会导致灾难性的交流失败。也就是说，听者因为感知的中央处理资源受限，即使声音在听觉神经中很好地表示出来，没有"听出"目标声音的情况也并不少见；在一个复杂场景中，完美可听的关键信息也可能会被误解或者没有被人注意到。

2.1.4　历史笔记

听觉心理学家最开始研究人类选择性注意时，这个领域的部分早期工作聚焦在听觉交流信号上[1,11-12]。在二十世纪七八十年代，随着视觉注意研究的盛行，听觉研究聚焦在信息如何在听觉外周编码这个问题上，但很少关注中央处理资源容量是如何限制了感知的。当时，埃尔伯特·布雷格曼（Albert Bregman）在他的著作[13]中叙述了听觉场景分析的挑战。他给出管理混合语音的感知组织（Perceptual Organization，这是一个几乎和本章使用的听觉客体形成同义的概念）的规则。这启发了一些根据这些准则建立并量化的心理声学研究（例如文献[14-15]），但是大部分研究在解析听觉场景的时候都没有显式地对注意在其中担当的角色进行讨论。此外，虽然听觉研究者探讨了当中央瓶颈（非感知受限）决定性能时会发生什么，这些工作却很少会联系到现代注意和记忆的理论。任何不能被"能量掩蔽"解释的声音之间的感知推断，都用术语"信息掩蔽"来进行解释，信息掩蔽被定义为因在听觉神经中发生掩蔽而产生的干扰（相关报告可见文献[16]以及第 4 章）。

虽然听觉科学领域的研究大部分忽略对注意的研究，但是关于听觉注意的神经影像研究却更为常见，这种研究通常使用脑电图（ElectroEncephaloGraphy，EEG）[17-18]或者功能磁共振成像（functional Magnetic Resonance Imaging，fMRI）[19-20]技术。这些研究表明注意在塑造皮层中听觉信息编码的重要性，并开始阐明控制注意的相关皮层区域（参见 2.6 节）。但是这些工作通常会忽略注意表现是如何依赖于早期声音编码（例如在耳蜗、脑干和中脑中）或听觉场景分析。简而言之，尝试弄清鸡尾酒会问题的听觉科学和神经科学的其他方面研究在早期曾存在巨大分歧，然后该分歧在 21 世纪早期开始渐渐缩小。

帮助逾越该鸿沟的一个关键是实现听觉客体形成和注意的协同研究，比如文献[5]。有趣的是，虽然基于客体的注意概念来自视觉研究，但在视觉研究的文献中关于客体形成和注意之间关系的讨论还比较少。导致这种状况的原因并不明了。不过历史上，许多视觉注意研究使用包含显著不同、离散的客体场景（例如，单个三角形、正方形和单个字母），所以在如何解析这些视觉输入的时候十分明确。在听觉研究领域，选择性注意的失败通常是因为难以将一个听觉场景恰当地解析成适当的客体。而且因为听觉信息（比如语音）通常在时间维度上比较长（以秒为量级），听觉选择性注意会依赖于恰当地随时间跟踪听觉客体，这个概念通常被称为"分流"（Streaming）。因此，或许听觉客体的形成和分流本身在大多数情况下就比视觉客体的形成更具挑战性。

关于注意的视觉文献中存在一个遗漏：对注意时间过程的考虑。视觉客体通常可以在不考虑时间结构的情况下被定义。考虑一个静止的自然场景二维图片，图片中包含足够的信息形成视觉客体而无须额外的信息。相反，听觉信息会随着时间的流逝而改变，是有关时间的函数；声音的时频内容传递了一条信息的含义。一个"静止的"声音（例如平稳噪声）通常只有很少的信息内容。正是声音的时间、频谱特征和结构驱动了听觉流形成。因为声音中的信息随时间在演变，听者需要一定的时间去弄清场景中究竟有什么客体，更不用说提取关于语音内容和含义的信息了。需要特别注意的是，一个场景中的客体感知是逐渐出现的。在一个场景中选择性关注一个客体的能力随着时间逐渐发展并变得具体。"局部"分组特征在数

10 毫秒内出现，但是高阶特征和规律的出现是以秒为数量级衡量的[21-22]。而且，如果听觉场景模棱两可，可能会导致感知不稳定[23]。例如，在一个数秒的听觉场景中，一个由高频率纯音和低频率纯音组成的序列可能会从被感知成一个听觉流切换到两个分离的听觉流，然后再切换回来。最近的听觉理论直接考虑听觉客体感知是随时间演变的，而且这个过程可能是会和注意相互影响的事实[24-25]。

2.2　解析声学场景：听觉客体形成

声音的所有信息来自其频谱时间结构。但是根据时间尺度的不同，这个结构可能会扮演不同的感知角色。例如，我们对 20～20 000 赫兹的声音频率比较敏感。在此频率声学信号的较快能量波动会确定一个听觉客体的感知属性，比如响度随时间的变化（包络波动在 5～20 赫兹）、其"粗糙度"（波动在 15～75 赫兹）[26-27]或者音高（如果有介于 50～4 500 赫兹之间的常规波动，参见文献[28]）。相比之下，客体形成在两个相对大的时间尺度上执行：一个"局部"尺度（用于帮助将并发或者频谱时间上相连的声音能量绑定在一起，在 2.2.1 节中进行讨论）和一个更大的时间维度，使得引起局部分组的能量爆发在时间维度上联结成听觉客体，形成布雷格曼（Bregman）所指的"流"，在 2.2.2 节中进行讨论）。

2.2.1　局部频谱时间线索支持"音节层面"的客体形成

布雷格曼给出几个在感知上能够使声音元素分组到一起的"局部"特征，他称该分组过程为"同时发生的分量整合"[29-30]。根据频谱时间邻近（Spectrotemporal Proximity）规则，足够相近的声音及在时间和/或频率上连续的声音往往被认为来自同一个声源。同时响起和/或消失的声音通常会分组到一起，虽然它们在频率上分得很开但在时间上相近；更普遍地来说，在幅度调制上有相关波动的声音通常会分组到同一个感知客体。确实，很多"协同调制掩蔽释放"（Co-Modulation Masking Release）的心理声学现象研究可以用局部分组来理解[31-32]。驱动这种客体绑定的关键调制比那些决定声音的感知属性（比如粗糙度和音高）要慢很多，通常低于 7 赫兹[33-34]。在日常英语口语中音节有起始/结束包络，这些包络的波动会很慢，频率通常低于 10 赫兹，时长在 100～450 毫秒之间[35]。虽然音节这个词一般没有歧义地指代人类语言中的元素，但在本章剩余部分，我们会用这个词语去指代那些即使在语言结构缺失情况下，根据局部频谱时间结构仍可以连贯感知声音的不同爆发。

直觉上，并发声音的空间线索应该会强烈地影响听觉分组。但是，瞬时空间线索通常是音节层次上相对较弱的线索（见第 3 章）。例如，起始时间和结束时间一样的声音元素，即使它们的空间线索不一致，通常也会容易混合在一起[36]；反过来，空间线索对局部分组又影响甚微，通常只在其他频谱时间线索模棱两可的时候才能观察到其效果（例如文献[37-38]）。这种反直觉的结果可能恰恰反映了一个事实：空间线索需要对比双耳的输入来得到，而幅度和谐波线索则是声音外周表示固有的。空间线索对客体形成的影响较小，这可能还反映了一个现实世界的事实：空间线索由于混响的影响和来自其他声源的干扰而十分不可靠[39-40]。当这些影响显著地歪曲双耳时间和强度差时，其对幅度调制或谐波结构的影响却没那么显著；与此一致，适中的混响能量通常会显著降低空间线索的作用，而不会干扰对其他声音属性的感知，如语音的含义[41-42]。尽管空间线索对音节层次的分组影响较弱，但当目标信号和掩蔽信号位于不同的位置时，空间线索在将音节序列分组成感知流和理清声音的多个交错序列时提供了强有力的基础（可参见文献[43]以及第 6 章）。

互为谐波关系的声音通常也会被认为拥有相同的声源，而声音间的偏差音会导致分组失败（参见文献[14]以及第 3 章）。与空间线索一样，谐和性相比共振幅调制对局部分组的影响较小[167-168]。

表面上，这些局部频谱时间分组线索，无论强弱，基本上看起来都彼此不同。但是从一个更为抽象的角度上来说，它们都是相似的：这些线索都反映了当同一个声源产生声音能量时，发生在声学听觉频谱结构（单耳或者双耳）中的统计相关性。例如，就像同一个声源产生的声音元素的幅度包络更可能相关一样，拥有一个特定共振频率的客体更可能产生共享一个相同基频的并发声音。总而言之，可以认为音节分组是由自然声中普遍存在的短期频谱时间内容的相关性驱动的。

局部分组方面的早期研究大部分都使用非常简单的听觉刺激。例如，许多研究探讨同时发生的不同频率纯音是如何整合的，通过操纵是否同时发生、谐波是否相关或者是否共享空间属性等[44-46]。这样的研究对论证特定的频谱时间线索可以影响音节分组有用；但是，这些研究未必能反映日常生活的场景中究竟发生了什么，尤其当多数实验研究仅在一个特征上进行操作时。不过多数"有趣"的声音，比如讲话声、音乐声或者碰撞声，通常有丰富的频谱时间结构。由一个真实世界声源产生的声音成分通常有相关的包络结构、谐波结构和定位线索。在这些情况下，这些线索都会支持相同的局部分组，而不是相互抗争（这在很多心理声学研究中比较普遍）。而且，即使在缺乏强有力分组线索的情况下，复杂声学结构在不同混合语音中的重复会使得其形成听觉客体[47]。这意味着在许多自然听觉场景中，局部分组相对鲁棒（至少在声音可听的情况下，比，没有在能量上相互掩蔽。具体可参见第 3 章和第 4 章）。例如，在一个鸡尾酒会环境下倾听声音，通常可以听到单个音节；真正的挑战是随着时间跟踪某一特定说话人的音节流。

2.2.2　高阶特征将音节联结成"流"

分组还会在更大的时间尺度上将音节绑定成一致的流（用布雷格曼的术语来说，即是"序列发生的分量整合"）。例如，人类会将持续进行的语音当成一个听觉流，即使音节之间存在静音间隙，而这些是局部频谱时间连续性不能处理的。要创建一个听觉流（一个包含多个音节的感知客体），高阶感知特征是关键。比如，线索（音节的频率[48-49]、音高[14,50]、音色[51-52]、幅度调制率[53]和空间位置[43,54]等）在序列中的连续性或者相似性，全都对将其听成单个正在进行的声源有帮助。跟同时分组一样，许多序列分组的早期研究都使用非常简单的刺激，比如纯音或突发噪音，其中没有经过仔细控制的高阶特征显得有些匮乏。相反，一个特定的说话人会产生一个语音流，其中蕴含大量的线索以区分其他竞争的听觉流。

基于连续性的分流依赖于对每个音节计算相关特征值。这些计算本身依赖于对组合成每个音节连续元素的信息整合[55]。举个例子，如果一些正弦波元素同时响起和消失，那么它们会被听成一个音节。像 2.2.1 节提到的那样，每个元素的空间线索可能彼此不一致，但不会使由这些元素共享的时间过程驱动的音节分组失败。音节的认知位置依赖于整合所有元素的空间信息，通常加权低频（300～600 赫兹）的耳间时间差比在其他频率的其他空间线索更强[56-57]。虽然每个分量的空间线索对音节分组影响小，但是序列音节的位置连续性可以影响分流；事实上，在这个时间尺度，位置在分流中起到重要作用[58-59]。类似地，一个音节的音高和音色依赖于其组成分量的谐波关系，但是一个音节与其在时间临近点的分流则受单个音节认知到的音高影响[60]。

因为多种音节特征（比如位置或音高）强烈地影响分流，所以它们影响注意过程[43,61]。例如，当要求听者在含有同时发生、分散注意的单词语音流中报告出共享一个特征的目标单词，而且非目标单词和目标单词可能还共享其他与任务无关的特征（比如音高）时，那么音高线索还是会影响听者的表现。更具体地说，当一个目标单词的不相关的音高和之后的非目标词的音高吻合时，听者可能会在这个任务中失败；他们会迷失在与任务无关特征的连续性中[43]。音节特征连续性影响的另一个方面是，当要求听者将注意聚焦到一个声音特征时（比如位置），他们过滤干扰的能力随着时间而提升[59,61]。这些是并行效应：当特征连续性和一个目标单词感知上的连续流形成起对抗作用时，选择性注意的失败率更高；当特征连续性对目标单词听成一个感知流起支持作用时，选择性注意就会随着时间提升。除去特征连续性对选择性注意的固有影响，听者在某种程度上可以基于任务指示来控制从混合语音中听出哪个单词。这是自上而下选择的一个例证，将会在 2.3 节讨论到。

2.2.3　开放问题

注意在听觉客体形成中的作用还有很多争议。一些研究者认为只有当流（一个随时间延伸的听觉客体）被注意到时，客体才会形成[21,62]。但是，其他研究显示，听觉流会在注意之前自动地形成[63-64]。最可能的情况是，自动发生和注意驱动的过程都会影响流的形成。在低层属性已经足够无歧义地定义一个流的情况下，声音客体在没有注意参与下就会从混合语音中分离。但是混合语音通常是有歧义的，在这种情况下，对某个特定感知特征的关注会帮助将关注到的流分离出来[63,65]。而且听者会对不同声学线索根据其是否与任务相关而给予不同的权重[43]。一些研究显示一个复杂听觉场景的感知会随着时间得到精炼，这些研究支持自上而下因素影响客体形成的观点[66-67]。

一个相关的问题是，包含声学场景中注意焦点之外的注意"背景"是否会组织成客体，亦或是仍处于不能区分的状态。这个问题虽然在理论上很有趣，但很难去验证，因为唯一一个探究听者对"背景"的感知的直接方法即是问他们注意到什么；但是，询问此问题的行为很有可能会驱使听者去关注背景，那么此时的"背景"就会变成"前景"。对神经反应（而非行为反应）的研究可能会给这个重要问题带来一些启发（比如文献[68]）。

2.3   聚焦注意：选择什么去加工

即使听觉客体和听觉流根据 2.2 节中描述的规则准确形成了，面临复杂听觉混合的听者还是必须选择某个客体或流去加工。在鸡尾酒会场景中，不可能对每个说话人说的话都进行加工并对背景声音进行详细的分析。而且，日常交流几乎不需要如此全面的分析。而对一个或者几个说话人进行选择性加工更为常见。在视觉中，注意通常被认为是在感知客体神经表示之间的"偏置竞争"（Biased Competition）[3,69]。偏置竞争观点认为注意的焦点由刺激的显著性（外源性注意）和观察者的目标（内源性注意）的相互影响决定。但是，偏置竞争发生在客体之间，每个客体是属性的集合。在任意时间点，如果一个客体是注意的焦点，那么该客体相比场景中的其他客体会得到更详细的加工。来自生理学的研究开始为听觉加工中的这些效应提供证据[22,70]。

2.3.1   自上而下控制指导选择

通过将自上而下注意指向不同声学维度（其中许多声学维度也会影响客体和流的形成），听者可以选择性地倾听混合语音中的某个声源。有很多例子可以证明听者能将注意聚焦到某一个频率区域[71-72]或者某一个空间位置（比如文献[73-74]）来提升在某一中心的检测或判别。还有例子证明注意可以被导向到音高[43]、强度（比如注意到两个噪音中更柔的声音[75-76]）和说话人特征（比如音色和性别[77-78]）。听觉注意也可以关注到时间维度，那样的话发生在期望时间的声音相比发生在无法预测时候的声音会被更好地检测到[79-80]。这个观点可以详细阐述随时间分布的注意如何增强目标序列的敏感性（"节律性注意"（Rhythmic Attention）；例如[81]）或消除不相关的声音[82]。

2.3.2   自下而上显著性影响注意

研究者普遍认可这样一个观点，自下而上的因素影响一个听觉刺激的固有显著性。这些因素包括意外性（比如一个突然的关门声）和独特性，这样声音就会因为其特征或统计特性从场景中的其他声音中凸显出来（如果想要看实现这些观点的计算模型，参见文献[83]和第5 章）。在鸡尾酒会问题的场景下，一个经常被引用的关于显著性的例子是一个人听到自己名字的声音，这即使发生在一个"未注意"的听觉流中也会吸引听者的注意[84]。接下来的实验显示这个效应的影响在不同听者之间有所不同；而且这个效应越强，听者越难选择性听到"注意"的听觉流[85-86]。无论是在哪种情况，尽管这种注意捕捉是刺激驱动而非自发的，显著性确实是来自刺激的"学到的重要性"；也就是说，听觉刺激自下而上显著性的一些方面并非"预先编程"在听觉系统中，而是通过长期的学习而发展。由于与自上而下因素的强烈互动会使得实验上难以分离[87-88]，因此自下而上显著性的真正影响难以估量。

2.3.3　从不完美的客体中提取语义

我们日常生活中遇到的客体是如何在复杂混合语音中形成的，这个问题持续地激发着研究者的好奇心。但是，许多自然声音（特别有趣的声音比如语音和其他动物发声），在时间和频率上都是相对稀疏的。所以混合语音不是均匀地"混合"在一起，事实上很多时间-频率单元给出了一段混合语音中某个声音的清晰外形。当有太多声源或者连续非结构化噪声或强混响出现时，这种自然分离开始失败，上面的两种情况都会在能量上掩蔽潜在清晰感兴趣的语音片段。

当清晰的片段可以得到，即使只代表了声音的碎片，它们提供的信息对于听者去辨别声音来说已经足够充分（参见文献[89]以及第 3 章）。这样的片段还可以支持在能量上被掩蔽信息的感知补全。例如，一个纯音被一个短暂而响亮的噪声打断，那么这个纯音还是会被理解为连续的，虽然它在声学上被噪音完全掩蔽；事实上，即使纯音在被噪音打断的时间段内没有实际发生，该纯音也是会被认知为是正在进行的（"连续性错觉"（Continuity Illusion）[90]）。这个效应也适用于语音。当语音周期性被静音间隙打断时，可懂度就会下降，但是如果间隙被一个门控噪音填充，那么语音就会被认知为连续的而提供更多的可懂度（"音素恢复"（Phonemic Restoration）[91-92]）。音素恢复看起来是基于自上而下知识的。自上而下知识可以是学习到的或者硬编码的或者两者兼有的，而且会被认知和语言能力影响[93]。

2.4　基于客体听觉选择性注意的感知结果

基于客体的听觉注意被证明是难以测试甚至难以讨论的概念。除了难以定义听觉客体的组成外，也很难定义听者究竟关注哪个客体，尤其当场景中有层次化的客体时。不过，依然有很多感知现象和此观点一致：复杂听觉场景会被自然地而且有些自动地解析成竞争注意焦点的客体。

2.4.1　分散注意的失败

有证据表明听者实际上并不能将注意分散到多个并发的听觉客体上。事实上，这个观点形成了其中一个范式的基础，这个范式用来客观地评估流分离：当有一个包含两个不同频率（A 和 B）的交错纯音的序列，关于相邻 A 和 B 纯音之间的时间判定会随着频率分离的增加

（比如，序列分离成两个不同的流）而受到损害。这种"变化盲听"（Change Deafness）范式被用来检验选择性和分散的注意在繁忙、自然听觉场景中的作用[94]。听者非常擅长在一个包含多个空间上分离的自然声音的场景中监听一个客体，并检测其在场景暴露后的消失，只要选择性注意已经提前导向到这个客体。在导向注意缺失的情况下（比如，依赖于分散的注意），听者不能可靠地检测到其中一个客体的消失：如果消失的客体在其停止时不是注意的焦点，听者就难以注意到这个改变。相反，如果听者确实在一个复杂场景中选择性注意，可能会完全注意不到不寻常的或者无法预期的听觉事件（"非注意盲听"（Inattentional Deafness），例如参见文献[95-96]）。还有一些非对称性的证据，比较检测一个客体突然消失的能力和检测一个客体突然出现的能力；听者比起声音突然消失，更擅长于检测声音突然出现[97]。非对称性的存在在某种程度上显示，一个新事件的出现会外源性地吸引注意，而没注意到的客体的消失则不会。

对于语音场景，当听者关注到一个说话人时，对于没注意到的说话人，他们只能回想到很少信息[1]。当事先被要求之后要报告听到的两条竞争信息，听者会表现得相对较好[98-99]；但是，这个好的表现是否暗示了注意在流之间真实的共享，则尚未明了。一种可能是注意可以在以下情况进行分散：刺激很短暂的时候、两个任务不难的时候和/或两个任务并不竞争有限处理资源的时候[100-101]。另一种可能是同时发生的感知输入通过瞬时听觉记忆（Immediate Auditory Memory）被暂时存储，之后通过一个有限容量的机制被序列地进行加工，这能很好解释回忆简短信息的情况[102-103]。

2.4.2 客体形成和选择之间的强制性交互

一些关于听觉客体是听觉注意加工单元的强有力证据存在于听者能够得到哪些信息和分组如何在一种强制性方式下影响感知。例如，听者难以判别在一个复杂音或元音中的单个频率分量，因此听者不得已去做关于单元听觉客体的强制性全局判别。重要的是，通过改变周围环境信息，这类信息的强制性整合可以大幅减小，表明这可能是因为分量是客体的一部分所以其信息很难分析。例如，当一个失调谐波被理解为一个分离事件时，它对一个复杂音音高的帮助会减小，比如当它与其他分量相比有不同的开始时间或者其被"捕捉"到另一个不同的序列客体时[15,45]。类似地，当一个高频声音的出现和消失由一个低频声音门控控制时，听者判别其双耳线索会有困难。但是，当低频声在相同的低声流之后而使得两者形成一个听觉流时，高频元素就会得到"释放"，其空间线索占优当前分离的高频客体的感知位置，高频双耳线索的区分因此变得简单[104]。

特征连续性对感知的影响也支持客体是注意焦点的观点。如 2.2.2 节提到的那样，即使听者尝试去忽视一些与任务无关的特征，特征的感知连续性也会影响听者从混合语音中提取信息的能力。尤其当一个听者注意到一个单词，接下来可以与注意到的这个单词共享某些感知特征的单词，比起不匹配先前单词的单词，会更有可能自动地成为关注的焦点[61]。这个结果支持以下观点——听觉客体在时间维度上延展，得到的流是注意的单元。

尽管这些现象支持选择性听觉注意作用于感知客体的观点，其中的一个比较复杂的现象是客体形成不是全有或全无的。拿关注到交响乐团中的一个乐器（或客体）和关注到整个交响乐团（其本身也是一个客体）的区别来说，客体形成可以想象成一个层次化结构，根据环境因素和听者目标会在不同层次形成客体（视觉客体也有相似的论述，参见文献[105]）。

2.4.3　转换注意的代价

一个让研究者关注了数十年的问题是，当兴趣的焦点改变时，选择性注意如何简单而快速地从一个客体转移到另一个客体。有很多例子显示，转移听觉注意需要一定的代价。早期实验显示，当交替地给双耳呈现不同说话"内容"刺激时，听者在回忆"内容"的时候会有困难[106-107]。这个代价在更复杂的场景也很明显，这种场景下听者需要在多个同时进行的语音流线索之间进行注意转换（例如文献[59]）或者从一个声音转换到另一个声音[108-109]。转换注意的代价与脱离和重新集中注意所需的时间有关，但也与随时间表现的提升有关，即当听者将注意力停留在单一流上，能够更精细地磨炼注意滤波器[59,61]。

2.5　支持客体形成的神经机制

有许多假说和模型关注听觉客体形成的神经基础。一种假说认为当声音元素激活已经很好分开的听觉神经元群体时，这些声音元素就会分离成流，比如在频率上不重叠的流[110]。但是，当声音元素使不同的神经元群体兴奋时，也能绑定成一个感知分组[111]。客体形成的时间相干性理论（Temporal Coherence Theory，TCT）这样解释这些结果：假设当编码多种声音特征的神经元有随时间调幅一致的响应时，特征在感知上会被绑定在一起[25,112]。时间相干性理论中的多特征表示提供了一个通用而灵活的框架，用于解释感知客体如何从一个分布的神经编码中出现。不同的特征选择神经元之间的时间相干性驱动感知绑定的看法利用了自然听觉场景中两个统计方面的性质：（1）总体来说，对某一声源的一个特征的响应强度与给定时间点该声源的强度成比例；（2）不同声源的强度以及与这两个声源任一相关联的特征的响应在时间上统计独立。假定注意通过调幅神经元群体的时间相干性影响客体形成（[112]；视觉的例子可以参见文献[113]），当一个听者选择性注意到一个特征时，这个注意焦点（被认为是上调活动（Up-Regulate Activity））会增强该特征和与其在时间上一致特征的绑定。

尽管这种理论可行，但该理论没有解答"客体"是如何在神经元群体中呈现的问题。例如，要选择性注意起作用，注意到的客体和竞争客体必须在神经编码中可分。神经振荡可能会帮助分离不同客体竞争的神经表示[114-115]。越来越多证据表明大脑中的慢振荡夹带着注意声音的音节结构[70,116]，这些振荡也会控制信息流动（比如根据这些慢振荡增强和抑制感知事件的发生[117-118]）。因此，慢神经振荡由选择性焦点（夹带着注意听觉流的音节节奏）驱动，并通过传递注意声源音节结构相关的时间信息来支持分离。就像选择和分离的效应在感知上紧密相联一样，慢神经振荡由注意驱动，同时支持分离。这样一个选择–分离机制可以促使信息的一种时序多路传输，这是一个在听觉领域中很有吸引力的观点，这里竞争信号通常会以不同的时间进程使得相同的外周通道兴奋。尽管这样的理论得到了一些支持，但关于一个基于客体的关注声音表示在神经通路的出现位置和出现方式，还有很多问题需要进行探索。

2.6 支持客体选择的神经机制

在过去二十年，认知神经科学领域里的科学家对弄清控制注意性选择的机制展现出日益增长的兴趣。这部分原因是记录技术的快速发展使得在科学家研究大脑的同时，能够让被试参与到高难度的注意任务中去。像 fMRI、EEG 和脑磁图（MagnetoEncephaloGraphy，MEG）等非侵入式技术和侵入式脑皮层电图（对大脑的暴露表面进行颅内记录，通常连同癫痫病人的手术前测试一起做）提供了关于人类神经响应是如何由注意调制的重要补足信息。在很大程度上，视觉科学家在注意神经机制的研究中领先。控制注意的网络在感知模态之间看起来至少存在一部分共享（比如文献[119]），那么弄清楚视觉科学家发现的注意网络就有助于理解听觉注意的控制。因此，本节在回顾听觉注意之前，先回顾来自视觉研究中的网络的证据。

2.6.1 控制注意的视觉认知网络

基于行为和损伤的早期研究定义了三种不同的功能性脑网络，分别对应注意控制的三个不同的方面：警觉网络、定向网络和执行网络（Alerting，Orienting and Executive Network）[120]。这些想法之后被拓展和精炼（比如文献[121-122]）。

警觉网络通常与神经递质去甲肾上腺素（Norepinephrine，NE）相关联，在整个任务当中会保持警觉。例如，当一个警告信号先于目标事件出现，警觉就会有一个相位改变，使得响应时间更短；警觉网络管理这种响应的提升。警觉信号引发蓝斑核（Locus Coeruleus）的活动，这是包含 NE 神经化学通路的源头，这条通路包含在前额叶皮层和在顶叶区的主要结点中[123]。警觉网络和感知模态并不紧密联系，很有可能以相似的方式影响听觉和视觉加工。

定向网络，最初被认为与单一的视觉控制网络有关，事实上受至少两个与听觉注意相关的不同网络控制，一个与注意的空间定向有关，另一个与重定向注意有关[121-122]。背侧额顶网络（包括上顶叶和额叶眼动区（Frontal Eye Field，FEF））使在特定位置对事件的注意的有意识聚焦成为可能（例如文献[124]）。在视觉中，有很多研究去梳理这个空间注意网络的哪一部分专门控制注意，哪一部分独立于空间注意控制眼动；但是这实际上很困难。尤其 FEF 在前运动皮层（Premotor Cortex），不仅控制眼动，还独立于眼睛的移动而参与注意定向（例如定向"内隐注意"（Covert Attention）[125-126]）。确实，很难人为地分离这些功能。但是移动眼睛会改变空间注意的焦点，注意到一个客体会使得一个人想要去移动其双眼到该客体的位置，即使眼动被抑制。尽管如此，包含 FEF 的背侧额顶网络与有意识的视觉空间注意密切相关。如 2.6.2 节更深入的讨论一样，这有力地支持了定向网络参与听觉空间加工的观点[119,127]。

另一个更靠近腹侧并包含颞顶联合区（TemporoParietal Junction，TPJ）的分离网络"打断"稳定的、聚焦的注意，使得观察者能够将注意定向到新的事件上[128]。有趣的是，在视觉文献中，这个"重定向"网络主要和自下而上刺激驱动的打断相关，比如特别显著或者未预期的刺激（例如见文献[129]）；但是，在视觉文献中，许多用于探索"重定向"作用的范式并不测试这个重定向网络是否受到内源控制影响（比如自主打断稳定的注意是否也调动重定向网络）。而且，还有证据支持自主意志和刺激驱动的重定向激活了一个更靠近腹侧的注意网络。许多近来的关于定向和重定向网络的理论承认这两个网络，尽管存在差异，但它们通常动态地一起工作来定向视觉注意[130]。需注意的是，腹侧重定向网络和更靠近腹侧的网络不同，这个更靠近腹侧的网络通常被称为"内容通路"（What Pathway）或者"动作通路"（Action Pathway），大多数情况专门在视觉形式和视觉特征加工上起作用[131-132]。重要的是，在视觉研究中对非空间特征的注意（一个人可能希望使用"内容通路"）或许也会引起在一个更靠近背侧的"空间通路"（Where Pathway）的活动（具体参见文献[133]）。但是，这个视觉空间注意网络在"基于特征"注意期间的参与也可能是信息编码方式导致的结果；具体来说，所有视觉输入从光抵达视网膜之时就是有空间属性的表示，因此，可能一直有"空间"信息伴随。

最后，执行控制在决策中起作用，通常和在前扣带回（Anterior Cingulate，AC）和背外侧前额叶（Dorsal Lateral PreFrontal Cortex，DLPFC）中的神经活动相关。例如，执行控制网络解决潜在响应之间的冲突（例如，当有一个纯音在左边时，用右手指按下按钮，反之亦然[134-135]）。执行控制区域与高层抽象概念的处理相关，可能会参与对各种感官输入进行判断，而与模态无关。

2.6.2　听觉空间注意调用视觉定向和重定向网络

在听觉研究中，更多研究致力于弄清楚我们是如何导向注意的（比如选择哪一个声源去注意），而不是警觉或者执行功能。这可能反映了鸡尾酒会问题的核心基本问题：当有多个人同时在说话时，一个人究竟如何识别另一个人说的话？像 2.3 节讨论的那样，许多心理物理学研究并处理人们如何定向注意或者选择性注意到混合语音中一个特定声源的问题。

很多研究为听觉空间注意会调用视觉文献中描述的额顶空间注意网络提供证据。例如，这个网络中的区域，比如额叶眼动区（FEF）[119,127]和顶内沟（IntraParietal Sulcus，IPS）[136-137]，在做空间听觉任务时比不做这种任务的时候都更活跃。而且，根据 MEG[138]和 fMRI 研究[127,139]背侧视觉空间网络在听者做空间听觉处理时相比他们注意到其他声学特征时，显示出更高的活跃度；有趣的是，在部分的听觉研究中，听觉活动是非对称的，而且大脑的左半球的活动比右半球的活动要剧烈。但是另一个 MEG 研究显示，当听者将空间注意导向两个声音流中的其中一个时，左侧中央前沟区（left PreCentral Sulcus area，left PCS 很可能包含左侧 FEF），相位锁定注意到听觉流的时间内容而不是未注意到的听觉流[140]。这些结果显示，听觉空间加工调用许多视觉定向中相同的脑区，尽管有研究显示左侧脑区存在非对称性。但是这种非对称性与左侧 FEF 可能是控制自上而下注意背侧网络一部分的观点相一致，而右侧 FEF 可能更多地参与到外源性注意和注意切换[128]。

类似地，在听觉场景中从一个客体到另一个客体动态地切换空间注意调用了一些皮层区，比如那些在切换视觉注意时也活跃的区域。在一个包含 MEG、EEG 和 MRI 解剖信息的成像研究中，听者需要在一次试验中将注意维持在一个字母流中，或者在一个短暂间隙后切换注意到另一个竞争字母流中[141]。这两个竞争流或是在空间上分离或是在音高上不同；因此听者需要基于空间或者非空间线索去切换或者保持注意。当听者基于空间特征切换注意时，右侧 TPJ（视觉研究中重定向网络的一部分）相比基于音高特征切换焦点时，活跃更为显著。一个 fMRI 研究发现，自主（基于视觉线索）或者非自主（基于未预测的、罕见的）地从一个听觉流切换听觉注意到另一个听觉流，随后都会引起重叠的活动，并包括与背侧额顶网络（包含 FEF）和重定向网络（包含 TPJ）[142]相关的区域。这些结果支持定向网络和重定向网络的协同活动使得听觉注意聚焦的观点，同时强调了即使是自上而下有意识的注意切换也会引起重定向网络的活动。

2.6.3   非空间听觉注意调动不同的听觉专用网络

虽然视觉空间定向和重定向网络看似参与了听觉任务，但空间和非空间听觉注意的直接差异揭示了更为听觉专用加工区域中的活动。例如，当听者需要根据位置（左或者右）或者音高（高或者低）注意到两个同时呈现音节中的其中一个时，网络的活动依赖于注意是如何部署的[138]。尤其，一旦听者知道目标声音的位置（即使目标声音还未开始），在额顶网络中的左侧（而不是右侧）FEF 就显著地更为活跃，而且会在整个基于空间的注意任务中一直保持活跃；相反，当基于音节的音高进行相同任务时，左侧后颞上沟（Posterior Superior Temporal Sulcus，之前的研究将其与音高分类联系在一起）活动增强[138]。类似地，像 2.6.2 节提到的转换注意研究一样，当听者基于音高转换注意时，相比基于位置线索转换注意，下顶叶上缘皮质（Inferior Parietal Supramarginal Cortex，一个和听觉中的记忆过程有关的区域[143-144]）的活动会变得更活跃[141]。这些结果和之前的一个 fMRI 研究结果一致，即对比基于空间和基于音高的听觉注意发现，背侧额顶网络在空间注意的时候参与更多，而听觉处理区域（在额下回（Inferior Frontal Gyrus））在基于音高的注意时参与更多[139]。因此，对非空间听觉特征的自上而下注意差异地参与了和专用的听觉加工有关的区域，却在视觉空间定向网络引起的活动较少。

2.6.4   感知模态和任务要求影响网络活动

一些研究低估了一个新兴的观点：哪个控制网络被注意调用，联合地依赖于输入刺激的感知模态和注意关注到哪些属性。在一个 fMRI 研究中，对听觉和视觉目标加工时直接相反的活动揭示侧额叶（Lateral Frontal Cortex，LFC）中相互交叉的区域倾向于视觉注意加工（上中央前沟（Superior Precentral Sulcus）和下中央前沟（Inferior Precentral Sulcus））或听觉注意加工（沟通中央前沟和额下沟尾端（Caudal Inferior Frontal Sulcus）的颞横回（Transverse Gyrus）[127]）。这些模态偏差和对单个被试的静息状态分析相一致（比如，视觉偏置 LFC 区域本身和视觉感知区域有连接，而听觉偏置 LFC 区域本身和听觉感知区域有连接[127]），用人脑连接组计划的数据做解剖连接的分析也支持这点[145]。这些新发现可以用之前的报告部分解决，LFC 中存在广泛的跨模态控制区域（例如见综述文献[146]），在被试之间平均化处理脑区（通常这么做）会模糊这些区域之间的差异，这是因为在额叶皮质的活动配准具有挑战性，在解剖和功能模式上的个人差异十分明显。

　　重要的是，听者需要从听觉和视觉刺激提取的信息与表示的模态进行互动来决定调用哪个 LFC。特别地，无论是从声音中提取空间还是时间信息，听觉 LFC 区域都活跃；但是，当空间听觉信息被处理的时候，视觉偏置 LFC 区域也强烈地参与其中[127]。相反，无论是从视觉输入中提取空间还是时间信息，视觉 LFC 区域都活跃。当时间视觉信息被处理的时候，听觉 LFC 区域也显著参与其中，但是当空间视觉信息被处理的时候，听觉 LFC 区域并不显著活跃。类似地，与背侧额顶叶控制网络相联系的顶叶区（Parietal Region）参与到听觉空间任务中，但不参与听觉时间任务[137]。

　　图 2-2 总结了这些发现：这里看似有两个合作的网络来管理听觉和视觉注意的有意识控制。不论任务要求，"传统"额顶叶注意网络似乎都参与到视觉任务中，同时不论刺激模态，都参与到空间任务中。另外，不论任务要求，这里还有第二个"听觉–时间"控制网络会参

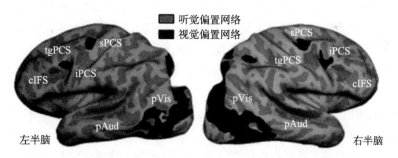

图 2-2　组成听觉偏置（红）和视觉偏置（蓝）的注意控制网络的脑区域示意图（取自文献[127]报告的数据；图片由 S. 米夏卡（S. Michalka）提供），在一个皮层表面的半扩展图（"Semi-Inflated" Map）上显示（脑回用浅灰色表示，脑沟用深灰色表示）。听觉偏置网络包括外侧前额叶皮层（Lateral Prefrontal Cortex，LPC）的两个区域，沟通中央前沟的横向沟（the transverse gyrus intersecting PreCentral Sulcus，tgPCS）、额下沟尾端和感知听觉区域（pAud）。视觉偏置网络包括外侧前额叶皮层（LPC）的两个区域，上中央前沟（superior PreCentral Sulcus，sPCS）、下中央前沟（inferior PreCentral Sulcus，iPCS）和感知视觉区域（pVis）（见彩图）

与到听觉任务中，同时不论刺激模态，都会参与到需要判断输入的时间结构的任务中。这些结果和"视觉擅长编码空间信息，而听觉是一个很强的时间模态"的观点相一致[147]；当给定的感知系统不擅长编码当前信息时，对"其他"模态相关的控制网络调用可能是一种自然的编码方式（比如，见文献[148]）。

2.6.5　对关注语音的神经响应夹带

听觉流引发自然反映音节时间结构的皮层响应。这个结构可以由 MEG 和 EEG 来捕捉，这些技术都有恰当的时间分辨率去揭示这些行为（参见第 7 章）。例如，当听觉刺激有不寻常的韵律时，比如有强烈的音节结构的语音，那么可以使用 MEG 或者 EEG，通过一个线性核来测量得到的电信号是如何与输入语音流的幅度包络相关联的[149-150]。另外，因为注意强烈地调制神经响应的强度，神经 MEG 和 EEG 响应的结构反映了注意的调制效应。如果有一个流的混合，其中的流的幅度包络都不相关，听者关注该流混合中的其中一个流，那么可以从 MEG 或者 EEG 响应中估计究竟听者关注到其中的哪个声源。例如，如果有两个同步的纯音序列（各自在 4 和 7 赫兹重复），听者尝试去检测其中的一个纯音的韵律偏差，那么在关注到相应重复率的流的神经强度会在 MEG 响应上加强[151]。类似地，当听者选择性注意两个口述故事，类似的注意调制效应也可以在 EEG[152]和 MEG（参见文献[153]及第 7 章）中观察到。神经响应的注意调制非常强，以至于单次试验从 MEG 和 EEG 获得的神经信号可以用来解码听者关注到混合旋律[10]或者语音流[153-154]中的哪个流。这些效应看起来似乎由在颞叶的次级感知处理区域（比如颞平面）的响应驱动，而不是在初级听觉皮层[153]。

那些需要将电极植入脑内进行医疗帮助的患者（例如，发现癫痫病灶的来源，以便制定手术计划）一般都同意参与到研究脑功能的实验中（产生所谓的脑皮层电图（ElectroCorticoGraphy，ECoG），通过穿透或表面电极测量大脑）。很多这样的患者参与到听觉注意的研究中。采集到的信号让我们进一步了解了注意的和非注意的听觉信号的神经编码。虽然 EGoG 的覆盖范围由临床需求决定（即只能检测受限窗口内的皮质活动），但 EGoG 可以提供精细的时间和空间分辨率。尤其，相比 EEG 或者 MEG，高频神经信号的信噪比（特别是在 80～150 赫兹的高频 gamma 范围内，这和在相应神经元群里的发放活动相关联）在 ECoG 中更大。

一个 ECoG 研究分析直接从人类后颞上回（Posterior Superior Temporal Gyrus）记录的高频 gamma（75～150 赫兹）局部场电位[70]，这给刺激重构方法提供了机会，能够从群体神经响应表示估计语音频谱[155]。被试倾听一个句子，这句话或单独呈现，或和另外一个由和被试本身性别相反的说话人说出来的类似句子同时呈现。当听者倾听一个单一句子时，重建的频谱和原来声学频谱的频谱时间特征对应良好。重要的是，对两个说话人混合语音中的关注说话人的频谱时间编码和单个说话人的神经响应编码也基本一致。一个在分离说话人的神经响应上训练的正则化线性分类器，可以解码在混合语音中关注语音的关键词汇。在听者能报告关注流内容的试验中，解码来自关注句子的关键词准确率高达约 80%。而在被试报告目标流失败时，解码表现比随机猜测要低很多，这说明解码信号在编码错误的声音，而不是编码信号太弱。也就是说，似乎错误是因为被试进行了不恰当的选择，这和来自心理声学研究的发现基本一致（比如文献[156]）。

之前提到的研究显示无论是低频包络–频率振荡还是高频 gamma 振荡都夹带着关注语音，这和选择性夹带假说（Selective Entrainment Hypothesis）[157-158]相一致。另一个 ECoG 的研究设计刻画和比较了在低频相位和高频 gamma 功率下的语音跟踪效果，发现这两个频率带有不同的空间分布和响应时间过程，说明它们反映了在鸡尾酒会问题场景中注意调制的不同方面[118]。确切地说，高频 gamma 的夹带主要在上颞叶（Superior Temporal Lobe，听觉感知区域）被发现。相反，低频（delta-theta 节奏，在 1～7 赫兹的音节频率）有更宽的拓扑分布，而这不只包含低层听觉区域，还包含高阶语言处理和注意控制区域，比如下额叶皮层（Inferior Frontal Cortex）、前颞叶皮层（Anterior Temporal Cortex）和下颞叶皮层（Inferior Temporal Cortex）以及顶下小叶（Inferior Parietal Lobule）。这些结果和越来越多关于复杂刺激的神经编码的证据相一致，即复杂刺激的神经编码依赖于局部处理、单一单元和多个单元活动的夹带（通过高频 gamma 活动编码）、反映正规化神经元群体兴奋性的调制控制信号的慢波动组合（例如文献[159-160]）。

2.6.6　关注听觉注意的其他神经特征

注意不仅使得部分大脑被吸引到被关注的输入刺激，还影响了没有与输入锁定相位的神经振荡。这些改变通常被认为反映了编码和处理输入的神经区域的状态的改变，比如在强度和负载上的改变或者反映了对不是注意焦点感知信息的抑制。

一个关于这种振荡效应的关键示例可以在 alpha 振荡带（大约在 8～12 赫兹之间）中找到。在视觉的枕叶（Occipital Lobe）中，不和任一特定视觉输入相位锁定的 alpha 振荡和视觉处理的抑制有关（例如参见文献[161]）。像 2.6.2 节讨论的一样，视觉和听觉刺激的空间处理和额顶网络（FrontoParietal Network，FPN）有关，这通常被认为是有侧向编码偏差（比如左边声源在右侧顶叶区（Parietal Region）的编码强度大）。与此一致，空间注意会调制在顶叶区的 alpha 振荡幅度；通常被忽略的和刺激呈现对侧分布的顶叶区在模态间有更大的 alpha 振荡（见综述文献[162]）。越来越多听觉注意研究发现，当使用空间注意的时候，在和刺激同侧顶叶区的 alpha 活动增强（和对侧区域的活动被抑制的结果一致[163-164]）。

对未相位锁定输入刺激的神经振荡（比如 alpha 振荡）研究提供了另一种衡量和注意选择相关的神经活动的方法。但是，产生这些活动的机制尚未明了。未来探索产生这些振荡情况和活动的时间进程及其生成者的研究工作无疑会给管理听觉注意控制的过程更多启示。

2.7　总结

像 2.1 节中提到的一样，人类的交流能力让人惊叹，人类能够解决一个如此复杂问题，即在一个拥挤嘈杂的环境中弄清楚一个声学信号。在现实中，大脑并不是去真正"解决"鸡尾酒会问题，而是假定今天鸡尾酒会中的声源就像在所有过去的鸡尾酒会一样（在进化的时间尺度和人生经验上）。期望给我们的所见所闻做了限制，帮助我们从嘈杂的竞争声源中形成听觉客体。尽管客体形成的很多方面（在音节层面和流层面）看起来是自动的，但它们还是会和客体选择相互影响。客体形成和客体选择共同使得察觉到的声源进入关注焦点，令听者可以更详细地分析该客体。

弄清发育正常健康听者的这些听觉过程吸引着研究者，这不仅仅是因为理论层面，还因为这些过程的失败会严重损坏人在日常生活场景中沟通和交流的能力。因为客体形成和客体选择需要频谱时间声音特征的高置信度表示，听力损伤会导致在有竞争声音场景下的沟通困难，即使听者的听力损伤允许他们在一对一场景下顺利交流（见文献[6]中的讨论以及第 10章）。亚临床的"隐性听力损失"（Hidden Hearing Loss）正获得听觉科学领域中越来越多的关注，经常会有在混合语音（不是在安静的环境下）中弄懂声音的问题[165-166]。其他特殊人群，从具有注意缺陷障碍的人到有轻微脑创伤的老兵，再到有自闭症的青少年，都会因执行控制的失败，导致在复杂场景下的沟通交流出现困难。弄清感知和中枢要素如何互动以使日常生活中的交流成为可能，是寻找改善这些交流障碍和提高这些在鸡尾酒会问题中有困难患者生活质量的方法的关键步骤。

参考文献

[1] Cherry, E. C. (1953). Some experiments on the recognition of speech, with one and with two ears. The Journal of the Acoustical Society of America, 25, 975–979.

[2] Fritz, J. B., Elhilali, M., David, S. V., & Shamma, S. A. (2007). Auditory attention: Focusing the searchlight on sound. Current Opinion in Neurobiology, 17(4), 437–455.

[3] Desimone, R., & Duncan, J. (1995). Neural mechanisms of selective visual attention. Annual Review Neuroscience, 18, 193–222.

[4] Treisman, A. M., & Gelade, G. (1980). A feature-integration theory of attention. Cognitive Psychology, 12(1), 97–136.

[5] Shinn-Cunningham, B. G. (2008). Object-based auditory and visual attention. Trends in Cognitive Sciences, 12(5), 182–186.

[6] Shinn-Cunningham, B. G., & Best, V. (2008). Selective attention in normal and impaired hearing. Trends in Amplification, 12(4), 283–299.

[7] Molholm, S., Martinez, A., Shpaner, M., & Foxe, J. J. (2007). Object-based attention is multisensory: Co-activation of an object's representations in ignored sensory modalities. European Journal of Neuroscience, 26(2), 499–509.

[8] Serences, J. T., & Yantis, S. (2006a). Selective visual attention and perceptual coherence. Trends in Cognitive Sciences, 10(1), 38–45.

[9] Varghese, L., Bharadwaj, H. M., & Shinn-Cunningham, B. G. (2015). Evidence against attentional state modulating scalp-recorded auditory brainstem steady-state responses. Brain Research, 1626, 146–164.

[10] Choi, I., Rajaram, S., Varghese, L. A., & Shinn-Cunningham, B. G. (2013). Quantifying attentional modulation of auditory-evoked cortical responses from single-trial electroencephalography. Frontiers in Human Neuroscience, 7, 115.

[11] Broadbent, D. E. (1958). Perception and communication. New York: Pergamon Press.

[12] Treisman, A. M. (1960). Contextual cues in selective listening. Quarterly Journal of Experimental Psychology, 12, 157–167.

[13] Bregman, A. S. (1990). Auditory scene analysis: The perceptual organization of sound. Cambridge, MA: MIT Press.

[14] Culling, J. F., & Darwin, C. J. (1993a). Perceptual separation of simultaneous vowels: Within and across-formant grouping by F0. The Journal of the Acoustical Society of America, 93(6), 3454–3467.

[15] Darwin, C. J., & Carlyon, R. P. (1995). Auditory grouping. In B. C. J. Moore (Ed.), Hearing (pp. 387–424). San Diego: Academic Press.

[16] Kidd, G., Jr., Mason, C. R., Richards, V. M., Gallun, F. J., & Durlach, N. I. (2008). Informational Masking. In W. Yost, A. Popper, & R. Fay (Eds.), Auditory perception of sound sources (pp. 143–189). New York: Springer Science+Business Media.

[17] Naatanen, R., Teder, W., Alho, K., & Lavikainen, J. (1992). Auditory attention and selective input modulation: A topographical ERP study. NeuroReport, 3(6), 493–496.

[18] Woldorff, M. G., Gallen, C. C., Hampson, S. A., Hillyard, S. A., et al. (1993). Modulation of early sensory processing in human auditory-cortex during auditory selective attention. Proceedings of the National Academy of Sciences of the USA, 90(18), 8722–8726.

[19] Pugh, K. R., Offywitz, B. A., Shaywitz, S. E., Fulbright, R. K., et al. (1996). Auditory selective attention: An fMRI investigation. NeuroImage, 4(3 Pt 1), 159–173.

[20] Woodruff, P. W., Benson, R. R., Bandettini, P. A., Kwong, K. K., et al. (1996). Modulation of auditory and visual cortex by selective attention is modality-dependent. NeuroReport, 7(12), 1909–1913.

[21] Cusack, R., Deeks, J., Aikman, G., & Carlyon, R. P. (2004). Effects of location, frequency region, and time course of selective attention on auditory scene analysis. Journal of Experimental Psychology: Human Perception and Performance, 30(4), 643–656.

[22] Chait, M., de Cheveigne, A., Poeppel, D., & Simon, J. Z. (2010). Neural dynamics of attending and ignoring in human auditory cortex. Neuropsychologia, 48(11), 3262–3271.

[23] Hupe, J. M., Joffo, L. M., & Pressnitzer, D. (2008). Bistability for audiovisual stimuli: Perceptual decision is modality specific. Journal of Vision, 8(7), 11–15.

[24] Elhilali, M., Ma, L., Micheyl, C., Oxenham, A. J., & Shamma, S. A. (2009a). Temporal coherence in the perceptual organization and cortical representation of auditory scenes. Neuron, 61(2), 317–329.

[25] Shamma, S. A., Elhilali, M., & Micheyl, C. (2011). Temporal coherence and attention in auditory scene analysis. Trends in Neurosciences, 34(3), 114–123.

[26] von Békésy, G. (1960). Experiments in hearing (1989th ed.). New York: Acoustical Society of America Press.

[27] Terhardt, E. (1974). Pitch, consonance, and harmony. The Journal of the Acoustical Society of America, 55(5), 1061–1069.

[28] Oxenham, A. J. (2012). Pitch perception. The Journal of Neuroscience, 32(39), 13335–13338.

[29] Carlyon, R. P. (2004). How the brain separates sounds. Trends in Cognitive Sciences, 8(10), 465–471.

[30] Griffiths, T. D., & Warren, J. D. (2004). What is an auditory object? Nature Reviews Neuroscience, 5(11),

887–892.

[31]   Hall, J. W., 3rd, & Grose, J. H. (1990). Comodulation masking release and auditory grouping. The Journal of the Acoustical Society of America, 88(1), 119–125.

[32]   Oxenham, A. J., & Dau, T. (2001). Modulation detection interference: Effects of concurrent and sequential streaming. The Journal of the Acoustical Society of America, 110(1), 402–408.

[33]   Fujisaki, W., & Nishida, S. (2005). Temporal frequency characteristics of synchrony-asynchrony discrimination of audio-visual signals. Experimental Brain Research, 166(3–4), 455–464.

[34]   Maddox, R. K., Atilgan, H., Bizley, J. K., & Lee, A. K. (2015). Auditory selective attention is enhanced by a task-irrelevant temporally coherent visual stimulus in human listeners. Elife, 4. doi:10.7554/eLife.04995

[35]   Greenberg, S., Carvey, H., Hitchcock, L., & Chang, S. (2003). Temporal properties of spontaneous speech—A syllable-centric perspective. Journal of Phonetics, 31(3–4), 465–485.

[36]   Darwin, C. J., & Hukin, R. W. (1997). Perceptual segregation of a harmonic from a vowel by interaural time difference and frequency proximity. The Journal of the Acoustical Society of America, 102(4), 2316–2324.

[37]   Shinn-Cunningham, B. G., Lee, A. K. C., & Oxenham, A. J. (2007). A sound element gets lost in perceptual competition. Proceedings of the National Academy of Sciences of the USA, 104(29), 12223–12227.

[38]   Schwartz, A., McDermott, J. H., & Shinn-Cunningham, B. (2012). Spatial cues alone produce inaccurate sound segregation: The effect of interaural time differences. The Journal of the Acoustical Society of America, 132(1), 357–368.

[39]   Palomaki, K. J., Brown, G. J., & Wang, D. L. (2004). A binaural processor for missing data speech recognition in the presence of noise and small-room reverberation. Speech Communication, 43(4), 361–378.

[40]   Ihlefeld, A., & Shinn-Cunningham, B. G. (2011). Effect of source spectrum on sound localization in an everyday reverberant room. The Journal of the Acoustical Society of America, 130(1), 324–333

[41]   Culling, J. F., Summerfield, Q., & Marshall, D. H. (1994). Effects of simulated reverberation on the use of binaural cues and fundamental-frequency differences for separating concurrent Cullingvowels. Speech Communication, 14, 71–95.

[42]   Ruggles, D., Bharadwaj, H., & Shinn-Cunningham, B. G. (2011). Normal hearing is not enough to guarantee robust encoding of suprathreshold features important in everyday communication. Proceedings of the National Academy of Sciences of the USA, 108(37), 15516–15521.

[43]   Maddox, R. K., & Shinn-Cunningham, B. G. (2012). Influence of task-relevant and task-irrelevant feature continuity on selective auditory attention. Journal of the Association for Research in Otolaryngology, 13(1), 119–129.

[44]   Darwin, C. J., & Sutherland, N. S. (1984). Grouping frequency components of vowels: When is a harmonic not a harmonic? Quarterly Journal of Experimental Psychology, 36A, 193–208.

[45]   Darwin, C. J., & Ciocca, V. (1992). Grouping in pitch perception: Effects of onset asynchrony and ear of presentation of a mistuned component. The Journal of the Acoustical Society of America, 91(6), 3381–3390.

[46]   de Cheveigne, A., McAdams, S., & Marin, C. M. H. (1997). Concurrent vowel identification. II. Effects of phase, harmonicity, and task. The Journal of the Acoustical Society of America, 101, 2848–2856.

[47]   McDermott, J. H., Wrobleski, D., & Oxenham, A. J. (2011). Recovering sound sources from embedded

repetition. Proceedings of the National Academy of Sciences of the USA, 108, 1188–1193.

[48] Dannenbring, G. L. (1976). Perceived auditory continuity with alternately rising and falling frequency transitions. Canadian Journal of Psychology, 30(2), 99–114.

[49] De Sanctis, P., Ritter, W., Molholm, S., Kelly, S. P., & Foxe, J. J. (2008). Auditory scene analysis: The interaction of stimulation rate and frequency separation on pre-attentive grouping. European Journal of Neuroscience, 27(5), 1271–1276.

[50] Vliegen, J., Moore, B. C., & Oxenham, A. J. (1999). The role of spectral and periodicity cues in auditory stream segregation, measured using a temporal discrimination task. The Journal of the Acoustical Society of America, 106(2), 938–945.

[51] Culling, J. F., & Darwin, C. J. (1993b). The role of timbre in the segregation of simultaneous voices with intersecting F0 contours. Perception and Psychophysics, 54(3), 303–309.

[52] Cusack, R., & Roberts, B. (2000). Effects of differences in timbre on sequential grouping. Perception and Psychophysics, 62(5), 1112–1120.

[53] Grimault, N., Bacon, S. P., & Micheyl, C. (2002). Auditory stream segregation on the basis of amplitude-modulation rate. The Journal of the Acoustical Society of America, 111(3), 1340–1348.

[54] Darwin, C. J. (2006). Contributions of binaural information to the separation of different sound sources. International Journal of Audiology, 45(Supplement 1), S20–S24.

[55] Darwin, C. J. (2005). Simultaneous grouping and auditory continuity. Perception and Psychophysics, 67(8), 1384–1390.

[56] Heller, L. M., & Trahiotis, C. (1996). Extents of laterality and binaural interference effects. The Journal of the Acoustical Society of America, 99(6), 3632–3637.

[57] Heller, L. M., & Richards, V. M. (2010). Binaural interference in lateralization thresholds for interaural time and level differences. The Journal of the Acoustical Society of America, 128(1), 310–319.

[58] Darwin, C. J., & Hukin, R. W. (2000). Effects of reverberation on spatial, prosodic, and vocal-tract size cues to selective attention. The Journal of the Acoustical Society of America, 108(1), 335–342.

[59] Best, V., Ozmeral, E. J., Kopco, N., & Shinn-Cunningham, B. G. (2008). Object continuity enhances selective auditory attention. Proceedings of the National Academy of Sciences of the USA, 105(35), 13174–13178.

[60] Oxenham, A. J. (2008). Pitch perception and auditory stream segregation: Implications for hearing loss and cochlear implants. Trends in Amplification, 12(4), 316–331.

[61] Bressler, S., Masud, S., Bharadwaj, H., & Shinn-Cunningham, B. (2014). Bottom-up influences of voice continuity in focusing selective auditory attention. Psychological Research, 78(3), 349–360.

[62] Alain, C., & Woods, D. L. (1997). Attention modulates auditory pattern memory as indexed by event-related brain potentials. Psychophysiology, 34(5), 534–546.

[63] Macken, W. J., Tremblay, S., Houghton, R. J., Nicholls, A. P., & Jones, D. M. (2003). Does auditory streaming require attention? Evidence from attentional selectivity in short-term memory. Journal of Experimental Psychology: Human Perception and Performance, 29(1), 43–51.

[64] Sussman, E. S., Horvath, J., Winkler, I., & Orr, M. (2007). The role of attention in the formation of auditory streams. Perception and Psychophysics, 69(1), 136–152.

[65] Alain, C., Arnott, S. R., & Picton, T. W. (2001). Bottom-up and top-down influences on auditory Psychology: Human Perception and Performance, 27(5), 1072–1089.

[66] Carlyon, R. P., Plack, C. J., Fantini, D. A., & Cusack, R. (2003). Cross-modal and non-sensory influences

on auditory streaming. Perception, 32(11), 1393–1402.

[67] Teki, S., Chait, M., Kumar, S., Shamma, S., & Griffiths, T. D. (2013). Segregation of complex acoustic scenes based on temporal coherence. Elife, 2, e00699.

[68] Lepisto, T., Kuitunen, A., Sussman, E., Saalasti, S., et al. (2009). Auditory stream segregation in children with Asperger syndrome. Biological Psychology, 82(3), 301–307.

[69] Kastner, S., & Ungerleider, L. G. (2001). The neural basis of biased competition in human visual cortex. Neuropsychologia, 39(12), 1263–1276.

[70] Mesgarani, N., & Chang, E. F. (2012). Selective cortical representation of attended speaker in multi-talker speech perception. Nature, 485(7397), 233–236.

[71] Greenberg, G. Z., & Larkin, W. D. (1968). Frequency-response characteristic of auditory observers detecting signals of a single frequency in noise: The probe-signal method. The Journal of the Acoustical Society of America, 44(6), 1513–1523.

[72] Scharf, B., Quigley, S., Aoki, C., Peachey, N., & Reeves, A. (1987). Focused auditory attention and frequency selectivity. Perception and Psychophysics, 42(3), 215–223.

[73] Arbogast, T. L., & Kidd, G., Jr. (2000). Evidence for spatial tuning in informational masking using the probe-signal method. The Journal of the Acoustical Society of America, 108(4), 1803–1810.

[74] Kidd, G., Mason, C. R., Brughera, A., & Hartmann, W. M. (2005b). The role of reverberation in release from masking due to spatial separation of sources for speech identification. Acta Acustica united with Acustica, 91(3), 526–536.

[75] Brungart, D. S. (2001). Informational and energetic masking effects in the perception of two simultaneous talkers. The Journal of the Acoustical Society of America, 109(3), 1101–1109.

[76] Kitterick, P. T., Clarke, E., O'Shea, C., Seymour, J., & Summerfield, A. Q. (2013). Target identification using relative level in multi-talker listening. The Journal of the Acoustical Society of America, 133(5), 2899–2909.

[77] Culling, J. F., Hodder, K. I., & Toh, C. Y. (2003). Effects of reverberation on perceptual segregation of competing voices. The Journal of the Acoustical Society of America, 114(5), 2871–2876.

[78] Darwin, C. J., Brungart, D. S., & Simpson, B. D. (2003). Effects of fundamental frequency and vocal-tract length changes on attention to one of two simultaneous talkers. The Journal of the Acoustical Society of America, 114(5), 2913–2922.

[79] Wright, B. A., & Fitzgerald, M. B. (2004). The time course of attention in a simple auditory detection task. Perception and Psychophysics, 66(3), 508–516.

[80] Varghese, L. A., Ozmeral, E. J., Best, V., & Shinn-Cunningham, B. G. (2012). How visual cues for when to listen aid selective auditory attention. Journal of the Association for Research in Otolaryngology, 13(3), 359–368.

[81] Jones, M. R., Kidd, G., & Wetzel, R. (1981). Evidence for rhythmic attention. Journal of Experimental Psychology: Human Perception and Performance, 7(5), 1059–1073.

[82] Devergie, A., Grimault, N., Tillmann, B., & Berthommier, F. (2010). Effect of rhythmic attention on the segregation of interleaved melodies. The Journal of the Acoustical Society of America, 128(1), EL1–7.

[83] Kaya, E. M., & Elhilali, M. (2014). Investigating bottom-up auditory attention. Frontiers in Human Neuroscience, 8(327), 1–12.

[84] Moray, N. (1959). Attention in dichotic listening: Affective cues and the influence of instructions. Quarterly Journal of Experimental Psychology, 11, 56–60.

[85] Wood, N., & Cowan, N. (1995). The cocktail party phenomenon revisited: How frequent are attention shifts to one's name in an irrelevant auditory channel? Journal of Experimental Psychology. Learning, Memory, and Cognition, 21(1), 255–260.

[86] Conway, A. R., Cowan, N., & Bunting, M. F. (2001). The cocktail party phenomenon revisited: The importance of working memory capacity. Psychonomic Bulletin Review, 8(2), 331–335.

[87] Best, V., Ozmeral, E. J., & Shinn-Cunningham, B. G. (2007b). Visually-guided attention enhances target identification in a complex auditory scene. Journal of the Association for Research in Otolaryngology, 8(2), 294–304.

[88] Shuai, L., & Elhilali, M. (2014). Task-dependent neural representations of salient events in dynamic auditory scenes. Frontiers in Neuroscience, 8(203), 1–11.

[89] Cooke, M. (2006). A glimpsing model of speech perception in noise. The Journal of the Acoustical Society of America, 119(3), 1562–1573.

[90] Warren, R. M., Wrightson, J. M., & Puretz, J. (1988). Illusory continuity of tonal and infratonal periodic sounds. The Journal of the Acoustical Society of America, 84(4), 1338–1342.

[91] Warren, R. M. (1970). Perceptual restoration of missing speech sounds. Science, 167(917), 392–393.

[92] Samuel, A. G. (1981). The role of bottom-up confirmation in the phonemic restoration illusion. Journal of Experimental Psychology: Human Perception and Performance, 7(5), 1124–1131.

[93] Benard, M. R., Mensink, J. S., & Başkent, D. (2014). Individual differences in top-down restoration of interrupted speech: Links to linguistic and cognitive abilities. The Journal of the Acoustical Society of America, 135, EL88–94.

[94] Eramudugolla, R., Irvine, D. R., McAnally, K. I., Martin, R. L., & Mattingley, J. B. (2005). Directed attention eliminates 'change deafness' in complex auditory scenes. Current Biology, 15(12), 1108–1113.

[95] Dalton, P., & Fraenkel, N. (2012). Gorillas we have missed: Sustained inattentional deafness for dynamic events. Cognition, 124(3), 367–372.

[96] Koreimann, S., Gula, B., & Vitouch, O. (2014). Inattentional deafness in music. Psychological Research, 78, 304–312.

[97] Pavani, F., & Turatto, M. (2008). Change perception in complex auditory scenes. Perception and Psychophysics, 70(4), 619–629.

[98] Broadbent, D. E. (1954). The role of auditory localization in attention and memory span. Journal of Experimental Psychology, 47(3), 191–196.

[99] Best, V., Gallun, F. J., Ihlefeld, A., & Shinn-Cunningham, B. G. (2006). The influence of spatial separation on divided listening. The Journal of the Acoustical Society of America, 120(3), 1506–1516.

[100] Gallun, F. J., Mason, C. R., & Kidd, G., Jr. (2007). The ability to listen with independent ears. The Journal of the Acoustical Society of America, 122(5), 2814–2825.

[101] McCloy, D. R., & Lee, A. K. (2015). Auditory attention strategy depends on target linguistic properties and spatial configuration. The Journal of the Acoustical Society of America, 138(1), 97–114.

[102] Broadbent, D. E. (1957). Immediate memory and simultaneous stimuli. Quarterly Journal of Experimental Psychology, 9, 1–11.

[103] Lachter, J., Forster, K. I., & Ruthruff, E. (2004). Forty-five years after Broadbent (1958): Still no identification without attention. Psychological Review, 111(4), 880–913.

[104] Best, V., Gallun, F. J., Carlile, S., & Shinn-Cunningham, B. G. (2007a). Binaural interference and auditory grouping. The Journal of the Acoustical Society of America, 121(2), 1070–1076.

[105] Feldman, J. (2003). What is a visual object? Trends in Cognitive Sciences, 7(6), 252–256.

[106] Cherry, E. C., & Taylor, W. K. (1954). Some further experiments upon the recognition of speech, with one and with two ears. The Journal of the Acoustical Society of America, 26, 554–559.

[107] Broadbent, D. E. (1956). Successive responses to simultaneous stimuli. Quarterly Journal of Experimental Psychology, 145–152.

[108] Larson, E., & Lee, A. K. C. (2013). Influence of preparation time and pitch separation in switching of auditory attention between streams. The Journal of the Acoustical Society of America, 134(2), EL165–171.

[109] Lawo, V., & Koch, I. (2014). Dissociable effects of auditory attention switching and stimulus–response compatibility. Psychological Research, 78, 379–386.

[110] Micheyl, C., Tian, B., Carlyon, R. P., & Rauschecker, J. P. (2005). Perceptual organization of tone sequences in the auditory cortex of awake macaques. Neuron, 48(1), 139–148.

[111] Elhilali, M., Xiang, J., Shamma, S. A., & Simon, J. Z. (2009b). Interaction between attention and bottom-up saliency mediates the representation of foreground and background in an auditory scene. PLoS Biology, 7(6), e1000129.

[112] O'Sullivan, J. A., Shamma, S. A., & Lalor, E. C. (2015). Evidence for neural computations of temporal coherence in an auditory scene and their enhancement during active listening. The Journal of Neuroscience, 35(18), 7256–7263.

[113] Gregoriou, G. G., Gotts, S. J., Zhou, H., & Desimone, R. (2009). High-frequency, long-range coupling between prefrontal and visual cortex during attention. Science, 324(5931), 1207–1210.

[114] Engel, A. K., Fries, P., & Singer, W. (2001). Dynamic predictions: oscillations and synchrony in top-down processing. Nature Reviews Neuroscience, 2(10), 704–716.

[115] Engel, A. K., & Singer, W. (2001). Temporal binding and the neural correlates of sensory awareness. Trends in Cognitive Sciences, 5(1), 16–25.

[116] Ding, N., & Simon, J. Z. (2012a). Neural coding of continuous speech in auditory cortex during monaural and dichotic listening. Journal of Neurophysiology, 107(1), 78–89.

[117] Lakatos, P., Musacchia, G., O'Connel, M. N., Falchier, A. Y., Javitt, D. C., & Schroeder, C. E. (2013). The spectrotemporal filter mechanism of auditory selective attention. Neuron, 77(4), 750–761.

[118] Zion-Golumbic, E. M., Ding, N., Bickel, S., Lakatos, P., et al. (2013). Mechanisms underlying selective neuronal tracking of attended speech at a "cocktail party". Neuron, 77(5), 980–991.

[119] Tark, K. J., & Curtis, C. E. (2009). Persistent neural activity in the human frontal cortex when maintaining space that is off the map. Nature Neuroscience, 12(11), 1463–1468.

[120] Posner, M. I., & Petersen, S. E. (1990). The attention system of the human brain. Annual Review Neuroscience, 13, 25–42.

[121] Corbetta, M., & Shulman, G. L. (2002). Control of goal-directed and stimulus-driven attention in the brain. Nature Reviews Neuroscience, 3(3), 201–215.

[122] Petersen, S. E., & Posner, M. I. (2012). The attention system of the human brain: 20 years after. Annual Review of Neuroscience, 35, 73–89.

[123] Marrocco, R. T., & Davidson, M. C. (1998). Neurochemistry of attention. In R. Parasuraman (Ed.), The attentive brain (Vol. xii, pp. 35–50). Cambridge, MA: MIT Press.

[124] Bressler, S. L., Tang, W., Sylvester, C. M., Shulman, G. L., & Corbetta, M. (2008). Top-down control of human visual cortex by frontal and parietal cortex in anticipatory visual spatial attention. The Journal of

Neuroscience, 28(40), 10056–10061.

[125] Goldberg, M. E., & Bruce, C. J. (1985). Cerebral cortical activity associated with the orientation of visual attention in the rhesus monkey. Vision Research, 25(3), 471–481.

[126] Wardak, C., Ibos, G., Duhamel, J. R., & Olivier, E. (2006). Contribution of the monkey frontal eye field to covert visual attention. The Journal of Neuroscience, 26(16), 4228–4235.

[127] Michalka, S. W., Kong, L., Rosen, M. L., Shinn-Cunningham, B. G., & Somers, D. C. (2015). Short-term memory for space and time flexibly recruit complementary sensory-biased frontal lobe attention networks. Neuron, 87(4), 882–892.

[128] Corbetta, M., Patel, G., & Shulman, G. L. (2008). The reorienting system of the human brain: From environment to theory of mind. Neuron, 58(3), 306–324.

[129] Serences, J. T., & Yantis, S. (2006b). Spatially selective representations of voluntary and stimulus-driven attentional priority in human occipital, parietal, and frontal cortex. Cerebral Cortex, 17(2), 284–293.

[130] Vossel, S., Geng, J. J., & Fink, G. R. (2014). Dorsal and ventral attention systems: Distinct neural circuits but collaborative roles. Neuroscientist, 20(2), 150–159.

[131] Ungerleider, L. G., & Mishkin, M. (1982). Two cortical visual systems. In D. J. Ingle, M. A. Goodale, & R. J. W. Mansfield (Eds.), Analysis of visual behaviour (pp. 549–586). Cambridge, MA: MIT Press.

[132] Goodale, M. A., & Milner, A. D. (1992). Separate visual pathways for perception and action. Trends in Neurosciences, 15(1), 20–25.

[133] Ptak, R. (2012). The frontoparietal attention network of the human brain: Action, saliency, and a priority map of the environment. Neuroscientist, 18(5), 502–515.

[134] Bush, G., Luu, P., & Posner, M. I. (2000). Cognitive and emotional influences in anterior cingulate cortex. Trends in Cognitive Sciences, 4(6), 215–222.

[135] Botvinick, M. M., Braver, T. S., Barch, D. M., Carter, C. S., & Cohen, J. D. (2001). Conflict monitoring and cognitive control. Psychological Review, 108(3), 624–652.

[136] Kong, L., Michalka, S. W., Rosen, M. L., Sheremata, S. L., et al. (2014). Auditory spatial attention representations in the human cerebral cortex. Cerebral Cortex, 24(3), 773–784.

[137] Michalka, S. W., Rosen, M. L., Kong, L., Shinn-Cunningham, B. G., & Somers, D. C. (2016). Auditory spatial coding flexibly recruits anterior, but not posterior, visuotopic parietal cortex. Cerebral Cortex, 26(3), 1302–1308.

[138] Lee, A. K. C., Rajaram, S., Xia, J., Bharadwaj, H., et al. (2013). Auditory selective attention reveals preparatory activity in different cortical regions for selection based on source location and source pitch. Frontiers in Neuroscience, 6, 190.

[139] Hill, K. T., & Miller, L. M. (2010). Auditory attentional control and selection during cocktail party listening. Cerebral Cortex, 20(3), 583–590.

[140] Bharadwaj, H. M., Lee, A. K. C., & Shinn-Cunningham, B. G. (2014). Measuring auditory selective attention using frequency tagging. Frontiers in Integrative Neuroscience, 8, 6.

[141] Larson, E., & Lee, A. K. C. (2014). Switching auditory attention using spatial and non-spatial features recruits different cortical networks. NeuroImage, 84, 681–687.

[142] Alho, K., Salmi, J., Koistinen, S., Salonen, O., & Rinne, T. (2015). Top-down controlled and bottom-up triggered orienting of auditory attention to pitch activate overlapping brain networks. Brain Research, 1626, 136–145.

[143] Vines, B. W., Schnider, N. M., & Schlaug, G. (2006). Testing for causality with transcranial direct current

stimulation: Pitch memory and the left supramarginal gyrus. NeuroReport, 17(10), 1047–1050.

[144] Schaal, N. K., Williamson, V. J., & Banissy, M. J. (2013). Anodal transcranial direct current stimulation over the supramarginal gyrus facilitates pitch memory. European Journal of Neuroscience, 38(10), 3513–3518.

[145] Osher, D., Tobyne, S., Congden, K., Michalka, S., & Somers, D. (2015). Structural and functional connectivity of visual and auditory attentional networks: Insights from the Human Connectome Project. Journal of Vision, 15(12), 223.

[146] Duncan, J. (2010). The multiple-demand (MD) system of the primate brain: Mental programs for intelligent behaviour. Trends in Cognitive Sciences, 14(4), 172–179.

[147] Welch, R. B., & Warren, D. H. (1980). Immediate perceptual response to intersensory discrepancy. Psychological Bulletin, 88, 638–667.

[148] Noyce, A. L., Cestero, N., Shinn-Cunningham, B. G., & Somers, D. C. (2016). Short-term memory stores organized by information domain. Attention, Perception, & Psychophysics, 78(30), 960–970.

[149] Lalor, E. C., Power, A. J., Reilly, R. B., & Foxe, J. J. (2009). Resolving precise temporal processing properties of the auditory system using continuous stimuli. Journal of Neurophysiology, 102(1), 349–359.

[150] Lalor, E. C., & Foxe, J. J. (2010). Neural responses to uninterrupted natural speech can be extracted with precise temporal resolution. European Journal of Neuroscience, 31(1), 189–193.

[151] Xiang, J., Simon, J., & Elhilali, M. (2010). Competing streams at the cocktail party: Exploring the mechanisms of attention and temporal integration. The Journal of Neuroscience, 30(36), 12084–12093.

[152] Power, A. J., Foxe, J. J., Forde, E. J., Reilly, R. B., & Lalor, E. C. (2012). At what time is the cocktail party? A late locus of selective attention to natural speech. European Journal of Neuroscience, 35(9), 1497–1503.

[153] Ding, N., & Simon, J. Z. (2012b). Emergence of neural encoding of auditory objects while listening to competing speakers. Proceedings of the National Academy of Sciences of the USA, 109(29), 11854–11859.

[154] O'Sullivan, J. A., Power, A. J., Mesgarani, N., Rajaram, S., et al. (2014). Attentional selection in a cocktail party environment can be decoded from single-trial EEG. Cerebral Cortex, 25(7), 1697–1706.

[155] Pasley, B. N., David, S. V., Mesgarani, N., Flinker, A., et al. (2012). Reconstructing speech from human auditory cortex. PLoS Biology, 10(1), e1001251.

[156] Kidd, G., Jr., Arbogast, T. L., Mason, C. R., & Gallun, F. J. (2005a). The advantage of knowing where to listen. The Journal of the Acoustical Society of America, 118(6), 3804–3815.

[157] Giraud, A. L., & Poeppel, D. (2012). Cortical oscillations and speech processing: Emerging computational principles and operations. Nature Neuroscience, 15(4), 511–517.

[158] Zion-Golumbic, E., & Schroeder, C. E. (2012). Attention modulates 'speech-tracking' at a cocktail party. Trends in Cognitive Sciences, 16(7), 363–364.

[159] Kayser, C., Montemurro, M. A., Logothetis, N. K., & Panzeri, S. (2009). Spike-phase coding boosts and stabilizes information carried by spatial and temporal spike patterns. Neuron, 61(4), 597–608.

[160] Whittingstall, K., & Logothetis, N. K. (2009). Frequency-band coupling in surface EEG reflects spiking activity in monkey visual cortex. Neuron, 64(2), 281–289.

[161] Toscani, M., Marzi, T., Righi, S., Viggiano, M. P., & Baldassi, S. (2010). Alpha waves: A neural signature of visual suppression. Experimental Brain Research, 207(3–4), 213–219.

[162] Foxe, J. J., & Snyder, A. C. (2011). The role of alpha-band brain oscillations as a sensory suppression mechanism during selective attention. Frontiers of Psychology, 2, 154.

[163] Kerlin, J. R., Shahin, A. J., & Miller, L. M. (2010). Attentional gain control of ongoing cortical speech representations in a "cocktail party". The Journal of Neuroscience, 30(2), 620–628.

[164] Strauss, A., Wostmann, M., & Obleser, J. (2014). Cortical alpha oscillations as a tool for auditory selective inhibition. Frontiers in Human Neuroscience, 8, 350.

[165] Plack, C. J., Barker, D., & Prendergast, G. (2014). Perceptual consequences of "hidden" hearing loss. Trends in Hearing, 18. doi:10.1177/2331216514550621

[166] Bharadwaj, H. M., Masud, S., Mehraei, G., Verhulst, S., & Shinn-Cunningham, B. G. (2015). Individual differences reveal correlates of hidden hearing deficits. The Journal of Neuroscience, 35(5), 2161–2172.

[167] Darwin, C. J., Hukin, R. W., & al-Khatib, B. Y. (1995). Grouping in pitch perception: Evidence for sequential constraints. The Journal of the Acoustical Society of America, 98(2 Pt 1), 880–885.

[168] Hukin, R. W., & Darwin, C. J. (1995). Comparison of the effect of onset asynchrony on auditory grouping in pitch matching and vowel identification. Perception and Psychophysics, 57(2), 191–196.

第 3 章

能量掩蔽和掩蔽释放

约翰·F. 科林 (John F. Culling)

迈克尔·A. 斯通 (Michael A. Stone)

摘要：掩蔽是鸡尾酒会问题的核心之一，因为干扰的声音可能非常强烈或数量密集，以至于掩盖了听者想要关注的声音，使对话中的话语难以理解。能量掩蔽的定义本身还有一些争议，但它可以被认为是由干扰声音影响了听觉系统中较低层级的语音处理过程带来的一系列效应。掩蔽信号可以通过压倒语音在听觉神经上的表现以及遮蔽其振幅调制来影响语音可懂度。能量掩蔽的释放是通过使用这些较低级别的机制获得的。这些机制可以恢复语音的有用表示，也可以利用目标语音和掩蔽语音之间的差异，例如谐波结构或耳间时间延迟。另外，这些机制还可以利用掩蔽强度的短期波谷或某只耳朵的语音信噪比的提升。

关键词：较优耳听觉 (Better-Ear Listening)，双耳去掩蔽 (Binaural Unmasking)，波谷聆听 (Dip Listening)，均衡−消除 (Equalization-Cancellation，EC)，基频差异 (Fundamental Frequency Difference)，调制掩蔽 (Modulation Masking)，起始时间差异 (Onset-Time Difference)，掩蔽的空间释放 (Spatial Release from Masking)

3.1 引言

因为干扰的声音可能非常强烈或数量密集，以至于掩盖了听者想要关注的声音，使对话中的话语难以理解，因而掩蔽是鸡尾酒会问题的核心之一。掩蔽是"一个声音的听觉阈值因另一个声音的存在而提高的过程"（参见文献[1]第 61 页）。例如，在静音时，在非常低的声级下就可以检测到一段纯净的音调，但如果存在噪声，则检测音调的阈值声级（掩蔽检测阈值 (Masked Detection Threshold，MDT)）就会升高。对于语音，这种变化通常以语音接受阈值（Speech Reception threshold，SRT）的提高来衡量，该阈值即能够以一个标准比例（通常为 50%）理解一段语音的情况下，该语音所处的声级大小。通常，检测一段音调或理解宽带噪声中的句子所需的声级与掩蔽声的声级成正比[2]。因此，MDT 或 SRT 在广泛的刺激级别上保持较为恒定的信噪比。但是，如果可以使用一种掩蔽释放的机制，则可以减少掩蔽量，从而降低 MDT 或 SRT。人类听觉系统善于利用各种机制使掩蔽释放。因此，人类即使在负信噪比下也能理解语音，并且一定程度上能够在繁忙的房间里享受对话。这种能力并非人类所独有，而且已在许多其他物种中被记载，这种能力使得它们可以在嘈杂的相互竞争呼叫背景中识别配偶、竞争对手或后代[3]。

对鸡尾酒会问题感兴趣的科学家通常将掩蔽的定义细分为两个部分，最初称之为"掩蔽"和"混淆"[4]，但最近更喜欢使用"能量的"和"信息的"这样的划分[5]。本章和下一章将概括与以上每种形式的掩蔽相关的现象。虽然能量掩蔽和信息掩蔽之间的区别在今天看来相当普遍，但其定义其实还是难以捉摸的，而且存在很大问题[6]。

能量掩蔽可以狭义地定义为发生在具有相似时间和频率的目标声源和干扰能量之间[5]，这样它们就会在听觉神经上直接相互竞争。这种观点与"忙线"掩蔽的神经生理学概念有很多共同之处，即信号的存在不会使听觉神经的平均反应速率高于掩蔽信号引起的响应率。从广义上讲，信息掩蔽可能被描述为未被能量掩蔽的目标信号没有被正确处理的情况。对于在时间和频率上均延伸的语音信号，能量掩蔽需要一个掩蔽信号使所有听觉神经保持活跃，例如连续的宽带噪声，这也导致许多人就将连续的噪声描述为"能量掩蔽信号"。

米勒（Miller）[7]声称当具有相同频谱的连续噪声参与时，一段语音会被最大程度上地掩蔽。频谱重叠的影响已经成功地由语音可懂度指数（Speech Intelligibility Index，SII）[8]进行建模，这是一个对通过通信通道的语音信号相对传输程度的单一数字度量。SII 用基于长期功率谱之间的差异来预测背景噪声中目标语音的可懂度[9]。但是，将能量掩蔽定义为两个功率谱之间差值的函数是一种过于简单的建模。除此之外，很明显地，随机噪声对语音可懂度的影响不仅取决于它产生的听觉神经的激发水平，还取决于它所包含的能量波动（参见3.3 节）。从这个意义上说，即使是连续的随机噪声也不能被完全视为一种能量掩蔽信号。

杜拉赫（Durlach）[10] 建议人们定义一些中间的掩蔽现象类别，这些现象既不是能量掩蔽，也不是信息掩蔽。他指出，虽然许多研究人员倾向于认为能量掩蔽是一个发生在听觉外周的过程，他们也应当考虑发生在更高级模块的一些现象。在这方面考虑双耳去掩蔽[11]是很有趣的。双耳去掩蔽（见 3.4.2 节）通常被认为是一种能量掩蔽的释放，但其所涉及的处理过程必须在中枢神经系统中发生，也即在两个耳朵的信息汇合层之上。因为只有在双耳参与的情况下才可能产生这种效应。类似地，人们也可能将能量掩蔽定义为同样发生在这些较高级别的过程，但应该指出，在处理的水平方面无论是外周还是较高的模块都不可能有大的区分。

事实上，所有掩蔽现象所涉及的过程都还没有得到充分的理解，而且正如下文将阐述的，低级别和高级别过程的叙述往往在解释同样的现象时发生竞争。然而，就目前而言，必须区分能量掩蔽和信息掩蔽，这种区分将根据掩蔽和掩蔽释放可能运行的神经处理水平来界定。

在此暂定的框架下，能量掩蔽可以通过简单的低级别过程（如掩蔽信号滤波或取消）释放，而信息掩蔽则通过分组和听觉场景分析的高级过程被释放[12]。

因此，本章讨论了在鸡尾酒会上常见的低级掩蔽和掩蔽释放过程的作用。使得这种掩蔽释放起作用的几个主要因素是：（1）干扰声音具有周期性特性时所发生的基频分离，（2）干扰声音被强调制时可能发生的"波谷聆听"（Dip Listening），（3）语音和干扰声音来自不同方向时发生的掩蔽的空间释放。

3.2 通过基频进行区分

当人类的声音产生元音和辅音（如鼻音和流音）时，声门会向声道释放定期的空气脉冲。声门会释放出规则的空气脉冲进入声道。这导致声波形的周期性，其在与声门脉冲的速率相关联的周期中重复自身。此速率称为基频（Fundamental Frequency，F0），是感知音调的主要决定因素。这种声音的频谱由一系列谐波组成，频率以 F0 的大小为间隔而呈现规律的分布。正是因此，声波通常被描述为具有"周期性"的，频谱被描述为"谐波"。例如，男性说话的声音平均 F0 约为 100 赫兹，尽管 F0 在一段语音期间可能在大约八度音程（例如 70～140 赫兹）的范围内持续变化。女性说话的声音则会更高八度（即 140～280 赫兹）。当人们同时说话时，即使使用相同均值的基频，连续的独立变化使得他们的声音的基频在任何特定时刻都很少相同。这也意味着声音的波形不可能与它本身的之前的部分完全重复，因此声音本身的周期性可能产生一定的变化。

F0 的差异（ΔF0）可用于在感知层面上分离同时发生的声音。人们早就知道，同时演奏同一音符（或差八度的音符）的多个乐器可以混合在一起，形成一个单一的组合的音色，但当它们演奏不同的音符时，会清楚地听到不同的乐器声音[13]。人们可能会认为这种效应会发生，因为听觉系统利用ΔF0 来感知地分离声源 ，因此可以单独感知每个声源。当ΔF0 为零时，此过程无法发生，多个声音将被合并为一个。

3.2.1 基频差值的影响

虽然大多数乐器产生固定基频的稳定音调，但人类的声音的基频却是不断变化的；通常人类只在唱歌时产生稳定的 F0，然而这其中也经常产生一些颤音（F0 的循环变化）。要使用口语句子执行对比实验，F0 必须可被操控。布洛克斯（Brokx）和努特博姆（Nooteboom）[13]使用线性预测编码（Linear Predictive Coding，LPC）再合成来单调化数字的语音。由此产生的语音听起来非常人工（类似机器人），但只有通过这种方式控制 F0，才能显示目标语音和干扰语音之间具有非零ΔF0 的效果。在听力测试中，布洛克斯和努特博姆发现，随着 ΔF0 从 0 增加到 3、6、9 或 20 赫兹（原始音的 F0 为 100 赫兹时），语音理解错误逐渐减少，但在有八度的音程差时，错误会再次增加，此时目标语音的 F0 是干扰语音的两倍（即ΔF0=100

赫兹）。这些结果反映了音乐音调的影响，表明了ΔF0 对并发语音的分离在功能上与音乐音调的分离非常相似，并且可能是同一感知机制的产物。

大约在同一时间，舍费尔斯（Scheffers）[14]开发了一种更简单的实验形式，被称为"双元音"范式。他使用共振峰合成器合成了八种具有不同的固定 F0 的荷兰语元音。这些元音成对地加在一起，但有六个不同的ΔF0，范围分别从零到四个半音（每个半音按照 F0 的 5.95%产生变化；12 个半音=1 个八度音节）。舍费尔斯要求听者识别每段声音当中的两个元音，发现精度在较小的ΔF0 时迅速增加，在 1 个半音的ΔF0 时达到一个稳定的性能。这种范式的一个优点是，虽然刺激是对于各种语音的很好近似，它们却能够被严格控制用于实验的目的。几年来，这种"双元音"的范式成为探寻ΔF0 效应背后的机制的标准实验方法，通常使用克拉特（Klatt）[15]描述的级联共振峰合成器。

利用建模和实验，研究者提出了几种解释ΔF0 效应的潜在机制，但是每一项都仍然存在争议。这些机制的运作方式大相径庭，因此本节的其余部分专门解释这其中的差异并审查各项论据的有力程度，以说明它们的作用。当然，这些讨论仅限于在并发声音之间存在ΔF0 的情况，而不是随时间而"流式传输"的序列中[12]。但即使对于这些情况，一些提议的机制可能相当核心，而其他机制则可能非常外围。

3.2.2　选择一个公共基频的多个谐波分量

一个明显的可能性是，听者通常会检测两个竞争声音的 F0（例如，音高识别），并根据这些 F0 从两个声音中选择多个谐波分量，从而构建一个分离的元音图像。因此，每个声音的谐波分量被收集成两个单独的组。这种机制将恢复两个声音的频谱内容，并且因为它将声学波形解析成不同的声源，所以可以将其视为听觉场景分析的一种形式。

舍费尔斯[14]率先试图通过为刺激[16]创建一种耳蜗激发模式来模拟这种分组机制，以此来模拟耳朵的频率分析能力。他使用了音调感知模型来识别存在的两个 F0，然后每隔这两个F0 的间隔对激发模式进行采样，以恢复元音的频谱并识别元音。该模型在使用ΔF0 的元音识别方面没有成功。此外，阿斯曼（Assmann）和萨默菲尔德（Summerfield）[17]也通过对激发模式进行采样的方式来模拟ΔF0，但是并没有在元音的识别率上取得提升。

由于对耳蜗激发模式的分析似乎不足以分离两个元音，研究人员开始研究频率–时间模型。这些模型再一次利用了音调感知的方法（例如文献[18]）。这些模型不是依赖于耳蜗中每个位置的总能量，而是对耳蜗中每个位置提取的精确波形应用了自相关的技术。自相关是波形在一段时间内延迟（滞后）与自身副本相关（逐点乘法和求和）的过程。使用自相关的潜在好处是，原则上它可以在每个耳蜗处分离两个声源的能量。当两个元音的混合是自动相关的时，生成的函数在滞后处会显示出两组峰值，这些峰值的滞后数是单个声音周期的倍数（图3-1）。这些峰值的大小将与两个声音的相对强度有关（尽管也与其相对周期有关）。如果该过程应用于不同的频率信道，那么每个信道中的两个声源的相对强度可以在某种程度上恢复，并因此恢复它们各自的频谱。阿斯曼（Assmann）和萨默菲尔德（Summerfield）发现使用这种方式的模型在元音识别方面产生了一定的改进[17]，尽管这一改进与人类听者所产生的效果不符。此外，依赖识别出两个F0的分离机制能否成为人类在这项任务中表现的基础似乎值得怀疑，因为随后已经证明人类在ΔF0小于4个半音时识别来自这些刺激的ΔF0非常差[79]，而元音的识别仅在一个半音ΔF0处达到其最大值。

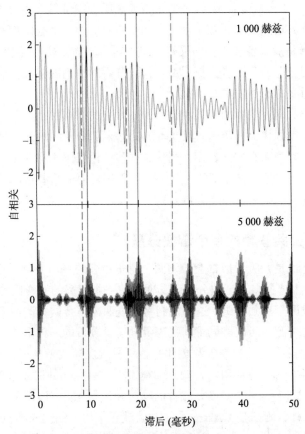

图 3-1   不同频率信道内两个谐波复合音调混合语音的自相关函数（AutoCorrelation Function，ACF）。更宽的 5 000 赫兹通道显示出更强的 ACF 调制，并且可以看到两个清晰的峰值系列。在图中，垂直的虚线和实线标出了 ACF 上的滞后，其对应于两个刺激周期的整数倍。在 5 000 赫兹时，很明显一个音调的 F0 为 100 赫兹（ACF 滞后为 10、20、30 毫秒），另一个音调较弱，F0 为 112.5 赫兹（ACF 滞后为 8.9、17.8、26.7 毫秒）。如图所示，两个音调的 F0 和相对电平在自相关函数上的 1 000 赫兹处的差异并不是十分明显的

梅迪斯（Meddis）和休伊特（Hewitt）[19]找到了更好地与实际数据相匹配的方法。他们发现，只有一个"主导"F0 从通道自相关函数的总和中被识别了出来，而不是将每个频率通道的能量解析为两个，实际上是将整个频率通道分配给一个元音或另一个元音。如果给定

通道中最突出的自相关峰值与占支配的 F0 的周期匹配，则该通道被分配到第一个元音，而其余则分配给第二个元音。这种建模方法对实际的数据进行了令人满意的拟合。此外，"主导"F0 的解释似乎也与后来的发现保持了一致，即没有必要两个元音都有一个规则的谐波结构[20]。然而，模型能够拟合实际的数据并不一定意味着模型捕获了潜在的感知机制。

所有基于自相关的机制的一个令人不安的方面是，自相关更善于识别高频通道中的周期性。由于这些通道较宽，它们能够容纳大量的频率分量，并且因此产生了一个在 F0 处具有强峰值的精心调制的自相关函数（图 3-1）。相比之下，人类的表现似乎更受低频声道的驱动。科林（Culling）和达尔文（Darwin）[21]使用了双元音，伯德（Bird）和达尔文（Darwin）[22]使用了竞争性语音，均表明ΔF0 只有存在于第一个共振峰区域才可以观察到大部分ΔF0 效应。除此之外，还有其他几种可能的机制，但是，正如下文将讨论的那样，大多数机制要么与感知上的数据模式相冲突，要么只在有限的实验室条件下发生。

3.2.3　时域分析

另一种可能性是，听者可分隔时域中的两个元音。由于声波波形的重复是由声门脉冲的释放产生的，因此声音的能量往往集中在相当短暂但规则的间隔中。当 F0 在并发声音之间不同时，来自每个声音的声门脉冲的相对时间将不断变化，因此，如果它们保持同步，它们永远不会始终相互掩蔽。为了研究这一点，萨默菲尔德和阿斯曼[23]使用了一个双元音实验，其中两个元音的 F0 相同，但两个元音之间的声门脉冲的相对时间不同。他们发现，当两个元音的声门脉冲被定时交替时，对元音的识别将会产生促进的作用，但这一现象只有当 F0 为 50 赫兹时才发生，而不是当它处于跟现实更接近的 100 赫兹时。因此，虽然这种机制原则上能够起作用，但听觉系统的时间分辨率不足以在与人类生态相关的 F0 中以这种方式解决任务。

第二种选择是大脑可以利用两个元音之间的波形相互作用来帮助完成任务。该想法是，对于小的ΔF0，两个 F0 的谐波分量在频率上非常接近并且将在一定程度上敲打（Beating）在一起（即，在频差处产生幅度调制）。这种"Beating"将创造一个不断变化的短期频谱。波动的频谱可能使得一个元音的音色或另一个元音的音色在某个时刻更加显性，或者可能使得整个频谱在某个时刻更具有某个特定元音对的特征。

科林和达尔文[24]表明，即使谐波频率交替分配给两个不同的元音，ΔF0 的识别也可能发生改进。这种操作在很大程度上保留了"Beating"的模式，但会干扰任何一个基于分离某个声源基频谐波分量的机制。此外，他们还表明，基于选择音色可懂度矩的计算机模型能够在此基础上产生预测上的改进。同时，阿斯曼（Assmann）和萨默菲尔德（Summerfield）[25]发现的证据表明，每个双元音刺激的识别性能可以是基于这个刺激内的一个短暂的时间帧。他们发现当双元音被分为 50 毫秒段时，在每个片段的元音的最高的识别率性能与在整个刺激下得到的性能是一致的。这些研究共同表明，在双元音刺激中，在非常小的ΔF0 处识别率的急剧增加可能是基于这种"Beating"线索。

这些研究发表后，很明显，传统的双音实验的范式变得不那么与现实相符了，之后人们对它的兴趣就开始减弱。新实验要么基于连接语音，要么使用自适应阈值技术来测量ΔF0效应。对于连接语音，语音的固有变化频谱应掩盖由谐波分量产生的任何"Beating"，而使用自适应技术，在目标和掩蔽元音之间的阈值处（通常）存在的电平差异应排除了任何存在它们之间的实质性"Beating"。

3.2.4 外周非线性的影响

除以上两种之外，第三种可能的说法是，听觉外周的非线性是产生ΔF0效应的原因。这种机制仍然依赖于声门脉冲中的能量集中，但是这里的想法是基底膜的压缩响应将减少更强烈的周期性掩蔽声音的编码，例如干扰声音。

萨默斯（Summers）和利克（Leek）[26]发现，当该掩蔽物具有正施罗德相的谐波分量而不是负施罗德相时，由频谱谐波掩蔽声掩蔽的语音产生大约 10 分贝（该值越低越好）的SRT[27]。这些掩蔽声为每个组件提供特定相位，从而导致指定频带内对固定幅度音调的快速频率调制。这些相位结构的重要性在于，虽然它们都具有相对未调制的声波形，但正的施罗德相在基底膜上产生跳动明显的波形，而由负的施罗德相产生的波形保持相对未调制[80]。对 SRT的影响和声音的响度水平相关，这与其和耳蜗非线性相关的观点是一致的。然而，掩蔽相位的效应只发生在相对较高的掩蔽信号水平[26]和相对较低 F0 的掩蔽信号上[28]，而ΔF0的影响已针对这些参数的广泛范围进行了测量。因此，ΔF0 的其他分离机制似乎仍然存在。听觉系统不依赖于声门脉冲中的能量密度，这也许并不奇怪，因为即使是少量的混响也会对先前离散的声门脉冲产生时间上的修改，尽管产生的间隔只有 5~10 毫秒，也会使得所有语音生成的声音线索失效。

3.2.5 消除机制

最后一个替代机制侧重于掩蔽谐波的重要性。德·谢韦尼埃（de Cheveigné）等人[20]发现双元音的识别取决于掩蔽元音的谐波度，而不是目标元音的谐音。这一意见鼓励了这样一种观点，即ΔF0效应背后的主要机制是消除机制。这种机制自然会表现出对掩蔽谐波的依赖，因为只有掩蔽信号需要被消除掉。德·谢韦尼埃[29]提出了这样一个过程的模型，其中每个频率通道中的波形在一系列不同的延迟下自动消除（逐点自减和求和）。在掩蔽信号 F0 延迟时，此消除产生的残留将仅反映目标信号的能量，因为与掩蔽信号共享的频率上的任何能量都会被移除。这种机制是一种"组合"滤波，频率响应在 F0 的倍频下较低，在倍频之间的频率响应较高。

支持消除机制的一个关键证据在于干扰一个掩蔽复合声音谐波的效应。典型情况下，这种效应通常会为每个频率分量引入一个频率偏移。德罗什（Deroche）等人指出，这一技术有一个有趣的警示[30]。他们指出，当谐波复合的频率分量以这种方式从常规序列中受到干扰时，在解析频率分量区域中，产生的激发模式在平均水平上将会降低。当复合声波的谐波减弱时（非谐性时），一些声音组件变得聚集在一起，而其他组件则更加广泛地分离。在激发模式中，这种聚类导致更高的波峰和更深的波谷，但平均而言，波谷下降的程度要高于波峰上升的程度（图 3-2）。因此，与谐波复合相比，即使非谐波复合具有相同的等振幅分量，也会降低整体激发程度，并导致较低的整体掩蔽功率。因此，为了观察谐波掩蔽声的益处，必须首先克服这种非谐性的内在优势。

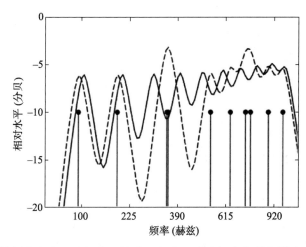

图 3-2　谐波和非谐波复合声音的耳蜗激发模式。实线是谐波复合的激发模式，虚线是具有相同数量相等振幅分量的非谐波复合声音的激发模式。垂直线显示非谐波复合声音的线装频谱。由于非谐波复合声音的第三和第四个分量非常接近，因此该频率的激发模式中有一个增强的峰，但也因此在此簇的两侧形成了波谷

德罗什（Deroche）和科林（Culling）[31]使用连接语音和一种更现实的非谐性形式表现出对掩蔽谐波的类似依赖。它们独立地改变了应用于目标语音的混响程度和掩蔽的复杂音调。如果这些声源与混响空间中的听者处于不同的距离，则这种变化可能会自然发生。语音的 F0 和音调通常都是要么单调，要么以正弦方式调制，这种调制和混响的组合将导致产生的声音不和谐。产生非谐性的原因是，在混响空间内，无数反射的声音路径都有不同的长度，因此引入了声源波形的不同延迟副本。由于声源 F0 是调制的，因此各种延迟的副本在到达接收器时具有了不同的F0。在将调制和混响的组合应用于掩蔽复合体时，SRT升高了大约6～8分贝，但是对于目标语音而言，却不存在这种调制×混响的相互作用。

3.2.6　加工层级

外周压缩的较低机制看起来不可能是产生ΔF0效应的全部原因。在 3.2.2 和 3.2.3 节中描

述的给定 F0 处选择能量的机制都假定 F0 是首先被识别出来的。一个简单的假设是，这个识别过程与从该 F0 导出音调感知的过程相同。另一方面，消除机制（3.2.5 节）不一定必须识别 F0。例如，它可能会抑制每个频率通道中的主导周期，而不考虑在其他地方检测到的最强周期。

德罗什和科林[32]探讨了这个问题以及该机制在不同频率下的有效性问题。他们测量了以掩蔽复合体固定频率分量为中心的窄噪声带的 MDT。他们发现，目标频率通道中的 SNR 保持近似恒定，同时会影响谐波复合其余部分的谐波。在掩蔽信号的整体结构为谐波或非谐波的情况下，MDT 的差异为 3～5 分贝，因此该过程并不完全由以目标为中心的单频信道决定。这些差异发生在高达 2 500 赫兹的目标频率中，但在更高的频率下可以忽略不计。通过改变谐波而不是非谐波的掩蔽声频率带，研究人员发现当更多的掩蔽成分是谐波的时，这一效应会显著增强，尽管接近目标频率的分量的谐波似乎产生更大的影响。

要确定这些基本的心理声学现象是否可以解释ΔF0 在言语刺激的影响，还需要更多的工作。尽管如此，目前的这些结果表明，现有的机制确实使用与音调识别机制一致的各种频率信道来提取关于主导 F0 的信息。然而，遗憾的是，使用 F0 确定音调高低的加工层级以及与之相关的可能发生的 F0 分离的处理层级仍然不清楚。

3.2.7　小结

在许多方面，关于ΔF0 效应的文献在机制问题上停滞不前。目前已经讨论了一些合理的机制：其中每一个机制至少在某种程度上都得到了经验数据的支持。很可能它们中的每一种都在某些情况下都发挥某种作用，但是，对其中大多数来说，这些情况似乎相当有限。消除机制是唯一一种似乎将数据与数据的一致性和实际场景的可靠应用程序的可能性相结合的机制。然而，我们对这一机制的了解却非常有限。它的存在在很大程度上是通过消除其他可能性得到证实。直到最近，科研人员才收集到一些能够描述其行为特征的数据。当然，我们仍然需要更多的数据来指导模型的设计，因为如果没有一个能够预测大量经验数据的模型，ΔF0 对在真实听力情况下的去除掩蔽方面的作用就很难确定。

3.3　关于包络波动的掩蔽和掩蔽释放

如果将调制应用于背景噪声，通常更容易理解背景噪声中的语音。米勒（Miller）[33]和利克利德（Licklider）[34]首先使用干扰噪声的方波调制观察到这种效应，产生了他们所谓的"中断"噪声。他们发现，具有负信噪比（SNR）的语音可懂度在 10 赫兹的噪声中断率下是最佳的（参见该文献[34]中的图 8）。当 SNR 暂时更有利时，这种效应被认为是通过干扰噪声的静默阶段对目标声音进行某种形式的选择性加工而产生的；这也被称为"波谷聆听"（Dip Listening）。调制噪声的过程不会改变其长期频谱（只要满足某些细微的限制）。因此，对信号和掩蔽频谱的简单比较（比如在 SII 模型[8]中）并不是对性能改进的充分解释。

中断噪声的效果可能是非常大的。德·拉特（De Laat）和普洛波（Plomp）[35]发现连续噪声和 10 赫兹中断噪声之间的 SRT 差异为 21 分贝，占空比为 50%（即 50 毫秒打开，50 毫秒关闭）。然而，在一个真正的鸡尾酒会上，干扰语音的强度会以更不稳定和不那么深沉的方式变化，该信号的峰值调制频率约为 4 赫兹，对应于人类的音节速率[36]。此外，这些"波谷"（Dip）在频率上相关性较低。费斯滕（Festen）和普洛波（Plomp）[37]测量了语音调制噪声中的 SRT，以评估语音干扰器内在调制的潜在好处。产生该种语音调制噪声需要提取宽带语音的时间包络，并用它来调制一个具有语音频谱形状的噪声载波。产生的噪声包含可变的"波谷"的水平，但在不同的多个频段（一个频段、全频谱频段或高通和低通频带）却存在共同时间效应。此噪声中的 SRT 仅比连续的语音形状噪声中的好大约 4 分贝。

为了研究调制噪声中下降的共同时间效应，霍华德–琼斯（Howard-Jones）和罗森（Rosen）[38]设计产生了一个掩蔽声，其中相邻的频段被交替调制，而不是在一起调制。他们在多个波段中应用方波调制到连续的粉红色噪声中，其中方波在相邻波段中处于反相中，以产生他们所谓的"棋盘"噪声（对应生成的频谱图的图案）。他们发现，使用 10 赫兹的调制频率时，随着频段数量的增加，"波谷"带来的好处会减小。在八个波段或更多波段中，棋盘调制的益处可以忽略不计。多个语音调制噪声波段的数据还不太清楚。费斯滕和普洛波[37]发现，针对单带或双波段语音包络调制噪声的句子，SRT 没有区别。将其工作扩展到更多的频段会带来这样的问题：当以这种方式处理多个通道时，噪声开始携带可理解的语音信息。

3.3.1　在"波谷"中聆听

要利用干扰噪声中的波谷，人们就会认为有必要以某种方式确定掩蔽噪声何时产生这些波谷，以便更好地利用这些具有改进的 SNR 的时刻。然而，波谷聆听的益处已经相当成功地建模，而不考虑任何掩蔽峰值或波谷的时间。莱伯根（Rhebergen）和弗斯菲尔德（Versfeld）[39]将 SII 测量应用于刺激信号的单个时间帧上。测定 SII 通常涉及在一系列音频频带中测量长期的信噪比，将测量值的范围限制在 ±15 分贝（旨在反映可能被听到并有可懂度的语音范围），用加权函数对生成的值进行加权，该加权函数反映不同频带对语音理解的相对贡献。利用较短时间帧，莱伯根和弗斯菲尔德（Versfeld）在每个频段产生一个信噪比数值，并形成了序列。时间帧的持续时间（约 9～35 毫秒）因频率而异，以模拟不同频率下耳朵时态分辨率的变化。并且，这样的持续时间对于这种基于帧的 SII 测量值来说足够短，可以随波谷而波动。它们的"扩展 SII"是通过采用此类值的时间序列的平均 SII 而形成的。因此，该修正模型的相对成功不需要假设在掩蔽波谷期间对刺激的任何进行任何选择性处理来捕获基本效果。

不过，莱伯根和弗斯菲尔德的模型并没有很好地记录到数据的某些方面。首先，他们以不同速率进行正弦强度调制产生的 SRT，其变化与模型的预测并不相关； 另外，高调制速率（高达 32 赫兹）的 SRT 比较低的调制速率（下降到 4 赫兹）低，而模型预测则恰恰相反。

此外，似乎该过程涉及一种选择性处理形式，因为在该实验设置中，较为熟悉的掩蔽声调制功能都是基于同样的语音包络，为听者提供了了解具有较高 SNR 的时刻的机会，相比于每次实验采用一个全新语音包络并且产生不太可预测的瞬时 SNR 变化的新型函数来说，这种基于相同语音包络的实验范式有些理想[21]。

3.3.2　外周非线性的影响

外周压缩可能也会发挥一定的作用。与 ΔF0 的效果一样，与弱掩蔽信号相比，当掩蔽强度较强时，外周压缩会导致在时间点的响应减少。然而，这种影响的证据好坏参半。

听力损失的听者的压缩性较小，因此人们期望他们从"波谷聆听"中表现出较低的益处。尽管这一现象确实被发现了[35]，但是这种观察很可能来自一个实验性的混淆（见 3.3.6 节），并且，更多的分析实验无法显示直接的联系。例如[40]测试了掩蔽信号中峰值和波谷对于可懂度的相对重要性。在有其他干扰人声存在的语音中，相对于信号的波峰，他们在信号的波谷施加了不同程度的失真。当波谷被选择性地失真时，可懂度会下降。作为施加失真的信号水平的函数，通过测量可懂度，他们可以绘制出有助于可懂度的信号水平的范围。他们发现，听力损失适中的听者能够受益于一个相对未失真的信号，其动态范围与正常听力的听者相似[41]，但是信号水平却升高大约 3 分贝，这可能意味着某种形式的内部失真。在这两个听者组中观察到的范围相似性表明，外周非线性不是掩蔽释放的重要因素。

3.3.3　调制掩蔽

虽然干扰噪声功率的下降被发现是有利的，但很明显，掩蔽噪声的调制也可能有害。由于普遍使用噪声掩蔽信号，在心理声学实验中通常并不会观察到调制掩蔽。噪声掩蔽信号包含内在调制，它们本身会产生调制掩蔽，因此，在这些实验中，不存在可以观察到其影响的基线。调制掩蔽的工作原理是掩蔽了信号的调制过程。事实上，当掩蔽调制不那么突出时，调制后的信号很容易被检测出来。布斯（Buus）[42]报告说，在窄带噪声掩蔽信号中呈现的两个窄间距正弦波比同一能量的单个正弦波更容易检测。与听觉滤波器的宽度相比，它的两个正弦波的接近间距将意味着激发模式与单正弦波相比变化不大，因此两个目标的频谱相等。与单正弦波相比，布斯在检测两个正弦波时从掩蔽中获得了高达 25 分贝的释放。两个目标的主要区别在于其调制谱；两个正弦波曲线产生强烈的跳动感觉，这种感觉不容易被具有相对平滑的时间包络的窄带掩模掩盖。

科旺（Kwon）和特纳（Turner）[43]表明，在某些情况下，对掩蔽噪声进行调制可以增加语音信息的掩蔽，而不是减少它。他们发现，当噪声和语音波段位于同一频率区域时噪声调制释放掩蔽，但当噪声与语音位于不同的频率区域时调制增加掩蔽。这些远程频率区域的调制干扰了语音内调制的检测。掩蔽释放和调制掩蔽这两个相互冲突的过程之间的相互作用仍在探索中。

3.3.4　噪声中的内在调制

几乎所有量化调制掩蔽的努力都被掩蔽噪声波形固有的基线调制所混淆。在语音可懂度的许多度量中，通常使用具有高斯幅度分布的随机噪声作为掩蔽声。尽管该噪声本身包含明显的包络波动，但通常可以通过将这种噪声中的语音可懂度与相同噪声中应用了确定性调制的信号（例如低速率正弦波）的可懂度进行比较来量化掩蔽释放。但是，分析调制掩蔽效应的一种方法是尝试去除高斯噪声固有的幅度调制，以便任何观察到的调制掩蔽或掩蔽释放主要是由于在测试条件下被应用的调制。参考噪声的预期特征是，它应该有一个相对平坦的时间包络，具有较低的"波峰因子"，该值定义为峰值采样值与均方根值的低比率。

如 3.2.4 节所述，施罗德相复合信号具有低峰因子，尽管只有负的施罗德相被认为在到达基底膜时保持其较低的波峰因子。然而，使用这种技术产生的刺激在外周听觉系统中会产生多种效应，使其不适合用于检查调制掩蔽的效果。这些效果的显著结果是，在基底膜上更多调制的正施罗德相比较少调制的负施罗德相提供更低的音调检测阈值（即更少的掩蔽）。已经开发了其他几种方法，用于以最小的内在调制生成掩模波形，这些方法通常涉及用梯度下降或迭代方法来调整分量时序，同时保持一定的随机结构[44-46]。

哈特曼（Hartmann）和帕普林（Pumplin）[45]使用帕普林[44]的"低噪声"（Low-Noise Noise，LNN）技术生成了掩蔽信号。对于相对窄带掩蔽信号，他们观察到纯音的 MDT 在 LNN 中比在相同频谱的高斯噪声中低约 5 分贝。科尔劳施等人[46]对类似实验结果的分析显示了目标音的添加是如何改变掩蔽噪声的调制频谱的。这个过程如图 3-3 所示。

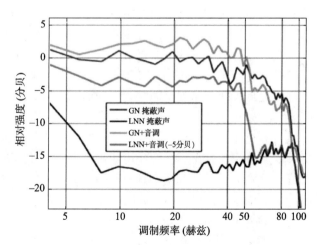

图 3-3　科尔劳施等人使用的信号的调制频谱图[46]。深色线用高斯统计（GN，深绿色）和低噪声统计（LNN，深紫色）显示噪声谱。浅绿色和浅紫色线显示相同噪声信号的频谱，但在噪声的中心频率处添加了一个音调，与科尔劳施等人报道的辨别阈值测量的相对水平相同。单独从 LNN 中识别出 LNN 中的音调，其音调水平比单独使用 GN 来区分 GN 中音调所需的音调水平低 5 分贝（见彩图）

深绿色线显示高斯噪声（GN）100 赫兹宽频带的调制频谱。GN 具有一定的调制频谱，随着调制频率的增加而减小到噪声的带宽。深紫色线显示了类似 LNN 波段的调制频谱，其调制频谱随着调制频率的增加而增加，达到噪声的带宽（低调制率下的信号水平是实验中使用的信号持续时间的结果，这里是 250 毫秒）。与直觉相反，在科尔劳施等人[46]测量的区分阈值上添加未调制的目标音，可使噪声带宽的调制频谱达到噪声带宽的一半：GN 的调制频谱水平略有增加（浅绿线），但 LNN 的调制频谱明显增加（浅紫色线）。这是因为 LNN 具有频率调制，但振幅调制很小；添加音调时，抑制振幅调制的相位关系被打乱，振幅调制重新引入。因此，科尔劳施等人观察到的 LNN 中的低音调阈值被解释为从非常低的基线检测振幅调制的增加。GN 中更大的内在调制可能掩盖了由于添加音调而导致的调制变化，从而导致 GN 条件的阈值相对较高。

对于其更广泛的带宽掩蔽声，这些影响消失了[45]。因为他们的窄带宽掩蔽声处在听觉滤波器以掩蔽声为中心的范围内。较宽的带宽掩蔽声跨越多个听觉滤波器，从而破坏了产生掩蔽声低噪声特性成分的振幅和相位关系。因此，虽然选择适当的相位可以产生具有低波峰因子的类噪声刺激，但这种低波峰因子没有保留在刺激的子波段中，而后者保留了高斯特性。因此，很难在每个听觉频率通道中产生低波峰因子的噪声，这是检测调制掩蔽对宽带信号（如语音）的影响所必需的特性。然而，席尔克森（Hilkhuysen）和马切利（Machery）[47]开发了一种技术，其中波峰因子介于所有单个频道内的高斯和窄带 LNN 之间。这种技术为更精确地模拟人工耳蜗加工提供了希望，并有可能缩短原型算法的开发时间。

斯通（Stone）和摩尔（Moore）[48]使用另一种策略来产生具有低波峰因子的宽带掩蔽信号。他们不是采用噪声掩蔽信号并处理它来减少调制，而是产生了一种具有稀疏和不和谐分布频率分量的复杂音调。分布根据耳蜗的频率分析功率[49]进行，每个连续的听觉频率通道有一个分量。以其中一个分量为中心的听觉滤波器也会传输一些相邻分量，但传输出来的量级较低，因为这些相邻分量会穿过听觉滤波器的边缘。滤波器输出中存在多个分量会导致信号包络的波动，因为不同成分之间的跳动本就是调制的一种形式。为了进一步减少相邻分量之间的相互作用并减少这种调制，奇数分量被呈现到一只耳朵上，偶数的分量呈现到对面的耳朵上。通过这个过程，他们构建了一个掩蔽信号，它主要产生"纯"的能量掩蔽，而没有引入内在调制的混淆，否则会产生调制掩蔽，就像使用随机噪声时一样。语音信号被过滤成窄带，以每个掩蔽信号分量为中心在耳朵之间类似地分配，将奇数声道指向其中一只耳朵，而偶数声道定向到另一只耳朵。语音可懂度是用未调制的掩蔽声度量或以不同速率进行正弦调制的掩蔽声来度量的。这种调制它们的高能量掩蔽可以转换成调制掩蔽声或为"波谷聆听"的出现创造了一定概率，但主要集中在一个调制频率。他们发现，以 2 赫兹和更高的速率进行掩蔽调制可以提高 SRT 而不是降低它们，这表明了调制掩蔽的情形；仅以 1 赫兹的速率调制产生 SRT 的改善，这类似于中断噪声实验。因此，只有在非常有限的条件下，他们才能表现出典型的"波谷聆听"效果。由于他们表明调制掩蔽主导了随机噪声掩蔽，这就可以推断出先前描述为"掩蔽释放"的一些益处是从调制掩蔽中释放出来的，尽管这种释放发生的机制尚不清楚。斯通和摩尔[48]的数据还允许估计调制与"纯"能量掩蔽语音的相对有效性：对于具有相似频谱形状的等能量掩蔽，高斯噪声中固有的调制比纯能量掩蔽具有更强的掩蔽作用，大约会高出 7～8 分贝。

3.3.5　基于调制滤波器组的模型

为了解释调制掩蔽的影响，尤尔根森（Jørgensen）和道（Dau）[50]提出了一个基于调制滤波器组预测噪声语音接收的模型。与 SII 一样，该模型计算了语音和语音噪声信号之间功率频谱的长期差异，但这次是在调制频率域中。该模型分别分析噪声或 22 个音频频率通道中每个音频频率通道内由语音噪声产生的调制功率。调制功率在每个频率通道的 7 个调制频段中计算，形成"语音–噪声"功率比的二维阵列。"调制 SNR"随后通过取此阵列中所有 154 个元素之和的平方根来计算。通过非线性函数转换此调制 SNR 就可以得出相应的可懂度的预测（以正确百分比为单位），这个所述的非线性函数包含对实验中所用的语音材料的难度的度量。结果表明，该模型能准确预测干扰噪声，实现降噪算法和去混响的功能。

尤尔根森和道的模型[50]在预测调制掩蔽方面相当成功，但现实生活中的听力可能涉及调制掩蔽和"波谷聆听"的混合。为了解决这个问题，尤尔根森等人[51]开发了另一个版本的模型，在短时间窗口运行以类似于莱伯根和弗斯菲尔德[39]的扩展 SII 模型的方式。该较新的模型用一个统一的框架来预测调制掩蔽和波谷聆听，效果相当成功。

3.3.6　听觉受损者的"波谷聆听"效应

虽然在有正常听力的听者时，经常观察到"波谷聆听"的现象，但观察听力受损的听者的同样效果却难以实现。费斯滕和普洛波[37]报告说，对于有中等感官神经性听力损失的听者来说，当在单波段或双波段语音调制的噪音掩蔽信号中呈现语音时，相比未调制的噪音单独存在时，没有明显的"波谷聆听"包络出现。尼尔森（Nelson）等人[52]也报告说，即使使用方波调制噪声，也未能观察到人工耳蜗使用者的"波谷聆听"效应，而这种方波调制模式是最容易产生"波谷聆听"的了。许多其他研究人员也使用其他各种调制干扰器复现了这一观察。

奥克森汉姆（Oxenham）和西蒙森（Simonson）[53]对这一问题提出了一个解释。他们指出，对于具有正常听力的听者，"波谷聆听"现象也只在 0 分贝或更少的 SNR 的时候才能被观察到，在更低负值 SNR 的情况下，才会观察到明显的"波谷聆听"现象。通常，实验会比较正常听力与听力受损者两组人的测量 SRT，但听力障碍者需要更高的 SNR(约为 0 分贝)，才能达到 SRT 的 50%的正常标准。因此，在取得更高的 SNR 值的对应的测量 SRT 处可能可以解释听力受损听者缺乏可观察到的"波谷聆听"效应的原因。

为了更彻底地探索这种可能性，伯恩斯坦（Bernstein）和格兰特（Grant）[54]通过视听方式呈现目标语音以利用唇读信息，从而使受损的听者能够理解具有负 SNR 的语音。一旦 SRT 可以在负 SNR 下测量，他们就可以观察到听力受损的听者的"波谷聆听"现象。然而，当参考稳定噪声中相同 SNR 的性能时，这些听者的"波谷聆听"效应的幅度仍然比正常听力听者低 1～5 分贝。这种残余差异表明与听力受损相关的其他缺陷也可能影响其表现。因此，先前未能在听力受损听者中观察到任何"波谷聆听"效应的失败主要是由于实验设计中的混淆，而不是听力受损的缺陷。

伯恩斯坦和格兰特提供了一个模型来解释他们的结果，以强度重要性函数（Intensity Importance Function，IIF）的形式[55]。IIF 建立在语音是在其平均值上波动的一个信号这种观察之上。虽然波动对于可懂度有益，但不同层次的波动并非都一样。IIF 描述了每个层次的波动对总体可懂度的相对贡献。由于语音的低幅值部分通常包含来自语音、波动或混响的衰减，它们不携带太多信息。同样，从定义上讲，峰值相对于语音的其余部分中是突出的，因此不太可能被掩盖。对于谷和峰之间的部分，IIF 达到了它的峰值。伯恩斯坦和格兰特的解释如图 3-4 所示。在两个图形中，钟形曲线表示在语音掩蔽声中显示的语音的 IIF（由斯通等人测量[40]）。信号均方根（Root Mean Square，RMS）在接近 0 分贝的水平时可提供最多的信息，相比而言，距离较远（高于或低于 RMS）的水平对可懂度的贡献较小。在两个图形中，标有 N_{RMS} 的粗线表示添加的噪音的 RMS。如果噪音是连续的，只有轻微的波动，则比此水平更低的语音水平被掩蔽，且对于可懂度来说没有提供任何信息。而当语音水平超过这个水平的时候，就会产生可测量的可懂度。对于在具有负 SNR（顶部图像）噪声中的语音，只有总分布的一小部分未被掩蔽。在 0 分贝的 SNR（下面图像），超过一半的分布未被掩蔽。现在考虑噪声包含主要波动，但仍具有与连续噪声相同的 RMS 的情况。

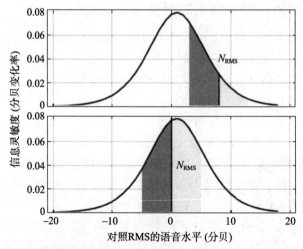

图3-4 对接近 0 分贝的 SNR 的掩蔽释放减少的观察说明。在上下两个图形中，语音的 IIF 示例显示为曲线实线，而连续噪声由标有 N_{RMS} 的垂直线表示。对于具有相同 RMS 的调制噪声，峰值将掩蔽浅灰色区域中的语音信息，而凹陷将释放较深灰色区域中的语音信息掩蔽。在上面的图像中，使用负 SNR 时，未掩蔽的信息多于掩蔽，因此可以观察到正掩蔽释放。在下面的图像中，RMS 为 0 分贝，则观察到相反的现象（参见文献[54]）

偶尔会有噪声峰值阻止在浅灰色区域访问信息，而噪音波谷将揭开某些语音的掩蔽，允许访问灰色区域中的信息。这些相对于连续噪声的波动的好处或其他好处可以看作是在信息中的损失（浅灰色区域曲线下的面积）和增益（中等灰色区域曲线下的面积）之间的权衡。在负 NR（图 3-4 顶部）中，损失远低于增益，因此，相对于连续噪声中波动的噪音，可懂度会提高。随着 SNR 向 0 分贝（下面图形）的增加，损失与增益更加接近，因此波动带来的收益减少。如前所述，为听力受损听者测量的 IIF[40]将峰值置于比正常听力听者稍高的水平[41]。因此，在下面图形中，IIF 甚至可以被替换到听力受损的听者的右边。应该指出的是，奥克森汉姆和西蒙森[53]的 0 分贝 SNR "波谷聆听"观察似乎适用于全带宽未被操纵语音。但是对于操纵的信号来说可能不是这样。例如，克里斯蒂安森（Christiansen）和道[56]在高通滤波语音+噪声中观察到掩蔽释放，其中连续噪声中的 SRT 处于正 SNR。

3.3.7　小结

对于以现实噪声（如鸡尾酒会中的嘈杂）呈现的语音，听者获得的掩蔽释放主要是在噪声产生的调制掩蔽与通过噪声中的频谱–时序的波谷产生的更好的信噪比情况下接近目标语音这二者之间的折中和平衡。因此，可懂度的高低不仅由音频频率域中的 SNR 驱动，还由调制域中的 SNR 驱动。由于可能的实际干扰多种多样，仅依靠频谱差异来预测可懂度的掩蔽模型的适用性是比较有限的。越来越明显的一个情况是，考虑音频频带内部和音频频带之间的调制至关重要。虽然"波谷聆听"的短暂出现允许目标语音在音频频率域中更有利的 SNR 上听到，但它同时意味着调制的出现，也就是说在调制域中某些速率下容易出现比较差的 SNR。当掩蔽声包含最小的波动时，引入波谷并不会提高可懂度，除非调制率非常低。

之前经常出现的在听力受损的听者中很难观察到波谷聆听现象，这很大程度上是实验技术混淆的结果，而不是理解听力受损和其可能的补救方法的"希望之门"。

最后，利用低固有调制产生的掩蔽信号的实验表明，由高斯噪声掩蔽声产生的先前假设的能量掩蔽不是纯粹的，而是另外包含调制掩蔽的高能量分量。

3.4　掩蔽的空间释放

与位于同一位置时相比，当语音和噪声在空间上位于不同的位置时，我们更容易在背景噪音的存在下理解目标语音。这两种情况之间的 SRT 差异称为掩蔽的空间释放（Spatial Release from Masking，SRM）。SRM 本身不能归类为具有能量或信息的特性，但是它所包含"较优耳听觉"和双耳去掩蔽这两个过程可以合理地归类为能量掩蔽释放。SRM 的其他组件包括信息掩蔽的空间释放（第 4 章）以及相互竞争的声音序列的空间分离（第 6 章）。我们对较优耳听觉和双耳去掩蔽的理解和表征已经比较成熟和深刻了，因此本节将重点阐述这些机制，并确定可改进其特性的一些方面。

较优耳听觉和双耳去掩蔽与声音来自同一侧时产生的耳间差异有关，也即耳间强度差（ILD）和耳间时间差（ITD）。尽管 ILD 和 ITD 的线索可以用于定位声源，但掩蔽释放的参与似乎并不是声源定位的必要条件[57]。声源定位和去掩蔽似乎完全通过不同的机制独立进行运作。

通过实验的方法可以分离出较优耳听觉和双耳去掩蔽。在一种方法中，对刺激进行处理，以去除 ILD 或 ITD 并分离剩余的部分[58]。在另一种方法中，首先我们假设可以通过仅向一只耳朵提供信号及噪声刺激来分离出较优耳听觉效果，从而通过双耳来进行去掩蔽的效果也可以通过与正常双耳使用情况之间的 SRT 上差异来进行验证[59]。后一种技术具有很强的一个理论假设，即较优耳听觉效应和双耳去掩蔽的效果是会累加的。基于 ILD/ITD 去除技术的研究都表明，这种效应并不完全是累加的，但假设这种可加性的模型在再现数据的整体模式方面相当成功（例如文献[60]）。

3.4.1　较优耳听觉

当目标和干扰声音的空间位置上的差异导致每个耳朵的信噪比不同时，就会发生较优耳听觉。双耳间的 SNR 差异产生于头部对目标和干扰信号的声级的影响。首先，考虑目标声音在头部的一侧而干扰声音在另外一侧的情况。在目标侧的耳部，目标信号的电平会因头部声音的反射而有所增强，而干扰声音则因头部的"遮挡"而衰减，这两种效果结合在一起，就增加了 SNR。相反，干扰声音一侧的耳朵也因为此机制而产生了恶化的 SNR。如果听者能够利用在更佳的一侧耳朵上改进的 SNR，而不受另外一侧耳朵恶化的 SNR 的影响，则能量掩蔽的释放就会发生。从某种意义上说，在听觉信号进入听觉系统之前，已经发生了较优耳听觉，因为改进的 SNR 已经存在于耳朵上。虽然较优耳听觉可能看起来是 SRM 的一个微不足道的案例，但关于更高级别的进程如何利用耳朵之间的 SNR 差异，仍然存在一些问题。

当语音和噪音在空间中处于不同位置时，SNR 总是在一只耳朵处改善，但通常会在另一只耳朵处恶化。在这个过程中，似乎较差的 SNR 的一侧的耳朵也不会损害语音理解。相反，比起单声道的输入信号，双耳信号总是能够改善信号检测和识别方面的性能。因此，问题就在于大脑如何选择合适的耳朵。对于这个过程，存在几种可能性。大脑可以选择具有更好 SNR 的耳朵，在这种情况下，必须回答如何识别哪个耳朵的问题。或者，它可以利用感知的声音的偏侧化来确定目标声源位于头部的哪一侧。有一些有趣的空间配置，其中这两种策略将导致听者使用不同的耳朵，并且这些配置可用于区分这些可能性。不论掩蔽声音的强度如何，大脑也可能选择目标声源最强烈的耳朵。最后，可能没有以上所述的这种选择过程，但两个耳朵的信息可能总是可以独立收集，然后整合。具有较差的 SNR 的一侧耳朵提供了"复眼"，增加了两只耳朵提供的总信息。

有证据表明，听者确实将独立收集的信息在双耳间进行了整合。当两个耳朵接受相同的刺激时，有时在检测或识别噪声信号（例如文献[58]）时，有一个可衡量的优势，称为"求和"，但它并不总是被观察到（例如文献[59]）。在这种效果之外，当信号被每个耳朵的独立噪声掩蔽时，双耳始终能带来益处。后一种现象也归因于听觉系统获得了"复眼"，但就双耳去掩蔽机制而言，其他解释也是可能的。这些观察表明，可以在两个耳朵收集不同的信息，但也涉及某种选择过程。

科林（Culling）和曼塞尔（Mansell）[61]通过在重复循环中使更好的耳朵在两侧来回切换，测试了某种选择过程能够在多快适应不断变化的环境。这种情况在不同空间位置存在多个独立波动干扰器的情况下会经常发生。他们发现，SRT 严重依赖于这一切换速率。因为可用的信息不是随着时间的函数而改变的，而到底是哪一侧的耳朵提供了更多信息却会随着时间反复变化，因此这些结果表明存在选择机制，但它相当"缓慢"。它只有在达到一定的速率要求之后才能够在双耳间进行切换。

关于较优耳听觉的第二个问题与跨频率的信息整合有关。当声音在头部及其附加结构（如耳廓）周围衍射时，其表面存在一种复杂的、频率相关的建设性和破坏性干扰模式。此模式随声源相对于头部的方位角（Azimuth）和仰角（Elevation）而变化。因此，虽然头影效应的影响往往随着频率和声源方位角的增加而增加，但这些趋势变化不稳定。这些频率和位置依赖性变化提高了一种可能性，即一个频率的更好一侧的耳朵可能不是另一个频率的更好一侧。如图 3-5 所示，对于语音目标声源为 80°方位角而语音型掩蔽声源在 40°方位角的场景，两个耳朵的相对 SNR 作为频率的函数在偏左或偏右之间切换多次。这种情况并不少见。当目标和掩蔽声位于头部同一侧的不同位置时，它往往会发生。混响也会产生这种影响。因此，人们可以有这样的疑问：选择更好的耳朵听力的过程是否是在所有频率上都选择该耳朵，或者是否有某些"通道内"过程被应用，从而每个频率通道中的处理是独立的，在不同的频率通道中选择不同的耳朵。

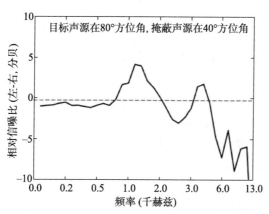

图 3-5　左耳与右耳间随频率变化的长期平均信噪比函数，此时目标声源在 80°方位角，而语音型噪声掩蔽声源在 40°方位角处

埃德蒙兹（Edmonds）和科林（Culling）[62]研究了双耳系统是否能够在不同的频段内使用不同的更好的耳朵。他们利用两个男性说话者的语音作为目标对象和掩蔽信号，将目标语

音的频谱和掩蔽语音的频谱在三个不同的频率中分离，并将产生的频段分布到不同的耳朵上。在三个单独的条件下，目标和掩蔽语音带要么被定向到同一个耳朵，一致地指向不同的耳朵；要么发生"交换"，即目标语音的低频率在一只耳朵，高频率在另一个耳朵，对于掩蔽语音的情况反之亦然。交换条件下的 SRT 介于其他两个条件之间的 SRT 中间，表明听觉系统无法收集到交换条件下所有的可用信息。第二个实验表明，如果两个语音源仅在两个频率区域之一被定向到不同的耳朵，而在另一个频率区域的同一个耳朵上发生混合，则来自交换条件的 SRT 总是与这些条件之一匹配。这一结果表明，听者在所有频率上都从同一个耳朵中选择信息。他们似乎能够去选择最优的一侧耳朵，但不能在不同频率上选择不同的耳朵。未来对噪声干扰器的进一步实验应阐明此结果是否适合干扰噪声，而不是仅仅是目标语音。

3.4.2 双耳去掩蔽

当目标信号和掩蔽信号的耳间相位彼此不同时，则会发生双耳去掩蔽。当从声源位置到每个耳朵的路径长度存在差异时，ITD 引入每个源的耳间相位。如果两个声源位于同一位置，则它们的耳间相位差将相同。但是，如果它们在空间上是分开的，则每个耳朵的路径长度差异对于每个声源的各自位置将是不同的。在赫什（Hirsh）[22]的纯音检测中首次观察到可以用这些耳间差异的处理以改善信号检测的性能，在一只耳朵上，他使用简单的方法来反转音调信号或掩蔽噪声的波形（180°相移）。这一观察迅速被使用类似技术扩展到目标语音上[23]。对于宽带噪声中的音调检测，当两个声源在耳间相位不同时，MDT 降低的程度达到 15 分贝。MDT 的改善被称为双耳掩蔽级差（Binaural Masking Level Difference，BMLD）。任何频率下的最大 BMLD 发生在两只耳朵（双色）的噪声相同且信号具有 180°（π 弧度）相位差时。这种情况在文献中通常称为 N_0S_π。更为重要的是，N_0S_π 在测量语音信号的可懂度时也是最佳配置[63]，尽管这种刺激完全是人为的并且可以仅使用耳机呈现来创建。因此，相对耳间相位决定了这些效应，而不是相对的 ITD。

双耳去掩蔽显然涉及大脑的某种加工。当然，问题在于这个加工到底是什么，但这个问题在其他地方已经得到了广泛的讨论[64-65]。就目前而言，应该注意到均衡–消除（Equalization-Cancellation，E-C）理论[6,66-67]）似乎提供了一个足够充分的框架，以说明双耳去掩蔽的主要影响，并且一直深得那些试图揭示语音去掩蔽的科研人员的肯定（例如文献[68]）。根据 E-C 理论，两个耳朵的刺激在每个频率通道内集中比较，在内部延迟和缩放，这样使得两个耳朵上的掩蔽波形在时间和幅度（均衡）上得到最佳对齐，然后两个波形各自从另一个波形中减去（消除）。如果同一通道中存在不同耳间相位/延迟的信号，则其部分能量将在此过程中保留，而噪声的能量将在很大程度上被移除。根据 E-C 理论，耳间相（0 与 π）中的 π-弧度差会产生最大程度的去掩蔽，因为它最大化了信号的残留。

由于均衡过程涉及内部延迟的确定，因此可以询问 E-C 过程是否需要跨频率的一致的耳间差异，或者它是否在通道内部运行。与较优耳听觉的发现相比（似乎要求 SNR 在所有频率上都在同一侧耳朵上更好)，似乎双耳去掩蔽不需要噪声 ITD 中频率之间的任何一致性。这方面的最早证据来自最初的对双耳去掩蔽语音的研究。利克利德[23]发现了 N_0S_π 条件，其中噪声相对于另一个耳朵反转，该情况下产生了强烈的掩蔽释放的语音，尽管事实上噪声的相位反转要求每个频率通道具有不同的均衡延迟。此外，埃德蒙兹（Edmonds）和科林（Culling）[62]测量了由噪声或竞争声音掩盖的目标语音的 SRT。在任何一种情况下，将不同的 ITD 应用于掩蔽声的低频和高频频带以及目标语音对 SRT 没有不利影响。特别是，无论两个语音频段是否具有相同的 ITD 且掩蔽声具有不同的 ITD，或者掩蔽声的低频是否与目标语音的高频共享相同的 ITD，他们发现 SRT 都是相同的，反之亦然。这些数据表明，决定去掩蔽程度的因素是每个频率通道内的耳间相位的差异，而不是不同频率频道中相位/ITD 之间的关系。

3.4.3　"迟钝"的问题

一些研究表明，双耳系统很难快速适应刺激信号的配置方面的变化。这种对变化信号的反应迟缓现象与双耳系统用于检测 ITD[69]的极高时间精度（几十微秒）形成鲜明对比。在双耳去掩蔽的情形中，格兰瑟姆（Grantham）和怀特曼（Wightman）[70]发现，与具有正弦变化的耳间相关性的掩蔽信号相比，一段纯音调的 MDT 随着调制频率的增加而急剧增加，双耳去掩蔽的效果在仅 2 赫兹的调制速率下几乎被消除。考虑这种"迟缓"的一种方法是假设双耳系统所表现出的非常高的时间精度需要长时间的集成时间来收集足够的信息。这个长时间的集成时间大约有 100 毫秒，被称为"双耳时间窗"[71]。这种粗糙的时间分辨率提出了双耳系统如何从噪声中恢复语音的问题。

如果双耳去掩蔽可以揭示的噪声中信号的信息的最短时间间隔为 100 毫秒，则在此期间信号强度的任何调制都将在该过程的输出环节发生时序上的模糊。因为语音的时间调制对可懂度是至关重要的[81]，这种模糊可能会削弱双耳过程促进可懂度的能力。科林（Culling）和科尔伯恩（Colburn）[72]研究了这个问题。他们首先在噪声中使用非语音刺激（重复的琵琶音），以测试双耳迟钝的干扰对于复杂声音频谱各种模式的区分。随着重复音调的减少，听者能够分辨的阈值上升的幅度也有所不同。当这些信号在 N_0S_π 配置中呈现时，阈值上升的幅度较小。在二者都是双向呈现时（即所谓的 N_0S_0），阈值上升的幅度较大。但是这些条件之间的差异随着琵琶音重复率的增加而缩小，这表明这种"迟缓"会影响到目标信号的频谱的时序上的表征。然后，他们进行了类似的实验，利用数字信号处理技术控制语音的调制速率来提高语音速率。他们发现，在原始语音速率下双耳去掩蔽具有强大的益处，但随着语音速率提高到原始说话速率的两倍，这种去掩蔽的益处再次缩小。因此，虽然迟钝可以限制 SRM，但双耳系统的反应能力足以显著改善正常速率下语音的可懂度。

3.4.4　掩蔽的空间释放模型

能量掩蔽的空间释放已经被充分地了解了，同时一些非常有效的预测模型也已经开发出来。来自贝特尔曼（Beutelmann）等人[68]、杰尔夫（Jelfs）等人[60]和万（Wan）等人[73]的模型都采用 E-C 理论，并在无回声和混响的条件下对 SRM 进行很好的预测。

3.4.5   小结

掩蔽空间的释放是能量掩蔽释放中被理解得最透彻的过程。其中有两种主要的子过程（较优耳听觉和双耳去掩蔽）已经得到充分的探索，并且也已经被用来开发准确的预测模型。然而，对于这些机制的工作情况，仍有一些悬而未决的问题，这些机制在某些情况下可以改进这些模型的预测。模型需要能够预测它们所依赖的耳间差异中频率和时间变化的影响。它们还需要反映听者将以相同方式呈现在两只耳朵上的信息整合起来的能力（"求和"）。

3.5   其他机制

在能量掩蔽的释放中，还有其他一些潜在的机制在起作用。这些机制造成的现象在解释上有些含糊不清。它们可被解释为反映听觉分组和场景分析的过程，但也可以被解释为由于较简单的机制的运作而产生。

3.5.1   频率调制对突出效果的影响

麦克亚当斯（McAdams）[74]证明了声乐颤音对几个声音的突出作用。当三个合成元音同时呈现给参与者时，他们对不同元音的"突出"的评分取决于 F0 的正弦调制是否应用于该元音。应用颤音时，该元音的所有单个频率分量一起上下移动。这种效果的一种解释是，F0 中的调制允许该元音的不同频率分量比具有静态 F0 的元音的元音组合更强烈。因此，调制元音从静态元音的背景中被突出了出来。这种解释与视觉系统进行类比，视觉系统显然能够将共享共同运动轨迹的视觉元素组合在一起，从而能够检测和识别移动形式。

科林和萨默菲尔德[75]通过创建频率分量独立移动的元音来测试这种解释；所有频率分量共享一个共同的频率调制速率，但它们的调制阶段是随机的，以产生非相干调制。这种操纵的不良后果是这些元音很快变得不和谐。为了避免这些元音与相干调制或静态元音之间的谐度差异，所有类型的元音都是非谐的，具有随机偏移的频率分量。之后，研究人员测量了听者在被干扰元音掩盖时识别不同元音的能力。已经证实的是，当干扰元音未被调制时，目标元音的调制使识别元音（而不是仅使它们更突出）变得更容易。然而，无论频率分量的调制是相干还是非相干，都能观察到元音识别的改善，这表明频率分量的共同运动不是影响因素。

科林和萨默菲尔德得出的结论是，大脑必须拥有一些检测频率移动的低级机制。例如，一直在移动的频率分量可能比稳定的频率分量更不易于适应。或者，可以存在检测频率移动而不管其相干性的中心机制。掩蔽元音的调制不会降低听者识别未调制的目标元音的能力，这支持了"运动–探测"的解释。如果适应性起作用，调制的掩蔽将接管听觉神经上的表示，使其成为更有效的掩蔽。事实上，这一情况并没有发生，这就表明调制后的元音在听觉神经之后进入了一个单独的加工通道。

3.5.2　起始时间差异与适应的潜在作用

如果一个声音在另一个声音之前开始，那么这两个声音会被认为是独立的，且各自具有个体特征，但如果它们同时开始，则它们可能被整合到单个声音感知流中。在鸡尾酒会上，这将意味着具有与目标语音不同的时间包络的掩蔽物，例如竞争声音，将更少地干扰来自目标语音的声音的识别。这种现象通常归因于感知分组/分离过程，通过该过程，在不同时间开始的并发声音将被解析为两个，可能通过一些频谱减法操作，从混合声音频谱中的各个频率内容中减去第一声音的频率内容。然而，简单的适应（外围或更集中）可以具有类似的效果，因为它减少了最近被刺激的频率处的神经反应，从而强调了新添加的声音的表示。

在一次经典的演示中，达尔文[74]用与元音的一个谐波分量相同的频率操纵了添加到合成元音的音调的开始时间。如果音调的开始时间在元音开始之前，则在元音的整个持续时间内将听到该单个分量作为单独的声音，但是如果音调与元音同时开始，则不会听到单独的声音。然而，达尔文不是依赖于这些感知印象，而是寻找客观证据，证明当它的起始是异步时，音调没有被整合到元音中。他证明异步发生导致了被感知到的元音的变化，并且这种变化与从元音感知中排除的音调一致。

达尔文考虑了这种效应是否可能是外周适应的简单效应，其中音调的持续时间越长意味着对该音调频率的神经反应在元音开始时减少，产生的效果有点类似于谱减法。虽然不能排除这种适应的贡献，但他注意到异步偏移对元音的确认有类似但不太强大的影响，并且"俘获音"与音调的开端部分同步播放，减少了对元音的影响[76]。这种操纵的想法是，捕获者的音调必须为音调的开端部分提供另一种感知组，将其形成为与元音分开的感知客体，而它对音调频率的适应不会产生任何影响。

罗伯茨（Roberts）和福尔摩斯（Holmes）[77-78]重新审视了这种捕获效应。他们发现，捕获者音调的效果既不取决于与增加音调的开端部分的时间同步，也不取决于两者之间的任何谐波关系。根据关于分组的想法，捕获的强度应该取决于这两个属性。然而相反，他们发现，添加的音调会减少元音中该频率（添加的音调的频率）的表现，这种捕获效果看起来更加符合一种对添加音调的适应性和"捕捉者"对添加音调的抑制效果的组合。尽管这些结果提供了对起始异步效应的更简单的解释，但是不能通过适应来解释偏移异步（其中音调在元音之后结束）的影响。因此，似乎由不同的神经处理水平作为媒介的效应可以导致相同的现象。

3.6　总结

本章讨论了相对较低级别的过程，这些过程可以作用于掩蔽信号以降低其干扰语音感知的程度。似乎可以通过某种形式的谐波消除机制来抑制周期性掩蔽。可以通过在其能级中进行"波谷聆听"来回避强调制的掩蔽，尽管其调制也可能干扰对语音固有的调制的检测。位于与目标语音不同方向的掩蔽可以通过以较优耳听觉来避开，并且通过耳间消除机制显著减少。除了这些影响之外，我们还看到低级过程也会导致一些与感知分组/分离相关的现象、颤音的突出性以及起始时间差异的分离效应。

同时，很明显，即使对于耳朵听力较为简单的机制，也必须涉及更高级别的过程来选择和组合这些机制分离出来的信号。因此，高级别与低级别的区别是相当不可行的。音频分析、调制频率分析、压缩、自适应、抑制、消除、干扰、分离、分组和流传输的过程可以同时对单个听觉事件做出贡献。因此，可以说，掩蔽现象的讨论更应该就个体听觉过程及其复杂的相互作用而言，而不是仅仅出现在相当宽泛的能量掩蔽和信息掩蔽的粗糙框架中。

参考文献

[1] ANSI. (2013). ANSI S1.1-2013. Acoustical terminology. Washington, DC: American National Standard Institute.

[2] Hawkins, J. E., & Stevens, S. S. (1950). The masking of pure tones and of speech by white noise. The Journal of the Acoustical Society of America, 22, 6–13.

[3] Bee, M. A., & Micheyl, C. (2008). The cocktail party problem: What is it? How can it be solved? And why should animal behaviorists study it? Journal of Comparative Psychology, 122, 235–251.

[4] Egan, J., Carterette, E., & Thwing, E. (1954). Factors affecting multichannel listening. The Journal of the Acoustical Society of America, 26, 774–782.

[5] Brungart, D. S. (2001). Informational and energetic masking effects in the perception of two simultaneous talkers. The Journal of the Acoustical Society of America, 109, 1101–1109.

[6] Durlach, N. I. (1963). Equalization and cancellation theory of binaural masking-level differences. The Journal of the Acoustical Society of America, 35, 416–426

[7] Miller, G. A. (1947). The masking of speech. Psychological Bulletin, 44, 105–129.

[8] ANSI. (1997). ANSI S3.5-1997. Methods for the calculation of the speech intelligibility index. Washington, DC: American National Standards Institute.

[9] French, N. R., & Steinberg, J. C. (1947). Factors governing the intelligibility of speech sounds. The Journal of the Acoustical Society of America, 19, 90–119.

[10] Durlach, N. (2006). Auditory masking: Need for improved conceptual structure. The Journal of the Acoustical Society of America, 120, 1787–1790.

[11] Hirsh, I. J. (1948). The influence of interaural phase on interaural summation and inhibition. The Journal of the Acoustical Society of America, 20, 536–544.

[12] Bregman, A. S. (1990). Auditory scene analysis. Cambridge, MA: MIT Press

[13] Brokx, J. P., & Nooteboom, S. G. (1982). Intonation and the perceptual separation of simultaneous voices. Journal of Phonetics, 10, 23–36.

[14] Scheffers, T. M. (1983). Sifting vowels: Auditory pitch analysis and sound segregation. Doctoral thesis, University of Groningen.

[15] Klatt, H. (1980). Software for a cascade/parallel formant synthesizer. The Journal of the Acoustical Society of America, 67, 971–995.

[16] Fletcher, H. (1930). A space-time pattern theory of hearing. The Journal of the Acoustical Society of America, 1, 311–343.

[17] Assmann, P. F., & Summerfield, Q. (1990). Modeling the perception of concurrent vowels: Vowels with different fundamental frequencies. The Journal of the Acoustical Society of America, 88, 680–697.

[18] Meddis, R., & Hewitt, M. J. (1991). Virtual pitch and phase sensitivity of a computer model of the auditory periphery. I: Pitch identification. The Journal of the Acoustical Society of America, 89, 2866–2882.

[19] Meddis, R., & Hewitt, M. J. (1992). Modeling the identification of concurrent vowels with different fundamental frequencies. The Journal of the Acoustical Society of America, 91, 233–245.

[20] de Cheveigné, A., McAdams, S., Laroche, J., & Rosenberg, M. (1995). Identification of concurrent harmonic and inharmonic vowels: A test of Theory of harmonic cancellation and enhancement. The Journal of the Acoustical Society of America, 97, 3736–3748.

[21] Culling, J. F., & Darwin, C. J. (1993). Perceptual separation of simultaneous vowels: Within and across-formant grouping by F0. The Journal of the Acoustical Society of America, 93, 3454–3467.

[22] Bird, J., & Darwin, C. J. (1998). Effects of a difference in fundamental frequency in separating two sources. In A. R. Palmer, A. Rees, A. Q. Summerfield, & R. Meddis (Eds.), Psychophysical and physiological advances in hearing. London: Whurr.

[23] Summerfield, Q., & Assmann, P. F. (1991). Perception of concurrent vowels: Effects of harmonic misalignment and pitch-period asynchrony. The Journal of the Acoustical Society of America, 89, 1364–1377.

[24] Culling, J. F., & Darwin, C. J. (1994). Perceptual and computational separation of simultaneous vowels: Cues arising from low-frequency beating. The Journal of the Acoustical Society of America, 95, 1559–1569.

[25] Assmann, P. F., & Summerfield, Q. (1994). The contribution of waveform interactions to the perception of concurrent vowels. The Journal of the Acoustical Society of America, 95, 471–484.

[26] Summers, V., & Leek, M. R. (1998). Masking of tones and speech by Schroeder-phase harmonic complexes in normally hearing and hearing-impaired listeners. Hearing Research, 118, 139–150.

[27] Schroeder, M. R. (1970). Synthesis of low-peak-factor signals and binary sequences with low autocorrelation. IEEE Transactions on Information Theory, 16, 85–89.

[28] Deroche, M. L. D., Culling, J. F., & Chatterjee, M. (2013). Phase effects in masking by harmonic complexes: Speech recognition. Hearing Research, 306, 54–62.

[29] de Cheveigné, A. (1998). Cancellation model of pitch perception. The Journal of the Acoustical Society of America, 103, 1261–1271.

[30] Deroche, M. L. D., Culling, J. F., Chatterjee, M., & Limb, C. J. (2014). Speech recognition against harmonic and inharmonic complexes: Spectral dips and periodicity. The Journal of the Acoustical Society of America, 135, 2873–2884.

[31] Deroche, M. L. D., & Culling, J. F. (2011a). Voice segregation by difference in fundamental frequency: Evidence for harmonic cancellation. The Journal of the Acoustical Society of America, 130, 2855–2865.

[32] Deroche, M. L. D., & Culling, J. F. (2011b). Narrow noise band detection in a complex masker: Masking level difference due to harmonicity. Hearing Research, 282, 225–235.

[33] Miller, G. A. (1947). The masking of speech. Psychological Bulletin, 44, 105–129.

[34] Miller, G. A., & Licklider, J. C. R. (1950). The intelligibility of interrupted speech. The Journal of the

Acoustical Society of America, 22, 167–173.

[35] de Laat, J. A. P. M., & Plomp, R. (1983). The reception threshold of interrupted speech for hearing-impaired listeners. In R. Klinke & R. Hartmann (Eds.), Hearing—Physiological bases and psychophysics (pp. 359–363). Berlin, Heidelberg: Springer.

[36] Plomp, R. (1983). The role of modulation in hearing. In R. Klinke & R. Hartmann (Eds.), Hearing—Physiological bases and psychophysics (pp. 270–276). Heidelberg: Springer.

[37] Festen, J., & Plomp, R. (1990). Effects of fluctuating noise and interfering speech on the speech-reception threshold for impaired and normal hearing. The Journal of the Acoustical Society of America, 88, 1725–1736.

[38] Howard-Jones, P. A., & Rosen, S. (1993). Uncomodulated glimpsing in 'checkerboard' noise. The Journal of the Acoustical Society of America, 93, 2915–2922.

[39] Rhebergen, K. S., & Versfeld, N. J. (2005). A Speech Intelligibility Index-based approach to predict the speech reception threshold for sentences in fluctuating noise for normal-hearing listeners. The Journal of the Acoustical Society of America, 117, 2181–2192.

[40] Stone, M. A., Anton, K., & Moore, B. C. J. (2012). Use of high-rate envelope speech cues and their perceptually relevant dynamic range for the hearing impaired. The Journal of the Acoustical Society of America, 132,

[41] Stone, M. A., Füllgrabe, C., & Moore, B. C. J. (2010). Relative contribution to speech intelligibility of different envelope modulation rates within the speech dynamic range. The Journal of the Acoustical Society of America, 128, 2127–2137.

[42] Buus, S. (1985). Release from masking caused by envelope fluctuations. The Journal of the Acoustical Society of America, 78, 1958–1965

[43] Kwon, B. J., & Turner, C. W. (2001). Consonant identification under maskers with sinusoidal modulation: Masking release or modulation interference? The Journal of the Acoustical Society of America, 110, 1130–1140.

[44] Pumplin, J. (1985). Low-noise noise. The Journal of the Acoustical Society of America, 78, 100–104.

[45] Hartmann, W. M., & Pumplin, J. (1988). Noise power fluctuations and the masking of sine signals. The Journal of the Acoustical Society of America, 83, 2277–2289.

[46] Kohlrausch, A., Fassel, R., van der Heijden, M., Kortekaas, R., et al. (1997). Detection of tones in low-noise noise: Further evidence for the role of envelope fluctuations. Acta Acustica united with Acustica, 83, 659–669.

[47] Hilkhuysen, G., & Machery, O. (2014). Optimizing pulse-spreading harmonic complexes to minimize intrinsic modulations after cochlear filtering. The Journal of the Acoustical Society of America, 136, 1281–1294.

[48] Stone, M. A., & Moore, B. C. J. (2014). On the near non-existence of "pure" energetic masking release for speech. The Journal of the Acoustical Society of America, 135, 1967–1977.

[49] Glasberg, B. R., & Moore, B. C. (1990). Derivation of auditory filter shapes from notched-noise data. Hearing Research, 47, 103–138.

[50] Jørgensen, S., & Dau, T. (2011). Predicting speech intelligibility based on the signal-to-noise envelope power ratio after modulation-frequency selective processing. The Journal of the Acoustical Society of America, 130, 1475–1487.

[51] Jørgensen, S., Ewert, S. D., & Dau, T. (2013). A multi-resolution envelope-power based model for speech

intelligibility. The Journal of the Acoustical Society of America, 134, 436–446.

[52] Nelson, P., Jin, S.-H., Carney, A. E., & Nelson, D. A. (2003). Understanding speech in modulated interference: Cochlear implant users and normal-hearing listeners. The Journal of the Acoustical Society of America, 113, 961–968.

[53] Oxenham, A., & Simonson, A. M. (2009). Masking release for low- and high-pass-filtered speech in the presence of noise and single-talker interference. The Journal of the Acoustical Society of America, 125, 457–468.

[54] Bernstein, J. G. W., & Grant, K. W. (2009). Auditory and auditory-visual speech intelligibility in fluctuating maskers for normal-hearing and hearing-impaired listeners. The Journal of the Acoustical Society of America, 125, 3358–3372.

[55] Studebaker, G. A., & Sherbecoe, R. L. (2002). Intensity-importance functions for bandlimited monosyllabic words. The Journal of the Acoustical Society of America, 111, 1422–1436.

[56] Christiansen, C., & Dau, T. (2012). Relationship between masking release in fluctuating maskers and speech reception thresholds in stationary noise. The Journal of the Acoustical Society of America, 132, 1655–1666.

[57] Edmonds, B. A., & Culling, J. F. (2005). The spatial unmasking of speech: Evidence for within-channel processing of interaural time delay. The Journal of the Acoustical Society of America, 117, 3069–3078.

[58] Bronkhorst, A. W., & Plomp, R. (1988). The effect of head-induced interaural time and level differences on speech intelligibility in noise. The Journal of the Acoustical Society of America, 83, 1508–1516.

[59] Hawley, M. L., Litovsky, R. Y., & Culling, J. F. (2004). The benefit of binaural hearing in a cocktail party: Effect of location and type of interferer. The Journal of the Acoustical Society of America, 115, 833–843.

[60] Jelfs, S., Culling, J. F., & Lavandier, M. (2011). Revision and validation of a binaural model for speech intelligibility in noise. Hearing Research, 275, 96–104.

[61] Culling, J. F., & Mansell, E. R. (2013). Speech intelligibility among modulated and spatially distributed noise sources. The Journal of the Acoustical Society of America, 133, 2254–2261.

[62] Edmonds, B. A., & Culling, J. F. (2005). The spatial unmasking of speech: Evidence for within-channel processing of interaural time delay. The Journal of the Acoustical Society of America, 117, 3069–3078.

[63] Schubert, E. D. (1956). Some preliminary experiments on binaural time delay and intelligibility. The Journal of the Acoustical Society of America, 28, 895–901.

[64] Colburn, H. S., & Durlach, N. I. (1978). Models of binaural interaction. In E. C. Carterette (Ed.), Handbook of perception (Vol. IV, pp. 467–518). New York: Academic Press

[65] Colburn, H. S. (1996). Computational models of binaural processing. In H. L. Hawkins, T. A. McMullen, A. N. Popper, & R. R. Fay (Eds.), Auditory computation (pp. 332–400). New York: Springer.

[66] Durlach, N. I. (1972). Binaural signal detection: Equalization and cancellation theory. In J. V. Tobias (Ed.), Foundations of modern auditory theory (Vol. II, p. 365462). New York: Academic Press.

[67] Culling, J. F. (2007). Evidence specifically favoring the equalization-cancellation theory of binaural unmasking. The Journal of the Acoustical Society of America, 122(5), 2803–2813.

[68] Beutelmann, R., Brand, T., & Kollmeier, B. (2010). Revision, extension, and evaluation of a binaural speech intelligibility model. The Journal of the Acoustical Society of America, 127, 2479–2497.

[69] Klumpp, R. G., & Eady, H. R. (1956). Some measurements of interaural time difference thresholds. The Journal of the Acoustical Society of America, 28, 859–860.

[70] Grantham, D. W., & Wightman, F. L. (1979). Detectability of a pulsed tone in the presence of a masker with time-varying interaural correlation. The Journal of the Acoustical Society of America, 65, 1509–1517.

[71] Culling, J. F., & Summerfield, Q. (1998). Measurements of the binaural temporal window. The Journal of the Acoustical Society of America, 103, 3540–3553.

[72] Culling, J. F., & Colburn, H. S. (2000). Binaural sluggishness in the perception of tone sequences. The Journal of the Acoustical Society of America, 107, 517–527.

[73] Wan, R., Durlach, N. I., & Colburn, H. S. (2014). Application of a short-time version of the equalization–cancellation model to speech intelligibility experiments with speech maskers. The Journal of the Acoustical Society of America, 136, 768–776.

[74] McAdams, S. (1989). Segregation of concurrent sounds. I: Effects of frequency modulation coherence. The Journal of the Acoustical Society of America, 86, 2148–2159.

[75] Culling, J. F., & Summerfield, Q. (1995). The role of frequency modulation in the perceptual segregation of concurrent vowels. The Journal of the Acoustical Society of America, 98, 837–846.

[76] Darwin, C. J., & Sutherland, N. S. (1984). Grouping frequency components of vowels: When is a harmonic not a harmonic? Quarterly Journal of Experimental Psychology, 36A, 193–208.

[77] Roberts, B., & Holmes, S. D. (2006). Asynchrony and the grouping of vowel components: Captor tones revisited. The Journal of the Acoustical Society of America, 119, 2905–2918.

[78] Holmes, S. D., & Roberts, B. (2011). The influence of adaptation and inhibition on the effects of onset asynchrony on auditory grouping. Journal of Experimental Psychology. Human Perception and Performance, 37, 1988–2000.

[79] Assmann, P. F., & Paschall, D. D. (1998). Pitches of concurrent vowels. The Journal of the Acoustical Society of America, 103, 1150–1160.

[80] Kohlrausch, A., & Sander, A. (1995). Phase effects in masking related to dispersion in the inner ear. II. Masking period patterns of short targets. The Journal of the Acoustical Society of America, 97, 1817–1829.

[81] Houtgast, T., & Steeneken, H. J. M. (1985). A review of the MTF concept in room acoustics and its use for estimating speech intelligibility in auditoria. The Journal of the Acoustical Society of America, 77, 1069–1077.

第 **4** 章

语音识别中的信息掩蔽

杰拉尔德·基德·Jr.（Gerald Kidd Jr.）

H. 史蒂文·科尔伯恩（H. Steven Colburn）

摘要："鸡尾酒会问题"的解决依赖于在多个说话人中分离、选择和理解一个特定说话人的信息。本章回顾了混叠语音掩蔽的研究历史，重点介绍了影响该理论发展的主要观点。早期的研究主要集中在声音在时频域重叠的影响以及与之相伴的对听觉神经系统表征的影响，并将其作为掩蔽的主要原因（称为能量掩蔽）。然而，有一些早期的迹象表明注意力、记忆和语言处理等中心因素发挥着关键作用，这些也在后来的研究中得到证实和深入研究。与这些因素相关的研究难点被归为一类，称为信息掩蔽。由于实验方法的影响，特别是在混叠语音掩蔽实验中指定目标声源的方法，被认为是造成该研究领域历史上的发现和结论存在差异的原因之一。虽然应用于混叠语音掩蔽的信息掩蔽建模还没有很大的发展，长时间对于在能量掩蔽的基础上建模双耳模型的研究，已经使双耳模型在鸡尾酒会问题中得到了应用。这些模型可以预测一些（但不是所有）有助于解决这个问题的因素。本章简要回顾其中一些模型及其固有的局限性。

关键词：不利的听觉条件（Adverse Listening Condition），听觉掩蔽（Auditory Masking），听觉场景分析（Auditory Scene Analysis），双耳模型（Binaural Model），鸡尾酒会问题（Cocktail Party Problem），能量掩蔽（Energetic Masking），信息掩蔽（Informational Masking），语音理解（Speech Comprehension），含噪语音（Speech in Noise），语音感知（Speech Perception）

4.1 引言

在听觉的所有重要用途中，人类在日常生活中可能最依赖于选择性地关注多个说话人同时说话场景中的一个说话人，并跟随该谈话参与者之间的交流。这种能力是进行广泛的典型社会交往的基础，而且，至少对听力正常的人来说，通常能相当轻松地完成（可参见文献[1-3]）。其实人们早就认识到，这些都是高度复杂的任务。这些任务必须通过耳朵和大脑（在许多情况下，还有眼睛）的协调行动来解决。在多说话人混合或多种声音混合的场景中提取一个说话人的语音流，这依赖于对不同声源进行感知上的分离，选择一个声源来集中注意力，然后识别和理解从所选择的声源发出的信息流。这些任务通常要求听者在一定程度上保持注意力的协调，能够关注到主要注意力焦点之外的事物，以防注意力需要重新定向。听者希望接收到的声音（目标语音）常常在时间和频率上与竞争的声音（掩蔽语音）重叠，从而导致所谓的"能量掩蔽"。然而，即使在没有频谱或时间重叠的情况下，许多其他因素也可能限制目标的语音识别性能。这些因素被广泛地归类为"信息掩蔽"。

本章介绍并对比了混叠语音掩蔽中能量掩蔽和信息掩蔽的作用。本章内容共分三节。首先，回顾了之前关于混叠语音和其他声音掩蔽的研究，试图解释这些主要理论是如何发展的以及它们所依据的证据。其次，讨论了测量混叠语音掩蔽所涉及的问题，并重点讨论了能量掩蔽和信息掩蔽之间的区别。最后，讨论了处理掩蔽的一些模型，特别是利用空间信息的双耳模型以及它们是如何被应用于混叠语音的掩蔽。

4.2 混叠语音掩蔽案例的研究历史

乔治·A. 米勒（George A. Miller）在他那篇描述语音掩蔽的开创性文章[4]中写道："隐藏树叶最好的地方是在森林里，而隐藏声音最好的地方大概是在其他声音中。"（第118页）虽然他在文章中得出结论，语音被其他语音屏蔽在很大程度上是时间和频率上能量重叠的结果，但这个类比说明了语音掩蔽实验设计中的一个基本问题：当声场包含许多不同但相似的声源时，我们如何询问一个特定的声源是否存在，或者这个特定的声源传递了什么信息？在包含多个说话人同时说话的典型交流场景下，听者通常可能使用各种线索（通常严重依赖上下文内容）来分离声音并确定应该关注哪个声源。

切利（Cherry）提出了几个可以用于将说话人与其他说话者分离的参考因素[5]，包括说话人方向的差异、唇语和手势的差异、说话者之间的声音特性和口音的差异以及声音不同的转移概率。在实验室中设计实验测量这种强大的能力的各个方面时，例如确定声源信号分割线索的强度或测量注意力从一个声源转移到另一个声源的能力，将一个声源指定为目标声源，并将其与掩蔽声源区别开来的方法，可能会对实验的结果产生深远的影响。因此，评估可能由其他被测变量影响的潜在效益时会受到指定目标声源的方式的强烈影响，并且当选择目标声源的方式不同时，关于这些因素对语音分离的影响也会产生不同的答案。这个问题已经在混叠语音掩蔽的文献中开始被研究，并且随着同时说话的多说话人掩蔽声之间更细微的区别被划分出来，它变得越来越相关（换句话说，无论它们主要产生能量掩蔽还是信息掩蔽）。

早在布罗德本特（Broadbent）提出混叠语音掩蔽中的目标声源指定问题时[6]，他就指出了目标声源指定的方式可以影响由说话人同时说话时产生的掩蔽数量。在总结多说话人场景中影响识别一个说话人说话内容的因素时，他指出："从实际的观点来看，这些实验表明，当两条消息同时到达时，确认待答复的消息比一旦确认后对其的理解更难解决。"（第 126 页）然而，由于早期关于掩蔽的大部分工作都依赖于噪声掩蔽，无论目标是语音还是其他声音（如纯音），声源目标的指定和听者不确定性（例如，目标源混淆的可能性）的问题没有得到充分的考虑（信号频率不确定性是一个显著的例外；参考文献[7]）。同样地，在切利的研究[5]中，将一只耳朵指定为包含目标声源，另一只耳朵指定为包含掩蔽，提供了一种简单、明确的目标源指定方法。

事实上，许多早期对于混叠语音掩蔽的研究工作，在很大程度上与当时流行的掩蔽观点是一致的；也就是说，一种声音掩蔽另一种声音的接收和处理，主要是通过模糊或掩盖目标声音在频率通道内的能量（"临界频带"（Critical Band）[8]）。能量掩蔽的这一观点导致了最初在噪声中进行语音识别的方法（例如，[9-10]）以及后来对这些方法的改进，如语音可懂度指数[11]。在噪声中检测音调和在噪声中理解语音之间的联系是显而易见的。例如，贝拉内克（Beranek）[12]说，"在理解耳朵是如何理解和解释环境中的语音时，最重要的是理解各种各样的噪音是如何掩盖目标语音的。大量的实验表明，对于具有连续谱的噪声，它是被掩蔽语音的直接频率域内的噪声，这导致了对语音的掩蔽……使掩蔽刚刚达到稳定值的带宽称为'临界频带宽'……语音频带被连续谱噪声所掩盖，就像纯音被它们所掩盖一样。因此，应该将语音频谱划分为窄频带，并独立于其他频带研究每个频带。"（第 882 页）

使用噪声作为掩蔽有很多优点：它很容易根据其潜在的统计特性进行指定，并且它产生的掩蔽在试验和客观测试之间的重复性往往比使用语音掩蔽产生的掩蔽更强[13-15]。同样重要的是，我们不必担心听者会把目标和掩蔽混淆，这样注意力就不太可能被误导，噪音通常也不会携带任何引起我们兴趣的特殊信息（然而，高斯噪声的影响并不局限于能量掩蔽，虽然它经常被用作能量掩蔽控制条件进行比较；参考文献[16]）。

早期的一些支持能量掩蔽作为混叠语音掩蔽基础的研究工作（包括米勒（Miller）的报告[4]）指出从听者的非母语语言中难以理解语音所产生的掩蔽，与用母语中可理解语音所产生的掩蔽作用大致相同。同样，米勒指出，语音的内容或生成的不确定性对掩蔽的作用也很小："掩蔽语音的内容是一个更难评估的因素（相比通过噪声或其他非语音掩蔽）。将正常谈话的声音与充满笑声、欢呼和不可思议的嘈杂、兴奋的声音进行了比较。这两种声音可以比作在一个友好的晚宴上的闲聊和在一个特别热闹的新年庆祝活动上的喧闹声。"（第 119 页）这些发现使米勒指出："有必要再次得出结论，关键因素是掩蔽的频谱。这些频谱产生的具体方式是次要的。"（第 120 页）尽管这项工作受到当时可用方法的限制，而且后来的工作得出的结果与这一广泛结论不一致，但米勒的评论既"鸡尾酒会问题"。更重要的是，还预示着不确定性可能在混叠语音掩蔽中扮演的角色⊖。

⊖ 欧文·波拉克（Irwin Pollack）（2002 年，个人通信）将他对"信息掩蔽"一词的使用归因于乔治·A. 米勒（George A. Miller）在由波拉克举办的一次研讨会上的有影响力的评论，该研讨会讨论了经滤波的噪声频带对语音的掩蔽干扰。根据波拉克的说法，米勒不赞同将噪声用作掩蔽声，因为它的效果次于"有信息内容"的语音掩蔽。

布罗德本特（Broadbent）给出了强有力的经验支持[17]，即提议中心因素（而不仅仅是外围覆盖）可能对掩蔽其他语音信号的语音信号有贡献。在一个精巧的范例中，他将目标词和掩蔽词按顺序交织在一起，结果发现，尽管这些词没有时频谱上的重叠，因此表面上没有能量掩蔽，但在目标语音识别中，由于存在插入的掩蔽词，性能却下降了。此外，某些非声学方面的刺激（例如，熟悉的目标声音；查阅文献[18-19]）也影响了性能。布罗德本特认为，他的研究结果揭示了"选择性听力中的注意力缺失"，因为一个完美的选择机制可以简单地关注于目标词上，并屏蔽掩蔽词，这样屏蔽词就不会产生屏蔽效果。后来，布罗德本特[20]（第11～29页）总结这些发现，为掩蔽作用中的"中心因素"提供了强有力的证据。

在一篇确定并评估了影响混叠语音掩蔽的几个因素，包括外围机制和中心机制的文章中，舒伯特（Schubert）和舒尔茨（Schultz）测量了在目标说话人和掩蔽说话人之间施加耳间时间差的好处。本研究举例说明了由于结果受多个变量的影响，混叠语音掩蔽研究存在一些固有困难，但它也确定了混叠语音掩蔽可以由中心因素释放的几种方式。他们施加的双耳差异是相位倒置（即目标在两耳之间相位相差 π 弧度，掩蔽在两耳相位同步）或宽带时延。这些操作是早期工作的逻辑性的扩展，这些工作指出了用于检测噪声中的音调的掩蔽水平差异（例如文献[22]）和噪声中语音的可懂度增益[23]，因此旨在降低能量掩蔽（见 4.4 节）。然而，舒伯特和舒尔茨尝试的其他方法[21]，似乎源于一种直觉，即感知基础是在声源分离上的。从他们的表 1 中很明显可以看出，他们根据对目标相似性的粗略定性估计，提出了掩蔽刺激效果的层次结构。在这个层次结构中，最相似的掩蔽是目标说话者自己的声音，其次是单一的同性说话者、单一的不同性别的说话者、多个说话者，最终多个说话者的声音在时间上发生了逆转。从这个层次结构可以清楚地看出，他们对掩蔽刺激的选择反映了对双耳操作和这些基于相似性的掩蔽特性之间相互作用的期望。

卡哈特（Carhart）在一项被广泛引用的研究中[24]报告了几个"过度掩蔽"的例子，该研究发现了不能归因于外围过程的语音掩蔽和超越传统双耳解掩蔽模型预测的语音掩蔽的释放。与舒伯特和舒尔茨的研究一样，卡哈特主要对理解从语音掩蔽中释放双耳信号感兴趣。然而，这种兴趣不可避免地导致了对掩蔽的原因的考虑。很明显，这种过度的掩蔽效应需要解释（他们称之为"知觉掩蔽"（Perceptual Masking））超出了传统的基于能量掩蔽的理论和模型（参见文献[25]）。

4.3   确定混叠语音掩蔽中的能量掩蔽和信息掩蔽

研究人员尝试用多种方法来分离掩蔽实验中的能量因素和信息因素，最常见的两种方法（广义地说）是改变任务中目标和/或掩蔽的不确定性程度以及控制目标和掩蔽之间的时频谱重叠量。在前一种情况下，这通常是通过操纵刺激的可变性或刺激呈现给听者的方式来实现的。在后一种情况下，试图保持能量掩蔽不变（或尝试将其建模），将不影响能量掩蔽的影响因素（例如，语音的语言特征）变化，这样做的理由是，任何观察到的性能变化可以归因于信息掩蔽影响。

4.3.1　不确定性

通过施加多种刺激来控制观察者的不确定性是一种经验方法，在早期使用非语音刺激的信息掩蔽研究中经常使用这种方法[26]。例如，在沃森（Watson）及其同事的一系列研究中[27]，任务通常是检测嵌入在一系列类似脉冲或"语境音调"中的音调脉冲的频率或强度的变化。语境音调的呈现方式（具体地说，是在一组试验中，对于不同的试验它们的组成不同，或是在一组试验中，在不同的试验中保持不变）被用来操纵听者的不确定性，并常常导致表现上的巨大差异。虽然在混叠语音掩蔽文献中不太常见，但类似的操作是可能的。布鲁加特（Brungart）和辛普森（Simpson）[28]明确地改变了混叠语音掩蔽问题的不确定性程度。他们使用了一种封闭的、强制选择的语音识别任务（"协调响应测量"测试），在指定的"呼号"出现后，目标语音一直在整个句子中伴随出现，直到出现两个测试单词（颜色和数字）[14,29]。掩蔽说话者和/或语义内容都可以通过试验进行固定或随机化。有些令人惊讶的是，从非语音信息掩蔽文献中推断出的结果显示，掩蔽不确定性的增加几乎不会降低性能，而语义内容的可变性是唯一产生统计上显著差异的原因。类似地，弗雷曼（Freyman）等人测试了一种情况[30]，在这种情况下，掩蔽者的句子在不同的试验中保持不变，或者在不同的试验中随机变化。与布鲁加特和辛普森报道的掩蔽不确定度的微弱影响相一致[28]，由于说话者、内容或目标–掩蔽比（信噪比）的变化，掩蔽不确定度没有发现显著的性能影响。弗雷曼和他的同事[30]使用的开放集目标语音材料是无意义的句子，而掩蔽者是来自不同语料库的相似的无意义句子。有可能利用足够的时间将注意力集中在这些相对较长的刺激上，使听者能够克服关于目标声源特征的任何初始不确定性。有了对指定目标声源的明确提示（例如协调响应测量测试的呼号），选择目标声源的能力就足以克服由刺激变量引起的相对较小的不确定性。

刺激的某些方面或其表现的不确定性会影响混叠语音掩蔽中信息掩蔽的数量。例如，基德（Kidd）等证明了目标说话者空间位置的不确定性影响了多说话者声场中的语音识别性能[31]。通过控制目标说话人位置的先验概率（三个同时说话人之一），将目标说话人的位置与其他掩蔽声源的位置在平面中区分开，基德和他的同事发现在性能上的巨大差异取决于是否提供听者线索，该线索是指定目标句子（呼号）之前或之后的刺激。当听者对目标位置没有先验知识，并且直到刺激后才收到指定目标的呼号时，性能表现相对较差——接近仅仅选择将注意力集中在三个位置中的一个的期望值。当目标语句在试验前给出线索或指定，但目标说话人位置不确定时，相对于未被提供线索的情况，表现显著改善。当在刺激前提供目标声源位置的概率时，无论是有线索还是没有线索的情况下，性能都有显著改善。在目标位置确定的情况下，正确识别率高于 0.9，与是否事先给出目标线索无关。这些结果如图 4-1a 所示。贝斯特和同事[32]以及基德和同事[33]使用不同的样例报告了位置不确定性的类似影响。在这些研究中，正如上文描述的基德等人的研究中[31]所述，结论是，在多说话人场景下，目标声源位置的先验知识可以提高语音识别能力。

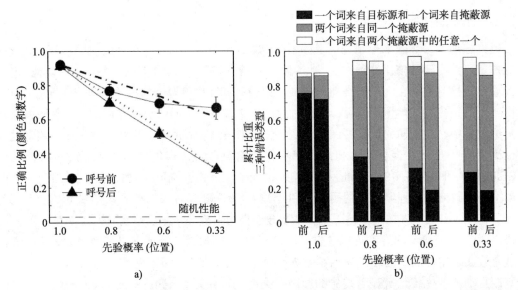

图 4-1   a）正确语音识别的比例是三个地点之一发生的先验概率函数。数据点是具有标准误差的群均值。直线是基于简单概率模型的预测。圆圈表示在刺激前提供目标句子呼号时的性能，三角形表示在刺激后提供表示呼号时的性能。随机性能由底部的虚线表示。b）与图 4-1a 所示结果有关的误差分析。条形图是复合直方图，表示发生的误差类型的比例。（图片来自文献[31]，并获得许可）

图 4-1b 中显示了一个揭示目标声源之间混淆的错误分析类型的示例，该示例摘自基德等人的工作成果[31]。这张图显示每个场景下的错误的细分类型。对于位置大概率确定性的情况，最常见的错误是将一个目标单词（颜色或数字）与一个掩蔽单词混合。对于位置不确定的情况，最常见的错误是同时报告来自两个掩蔽声源之一的颜色和数字单词。图中每个复合柱的高度与 1.0 之间的差值表示可能由能量掩蔽引起的错误中不能归因于混淆的错误所占的比例。作者的结论是，在几乎所有的情况下，这三个说话者都有可能是可以听到的，但错误的发生是因为声源混淆和注意力被误导。

从前面的讨论中可以看出混叠语音掩蔽任务的结构会影响实验的结果。这一观察结果似乎显而易见，但（或从历史上看）不那么明显的是，它更适用于被其他语音掩盖的语音，而不是被噪音掩盖的语音，这是信息掩蔽和能量掩蔽的核心区别。产生最高的信息掩蔽的条件往往是那些可能产生困惑的场景，如目标和掩蔽说话人都有着类似的低层特征（例如，同性说话人甚至同一说话人或掩蔽说话人）和掩蔽词是允许在封闭测试集中选择的（见韦伯斯特（Webster）1983 年的早期闭集语音测试[34]）。对目标和掩蔽使用不同类型的语言内容可以大大降低不确定性，从而降低信息掩蔽。当然，在自然的交流情况中，目标声源或消息的不确定性可能有很大的不同，基于上下文信息和先验知识的期望通常决定了是否能够成功。

4.3.2　控制/估计能量掩蔽

当两个或两个以上的独立说话者同时说话时，声音之间的重叠会随着时间的变化而发生很大的变化。不同方向的说话人同时说话时产生的重叠时频谱的形状取决于多种因素，包括目标说话人内在特征的差异（例如，说话人发音器官的大小和形状、说话人说话方式等），不同说话人的说话内容和声学环境（例如，混响），等等。此外，真实声场中的声源通常来自不同的位置，这意味着波形到达听者耳朵的时间和强度值不同。也许正是出于这个原因，关于"鸡尾酒会问题"的许多工作都解决了同时发生的多目标声源分离和选择线索的问题，包括双耳线索和基频/共振峰共振差异，等等，除了在 4.2 节中讨论的目标声源指定方法。最后，确定重叠声音在听觉系统中表现形式的精确方式可能是一个非常复杂的问题，涉及耳朵如何动态编码相关的声音参数以及声音输入中的听觉间差异的模型。

因为外周听觉系统的早期阶段是音质拓扑组织结构，一个几乎普遍的对能量掩蔽分析的方式是将刺激划分到生理激发的频率通道并考虑竞争语音的表示如何在这些通道中保存。为了测试这些表征在不同假设下如何相互作用的推断，人们设计了各种实验方法，将声音刺激减少到有限的频率区域，从而操纵听觉通道内发生的重叠语音。

阿波加斯特（Arbogast）等人[35]首次尝试利用听觉系统中声音的音质组织在混叠语音掩蔽中从信息掩蔽分离能量掩蔽。他们使用音调–语音编码方法（在该方法的限制范围内）将两个独立的语音源处理成声学上相互排斥的频率通道。如图 4-2 所示。

在图 4-2 中，上面的图显示处理后的目标语音加上掩蔽语音的幅度谱，下面的图显示语音波形。掩蔽语音具有两种类型：第一种是"不同频带的语音"，是不包含目标语音的窄频带可懂语音；第二种是"不同频带的噪声"，是同样的狭窄（不可懂）频带的且不包含目标语音的噪声。初步试验结果表明，在少数频谱带中目标语音和掩蔽语音分别具有可懂性，则频谱带的包络层中存在足够的语音信息。为了完成这个任务，听者必须能够区分目标语音与另一个说话者所说的相似协调响应测量句子（不同频带的语音条件）。确定信息掩蔽存在量的关键是将使用语音掩蔽获得的性能与使用噪声掩蔽获得的性能进行比较。

由于预期不同频带的语音和不同频带的噪声掩蔽的能量掩蔽数量大致相同，因此语音造成的更大的掩蔽（约 18 分贝）归因于信息掩蔽。在这个实验中发现的大量信息掩蔽在一定程度上依赖于处理刺激的特定方式，这种方式旨在将能量掩蔽最小化，同时保留足够高的语音清晰度。对于当前的讨论，阿波加斯特等人的一个重要发现[15]是，具有相同能量掩蔽的掩蔽语音会根据掩蔽语音是否可理解而产生显著不同数量的信息掩蔽。

布鲁加特等人提出了一种将语音处理成高度量化的元素的方法[36]，从而可以估计或控制混叠语音掩蔽中的能量掩蔽和信息掩蔽。他们不仅把语音刺激分析成狭窄的频率通道，而

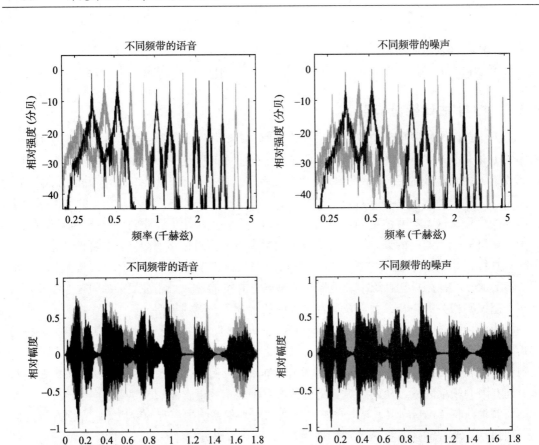

图4-2　上面两幅图显示了"不同频带的语音"和"不同频带的噪声"掩蔽（浅灰色）与目标（深灰色）的幅度谱，而下面两幅图显示了相关波形（相同的阴影）。从上面的图可以看出，目标和掩蔽被处理成相互排斥的频率通道，在每次呈现时随机选择（图片摘自阿波加斯特等人2002年出版的《美国声学学会杂志》[15]，并获得许可）

且还把每个通道细分为更简短的时间间隔。本质上，结果是一个表示包含在精细时频（T-F）单元中的能量的值矩阵。根据对刺激的先验知识，计算出每个频点的信噪比，并应用基于信噪比频点分类标准。该标准可用于排除基于信噪比的频点，丢弃低于标准的频点，将剩余的频点重新组装成语音刺激。该方法应用于多个语音源混合的结果如图4-3所示。

　　左上角的图是原始目标语音的频谱图；右上角的图显示了掩蔽语音（两个独立的掩蔽）；左下角的图显示目标和掩蔽信号的混合，而右下角的图只显示丢弃掩蔽能量大于目标能量的时频单元后剩下的时频单元（"理想二值掩蔽"（Ideal Binary Mask））。在布鲁加特等人[36]所使用的方法中，两组刺激之间的可懂度差异（显示在图中）被视为信息掩蔽的估计值。研究发现，通过移除低的信噪比频点，语音识别性能有了显著提高，这说明信息掩蔽在语音识别

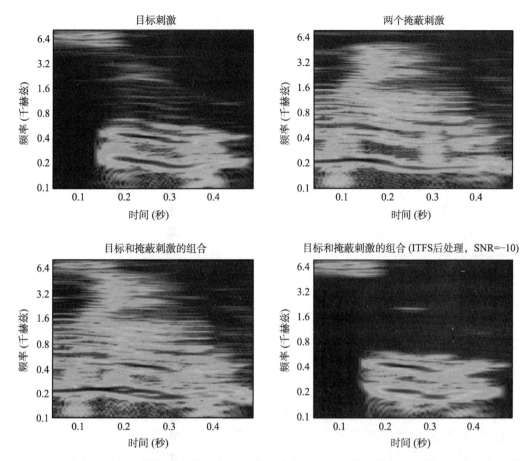

图 4-3　按照布鲁加特等人[36]的方法将目标和掩蔽刺激处理到时频域中的结果。横坐标为时间，纵坐标为对数尺度上的频率。左上角的图显示了目标刺激的频谱；右上角的图显示了双说话人掩蔽刺激的频谱；左下角的图显示了目标刺激和掩蔽刺激的组合；右下角的图显示的是语音大于噪声（刺激和分析）的组合刺激的时频单元

中扮演了重要角色。这在理论层面上是一个至关重要的发现，因为在噪声任务中，通常有关基于语音的不同时频单元的信息组合起来的假设，是每个包含目标能量的单元都对整体可懂度做出了一定的贡献——即使是无穷小的贡献。时频单元所能做的最糟糕的事情就是没有产生明显的收益。然而，信息掩蔽的存在意味着很少或没有目标信息的时频单元的存在会降低整体可懂度。事实上，包含这些单元不仅会"混淆"目标，还可能产生与目标声源混淆的、可替代的、可理解的声源。相反，使用噪音作为掩蔽的并行操作揭示了未加工刺激和加工刺激呈现的微小有害影响，从而消除了能量掩蔽的差异。布鲁加特等人的研究结果[36]具有重要意义，不仅因为他们提供了一种定量的方法来分离混叠语音混合中的能量掩蔽和信息掩蔽，

而且因为他们的研究结果揭示了信息掩蔽在混叠语音掩蔽中对所测试的刺激和条件起主导作用。布鲁加特等人在随后的一项使用上述方法的研究中发现[37]，增加独立的掩蔽说话的人的数量，使他们的声音消失在一种不可理解（但显然是语音）的胡言乱语中，这增加了能量掩蔽，同时减少了信息掩蔽。增加声场中类似个体元素的数量（如米勒（Miller）1947年设想的增加森林中树叶的数量[4]）会增加能量掩蔽，而（最终）会减少信息掩蔽，这在当代听觉掩蔽研究中是一个共同的主题（查阅基德等人的文献[26]）。使用难以理解的胡言乱语作为语音掩蔽，再加上强目标分离/指定线索，可能有助于验证一些早期研究的结论，即混叠语音掩蔽是可预测的完全基于竞争声源的频谱重叠。

4.3.3　语言变量

在研究混叠语音的文献中一个长期存在的问题是，竞争性掩蔽的可懂程度是否会影响所观察到的掩蔽。例如，随机选取的没有句法结构、语义价值小的词语，其意义不如连贯语篇的语句，但它们是否更少地掩蔽了目标语音呢？如果是这样，这是否意味着一个掩蔽拥有的意义越大，或者被感知到的承载意义的潜力越大，它就越能调用某种程度的强制处理?如果语言变量影响混叠语音掩蔽，那么单纯基于外围兴奋重叠的解释就不能令人满意地解释控制性能的潜在过程。虽然这一点已在几十年前得到承认，但证据往往是不确定的，有时是矛盾的，部分原因在4.2节中进行了讨论。在这里，我们回顾了旨在确定语言变量在掩蔽目标语音中作用的工作。

1. 时间反转

在众多分析词汇因素对混叠语音掩蔽效应的影响的方法中，比较直观的是通过反转语音来降低语音的意义。从历史上看，反转语音一直是一种有趣的刺激，因为它在很大程度上保持了它的频率和频谱包络，同时失去了可懂度[38,5,21]。由正向时间语音和相同的反向时间语音产生的掩蔽量有所不同可以归因于"意义"的不同。基于"语音知觉不能用适用于一般声音知觉的原则来解释"这一前提（第208页），海格（Hygge）等人认为"可以预期，一个正常的背景语音场景应该比不携带任何语言信息的噪声更多地掩蔽语音理解任务，普通（例如，正向）语音应该比反向语音对同一段话的掩蔽更大。"[39]关于这个问题的早期研究，德克斯（Dirks）和鲍尔（Bower）的一篇文章尤其具有影响力[40]。在他们仔细而系统的研究中，男性说话者所说的简短的"合成"句子[41]被同一说话者正向或反向顺序的不相关的连续话语所掩盖。观察到的性能级别函数表明，在所有情况下，结果几乎相同。同样，在海格（Hygge）等人的研究中[39]，目标说话人是女性，掩蔽说话人是一个男性。当掩蔽说话人的语音正向或反向存在时，掩蔽的数量（使用一个主观的"可以理解的"标准和调整的方法）没有显著差异。在这种情况下，语音内容（包括目标语音和掩蔽语音）都是相对较长的（3分钟）连音语音段。这些研究得出的结论得到了米勒在4.2节中讨论的原始发现的支持[4]，即混叠语音掩蔽的主要决定因素是语音的频谱重叠，而语言因素本身并不重要。这些研究表明混叠语音掩蔽实验的结果对所使用的特定方法非常敏感。当掩蔽在基本方面与目标语音不同时（在语义层面上），就像不同类型的语音内容一样，或者在更基本的声学水平上，就像男性和女性说话者在声源特性上的差异一样，不确定性可能是最小的，随后的操作旨在检查其他因素（例如，掩蔽时间反转）可能产生微不足道的影响。

在信息掩蔽文献的关于语音的一篇关键文章中，弗雷曼等人报道了正向掩蔽和反向掩蔽语音的掩蔽效果之间的巨大差异（4~8 分贝）[42]。目标语音和掩蔽语音都由女性说话者的简单句子组成，这些句子在语义上难以理解，但在语法上是正确的。重要的是，在接下来的关于信息掩蔽空间释放的讨论中，由于目标和掩蔽之间的位置感知差异而导致的信息掩蔽额外释放（时间反转获得的释放之外）相对于前向语音的相同位置感知差异来说相对较小。这些发现表明，混叠语音掩蔽条件测试所产生的高信息掩蔽可以通过时间反转掩蔽（导致掩蔽无法理解）或感知地分离目标声源的位置来释放。

由于时间反转掩蔽可在某些混叠语音条件下获得巨大好处，随后在其他几项研究中得到证实。马龙（Marrone）等人[43]、贝斯特等人[44]使用协调响应测量闭集测试，一名女性的目标说话语音被其他两名女性说话语音掩蔽，具体的声音内容随着试验的不同随机变化。马龙（Marrone）和他的同事以目标语音和掩蔽同时存在例子为参考，通过改变掩蔽者所处的位置，用以确定空间效益。当目标和掩蔽说话者同时存在时，在信噪比比阈值低约 12 分贝时，时间反转的掩蔽比自然呈现的掩蔽具有更大的优势，从掩蔽中得到的释放几乎与从空间声源分离中得到的释放相同。基德等人报道了由于掩蔽时间反转导致的更大的信噪比减少，平均约为 17 分贝[45]。他们使用了一个不同的闭集语音识别测试，测试对象为女性和两名掩蔽女性说话者，她们说出包含 5 个单词的句子，所有句子的语法都正确且都来自同一个语料库。与马龙等人一样[43]，在每次试验中，特定的说话人都是从一个小的说话人闭集中随机选择的。马龙等人和基德等人报道的在同时存在条件下的大的"反向掩蔽释放"可能反映了信息掩蔽的减少，这是基于这样的假设：当掩蔽时间反向时，能量掩蔽的数量保持不变。然而，时间反转在多大程度上保留了语音掩蔽的能量掩蔽还有待推测。例如，时间反转可能影响一个音素对另一个音素的时间掩蔽。此外，如果包络高度相关，则减少目标在掩蔽包络极小值中的"一瞥"，对目标语音和掩蔽语音使用相同的句法结构，并具有一定程度的同步的闭集测试，会导致更多的能量掩蔽。

莱伯根（Rhebergen）等人提出掩蔽语音的时间反转可能不会产生与自然语音等价的能量掩蔽[46]。他们注意到，自然产生的语音包络往往呈现出一种不对称的形状，伴随着快速的开始（归因于有节奏的声音）和较慢的衰减。时间反转改变了这个形状，所以上升更缓慢，抵消更突然。这种反转的结果是，在一种情况下，一些柔和的声音会被掩蔽（通过正向掩蔽），而在另一种情况下则不会，这样能量掩蔽就可以有效地区别开来。在他们的研究中有一项关键发现，不同性别的掩蔽人说的是一种听者不知道的语言时所产生的掩蔽作用要比将掩蔽人的语音时间反转更强。从反向语音中得到的较大的掩蔽量很小，约为 2 分贝，但仍被认为是显著的。反向语音的能量掩蔽值越大，意味着由于时间反转而从信息掩蔽中释放出来的能量掩蔽值越可能会被低估，低估的量取决于能量掩蔽值的增加，而其增加是由于反向包络的正向掩蔽值更大所致。

由于因时间反转能量掩蔽中存在潜在的差异和当目标和掩蔽的句子结构和口语节奏很相似时这些差异可能会加剧，担心这一可能性，马龙（Marrone）等人对"控制"条件进行了测试[43]，明确地考察了时间反转的语音是否比相同的前向播放的语音产生更大的能量掩蔽。在他们的实验中，目标语音被两个独立的语音频谱形状的语音包络调制的噪声所掩盖，这些噪声与目标语音同时存在。被掩蔽影响的语音包络分别呈现的是时间正向和时间反向。这两种噪声掩蔽条件下的阈值信噪比没有显著差异，说明两者的能量掩蔽是相同的，因为调制噪声掩蔽要求信息掩蔽量也是相同的。因此他们的结论是，在实际混叠语音条件下掩蔽大幅减少（约12分贝），因此，这要归因于信息掩蔽的释放，而不是能量掩蔽的差异。基德等人将理想的时频分离技术（见图 4-3）应用于时间正向和时间反向语音中[7]，最近的工作支持了马龙和同事的结论，即这两种情况下的能量掩蔽数量是相同的。值得注意的是，马龙和他的同事以及基德和他的同事都使用了（不同的）封闭式语音测试，这些测试已经被证明可以产生高信息掩蔽。目前还不清楚上述结论是否可以推广到其他类型的语音材料和测试程序中，它可能解释了与莱伯根等人在本节前面指出的结果的微小差异[46]。

进一步的证据表明，掩蔽的意义可能在混叠语音掩蔽中发挥强大的作用，基德（Kidd）等人[47]（或者参见文献[48]）采用了布罗德本特发明的"每隔一个词"范式的一种变体[17]。在基德和他的同事所实现的模式中，从一个封闭语料库的 5 个单词类别（名称、动词、数字、形容词、对象）中随机各抽取 1 个单词，用来生成语法正确的句子（例如，"苏买了 4 个旧玩具"（Sue bought four old toys））。在任何给定的试验中，目标单词按顺序形成奇数个元素，偶数个元素是掩蔽单词、时间反转掩蔽单词或噪声爆发。当掩蔽是突发噪声时，性能与没有掩蔽时相同。研究发现，时间反转语音掩蔽的情况性能下降幅度较小，但显著小于有意义的时间正向语音掩蔽（然而，如 4.3.3 节所述，掩蔽语音语法不影响性能）。这是一个很明显的例子，在这个例子中，语音导致了显著的信息掩蔽，而能量掩蔽很少或没有。需要指出的是，噪声掩蔽和时间反转语音掩蔽效果的只有微小差异与本章的观点是一致的，即使是难以理解的语音或模仿语音特性的掩蔽刺激，如语音形状的语音包络调制噪声，也会产生一定数量的信息掩蔽。

斯瓦米娜坦（Swaminathan）等人报道[49]，当掩蔽说话者相对于自然说话者的时间反转时，被两个独立的同性掩蔽说话者掩蔽的目标说话者的信噪比阈值大幅降低（16～18.5 分贝）。这些较大的阈值降低是使用基德（Kidd）等人[45]在本节前面提到的研究中使用的相同的闭集语音材料获得的。斯瓦米娜坦和同事研究了一个可能与观察到的个体差异有关的因素：音乐训练。研究结果如图 4-4a 所示。

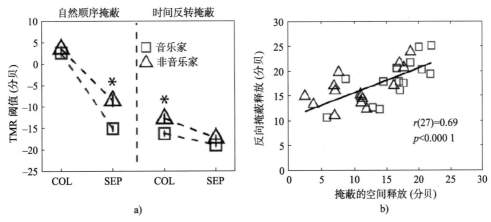

图 4-4 a）自然顺序的（FWD）和时间反转（REV）语音掩蔽在同一位置（COL）和空间分离（SEP）
条件下的组平均阈值（目标–掩蔽比、信噪比、分贝）和标准误差。正方形表示音乐家组的结
果，三角形表示非音乐家组的结果。星号表示有统计学意义的组间差异（来自斯瓦米娜坦等
人 2015 年的科学报告[49]）。b）单个听者的结果绘制为反向掩蔽释放（RMR）作为掩蔽空间释
放（SRM）的函数

图中，组平均信噪比阈值是音乐家和非音乐家的时间正向和反向语音掩蔽在同一位置和
空间分离的配置下所绘制的。前向语音掩蔽在同时存在条件下，不同受试者组的阈值基本相
同，在不同受试者之间观察到的差异相对较小。无论是空间分离还是时间反转，信噪比阈值
都有较大的降低。音乐家作为一个群体，对这两个变量的掩蔽释放都比非音乐家的同伴要大。
两组研究对象的个体差异都很大。如图 4-4b 所示，在图中，掩蔽的空间释放与个体受试者
由于掩蔽声时间反转而发生的阈值降低相对应。两个主题组用不同的符号表示。这些变量之
间的显著相关性表明，受试者在使用任何一个变量克服信息掩蔽方面倾向于表现出相似的熟
练程度（参见文献[7]）。同样明显的是，尽管在分布上有重叠，大多数受过音乐训练的个体
听者比非音乐家表现出更强的掩蔽释放。克莱顿（Clayton）等人[50]（参见文献[51]）发现掩
蔽的空间释放个体差异的最佳预测因子是音乐才能和视觉选择性注意任务的表现。斯瓦米娜
坦和同事认为，群体之间的差异更有可能是与训练和/或先天能力相关的核心因素，而不是外
围听觉机制的差异。他们利用听觉神经（Auditory Nerve，AN）响应的生理学模型来确定实
验中发现的较大的反向掩蔽释放是否可以由能量掩蔽的减少来解释。然而，该模型预测的性
能在时间正向和反向条件下大致相当。斯瓦米娜坦和同事得出结论，研究中发现的较大的反
向掩蔽释放并不是因为能量掩蔽的差异，而是信息掩蔽的差异。

2. 熟悉的语言和不熟悉的语言

如 4.2 节所指出，确定一种熟悉的语言所产生的掩蔽作用是否大于一种不熟悉的语言所
产生的掩蔽作用所做的努力至少可追溯到米勒的报告[4]。虽然早期的研究并没有发现多少证
据表明混叠语音掩蔽会因掩蔽者的可懂度而有所不同，但最近的研究清楚地表明，情况可能

就是这样。弗雷曼等人报道了在荷兰语句子和英语句子混合的情况下，不懂荷兰语且母语为英语的人在目标语言为英语时可懂度上的差异[42]。他们报告在低信噪比且目标和掩蔽同时存在的参考条件下，差异高达 10 个百分点。莱伯根等人在 4.3.3 节第一小节讨论的研究中，发现掩蔽者在使用熟悉（荷兰语）和不熟悉（瑞典语）语言时的掩蔽语音接受阈值（Speech Reception Threshold，SRT）只存在 2 分贝的差异[46]。

在一项特别设计的重要研究中（该研究旨在确定掩蔽说话者的语言知识是否会影响混叠语音掩蔽量）范·恩根（Van Engen）和布拉德洛（Bradlow）测试了用已知（英语）或未知（中文普通话）语言表达的简单有意义的英语句子的识别能力[52]。掩蔽者是两个或六个同时说话的人，说着语义异常（难以置信）的句子。目标语音与掩蔽语音的区别在于语言的性质以及掩蔽与目标之间的时间偏移量。范·根恩和布拉德洛发现，当掩蔽语音是英语（尤其是在低信噪比），并且由两个掩蔽声组成（不是六个）时，语音识别性能更差。广泛的结论是，当掩蔽能够被听者理解时，就会产生更强的掩蔽作用。因此，对于说英语的听者来说，英语是比中文普通话更有效的掩蔽语，尤其是当掩蔽语包含明显的个人、突出的来源，而不是喋喋不休的多人说话时。

其他一些研究也提供了证据，表明即使考虑到特定语言的声学差异（如卡兰德鲁乔（Calandruccio）等人的工作[53-54]），当听者熟悉掩蔽语言时，混叠语音掩蔽实验中获得的掩蔽量也比不熟悉掩蔽语言时要大。当掩蔽语言对听者来说是不熟悉的时，就没有理由期望它所产生的掩蔽与由于时间反转而无法理解的熟悉语言所产生的掩蔽有本质上的不同。到目前为止，在熟悉的语言和不熟悉的语言中，掩蔽的影响相对较小，这似乎与 4.3.3 节中发现的用于掩蔽时间反转的较大（在某些情况下非常大）掩蔽释放不一致（例如，基德等人的文献[45]和斯瓦米娜坦的文献[49]给出的结果是 15～19 分贝）。造成这种差异的原因目前尚不清楚，但可能部分是由于研究这些问题的方式有所不同。

当所使用的语言是母语或为听者所熟知时，语音的语义内容可能会影响其作为掩蔽的有效性。然而，当目标语或掩蔽语，或两者都是用听者所知的语言而不是母语或主要语言时，情况就复杂多了（例如文献[54-56]）。说话者和听者的语言有几种可能的组合，而且由于目标语音和掩蔽语音之间的语言相似性以及不熟悉的语言实际上被听者部分理解的可能性，还有更复杂的情况。如果目标语是一种听者不熟悉/不是母语的语言，因此听者需要更大的努力和/或时间来理解，那么它可能更容易受到来自其他语言的掩蔽，特别是如果该掩蔽是母语。相反，如果目标语言是母语，而掩蔽语不是母语，那么掩蔽语可能不会像容易被识别出来的语音那样让人分心（如上所述，在这种限制下完全不熟悉的语言会导致相对较少的信息掩蔽）。布劳威尔（Brouwer）和他的同事提出了一个普遍的原则，似乎总结了许多关于母语和第二语言中混叠语音掩蔽的观察结果以及其他更高层次的效应，被称为"语言相似性"（Linguistic Similarity）假说[56]。

在一项关注语言因素重要性的研究中，艾扎斯迪安（Ezzatian）等人测量了目标语音和掩蔽语音使用第二语言（英语）时混叠语音的表现，将其作为听者习得语音年龄的函数，并对比母语为英语的听者的表现[57]。他们测量了两种空间条件下不同的信噪比下的性能，一种是目标和掩蔽处于同一位置，另一种是使用弗雷曼等人的方法在不同的空间位置感知目标和掩蔽[13]。试验的重点发现如图 4-5 所示。空心和实心的符号分别表示目标和掩蔽在同一位置和空间/感知上分离的条件。

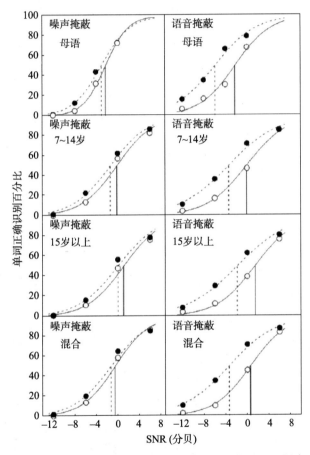

图 4-5　根据英语习得的年龄（母语为英语的人，7～14 岁，15 岁以上，混合：那些在非英语环境中长大，但在很小的时候就学会说英语的人），四组学生的单词识别能力与信噪比（SNR）的关系。左列是用于噪声掩蔽的，而右列是用于语音掩蔽的。空心的圆圈/实线表示空间上相同位置的目标和掩蔽。实心的圆圈/虚线表示从不同位置感知到的目标和掩蔽。阈值（心理测量函数上的 50%点）在同一位置条件下时由实垂线表示，在不同位置条件下由虚垂线表示[57]

　　左边的一栏显示了用作高能量掩蔽的噪声掩蔽的结果，而右边的一栏显示了一个同性双说话人掩蔽的结果。这些行是针对不同的群体，根据他们学习英语的年龄进行划分。这个讨论的重要发现是，一般来说当英语为母语（最上面一行）或早期习得（7～14 岁）比在较晚年龄习得（15 年以上）或在一个"混合"的语言环境从小接触英语，但不作为主要语言的环境下性能更好（掩蔽更少）。学习语言的年龄对噪声掩蔽的影响较小。纽曼（Newman）报道了关于语言习得年龄的相关发现[58]。她测试了婴儿在不同的背景下识别自己名字的能力（优先回应其他名字），包括一个说话者正向或反向的讲话。她的结论是，语言对信息掩蔽的影响是随着语言的习得而发展的，而婴儿还没有达到有意义的语言比类似的无意义的语言掩蔽更大的程度。纽曼等人在最近的一项研究中发现，对于 4～6 岁的儿童来说，有意义的语言的掩蔽效果要比由于时间反转而变得难以理解的相同语言更强[59]。这些研究结果表明，混叠语音掩蔽中信息掩蔽的易感性受目标语言的语言能力程度的影响，至少从习得的年龄/时间长短可以看出[60-61]。

3. 语法和语义内容：可预测性和强制性加工

切利开创性的文章探讨了在"鸡尾酒会"环境中影响沟通表现的因素[5]，该文章被频繁引用，因为它强调了声音的双耳处理的重要性，但是较少提及它确定了区分竞争性说话者的其他相关因素，如声音特征和语音阅读。然而，经常被忽视的是切利也强调了可预测性在自然交流中的重要作用，事实上，他在 1953 年的文章中的第一个实验是通过操纵说话人的转换概率来确定改变说话可预测性的效果。他陈述，"涉及语音识别的逻辑原则似乎要求大脑拥有大量的概率'存储'或者至少是概率排名。这种储存使预测成为可能，使噪音或掩蔽成为可能，并使最大可能的估计成为可能。"（第 976 页）随后开发了一些语音语料库和测试，明确地改变了目标语音的可预测性（例如文献[41,62-64]）。

最近，基德等人提供的证据表明，单词序列的可预测性（反映在对已知语法的一致性上）有助于选择性地关注三个空间分布的语音源之一[33]。在他们的实验中，将由随机选择的单词组成的目标语音的可懂度与相似的目标语音进行比较，相似的目标语音被两个相互竞争的说话者或噪音掩盖，组成简短、语法正确、易于理解的句子。该研究的组平均结果如图 4-6 所示。

左边的图显示了在两个相互竞争的噪声掩蔽下获得的可懂度结果，而右边的图显示了两个相互竞争的语音掩蔽的结果。对目标语的主要提示是说话者的固定发声或位置，并搭配正确或随机的目标句语法。在所有情况下，当目标符合正确的语法时，性能都很好，但是当掩蔽是语音时，表现为信噪比减少的差异要大得多。作者的结论是，在信息掩蔽较高的条件下，符合已知语法的目标词的可预测性特别有益。

弗雷曼等人早期的一项研究表明，相对于非启动句的呈现，启动目标句可以在语音掩蔽（而不是噪声掩蔽）条件下提高性能[65]。他们提供了一个启动词，通过呈现由同一说话者说出的目标句子的片段，随后重复整个句子以及由不同的同性说话者说出该句子片段的启动词，或以书面形式而非口语形式呈现的句子片段。实验结果如图 4-7 所示。值得注意的是，这三个重点在提高语音识别性能方面同样有效。这些效果是通过使用来自不同语料库的相似句子掩盖语法正确的无意义句子获得的。弗雷曼和他的同事得出结论，启动词的好处是通过减少用于掩蔽的注意力资源来部分释放信息掩蔽。

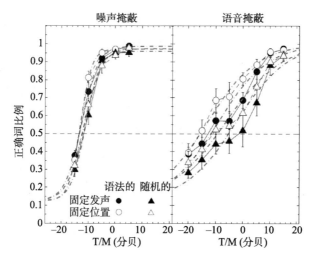

图 4-6　语音识别性能描述为目标−掩蔽比（信噪比）的函数。左边的图包含噪声掩蔽的结果，而右边
　　　　的图包含语音掩蔽的结果。数据点为组平均比例正确率和标准误差的平均值。拟合是利用罗
　　　　杰斯特函数（虚线），在 0.5 个比例正确的点（水平虚线）处获得阈值。实心符号用于目标以
　　　　固定发声表示的条件，而空心符号用于目标以固定位置表示的条件。圆圈表示目标句语法正
　　　　确（语法），而三角形表示语法错误（随机）的目标句（图片来自文献[33]，并获得许可）

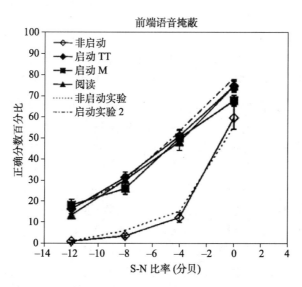

图 4-7　目标和掩蔽同时位于前端时，不同启动条件下组平均正确率和标准误差与信噪（S-N）比的函
　　　　数比较。控制是"非启动"条件（空白方块）。"启动 TT"（实心菱形）指的是目标说话者产
　　　　生启动词的情况。"启动 M"（实心方块）是由男性（非目标）说话者产生启动词的情况。"阅
　　　　读"（实心三角形）指的是打印出来的启动。没有符号的虚线/点线表示在单独的实验中得到的
　　　　启动和未启动的正确分数百分比（图片来自文献[64]，并获得许可）

布劳威尔等人提出，目标声源和掩蔽声源之间的语言相似性程度越高，产生的信息掩蔽越大[66]。为了验证这一"语言相似性"假说，他们改变了实验对象和掩蔽者的语言（即目标用一种语言，掩蔽者用同一种或不同的语言），当这些语言是主要的、次要的，或者掩蔽者没有被听者理解时测量他们的表现。他们还改变了目标语音和掩蔽语音的语义价值。对于语言和语义内容这两种操作，当目标和掩蔽语音相似时，观察到的掩蔽量会增加，而根据它们的标准，掩蔽量是不同的。他们的一些发现如图 4-8 所示。

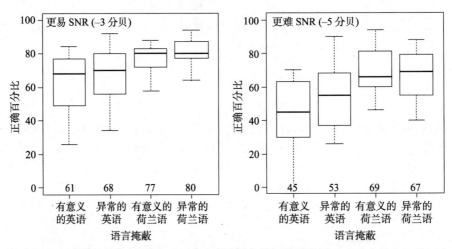

图 4-8   箱形图显示了英语听者在英语目标句子识别方面的可懂度分数（以%为单位）的四分点范围。两个图显示了不同信噪比下的结果。横坐标表示掩蔽类型按照与目标语言相似性的降低顺序排列。每个图的底部给出了正确分数的平均百分比（图片来自文献[66]，并获得许可）

一般来说，结果被解释为与语言相似性假说一致。对于这些说英语的听者和有意义的英语目标，当掩蔽语音也是用英语时，他们的表现比掩蔽语音是用荷兰语时要差，荷兰语对这些听者来说是一种听不懂的语言。由于语言的差异在较低的信噪比处更为明显。此外，"有意义的"英语掩蔽句比语义"异常的"英语掩蔽句产生更多的掩蔽。这些由语言因素造成的表现差异，即使在刺激之间缺乏可靠的"一般听觉距离"（低水平的分离线索）差异的情况下也会发生。卡兰德鲁乔等人进一步支持信息掩蔽随着语言相似性的增加而增加的观点，他们测量了说英语的听者的英语目标语/掩蔽语音的掩蔽度，并将其与受试者不熟悉的两种语言的掩蔽度进行了比较：荷兰语和普通话[53]。此外，他们还试图从声学上控制不同语言之间能量掩蔽的差异，以便将发现的性能变化归因于信息掩蔽。他们的研究结果表明，可理解的英语是英语中最有效的掩蔽语，而荷兰语掩蔽者比普通话掩蔽者在语言上更接近英语，尽管荷兰语掩蔽和普通话掩蔽都听不懂，但荷兰语掩蔽比普通话掩蔽效果更好。这三种语言产生的掩蔽效果都比语音频谱形状的噪声掩蔽控制效果好。

虽然场景之间的定性差异可以很容易地指定，但量化语言相似性的程度可能被证明与量化信息掩蔽的程度一样具有挑战性。此外，并不是所有的混叠语音掩蔽结果都支持语言相似性假设。基德等人在 4.3.3 节提到的研究中[47]使用了布罗德本特的"每隔一个词"范式的改编[17]，发现语法正确的掩蔽语与语法不正确的掩蔽语（以随机词序呈现）之间没有显著差异。目标语也是语法正确的短句。前面所讨论的语言相似性假说的逻辑外推似乎可以预测，越是相似的掩蔽，其掩蔽程度就越高；也就是说，语法正确的掩蔽。然而，基德和他的同事所使用的目标句虽然在语法上是正确的，但语义价值却很低，也许正是由于这个原因，由掩蔽语法造成的差异并不明显。此外，尽管这种方法消除了能量掩蔽这个因素，但语言结构（如布罗德本特所指出的[20]）可能与正常通信非常不同，以至于它所调用的处理形式可能与自然语音中的处理形式不同，这可能会降低本来应该出现的语言相似性影响。

综上所述，现有的证据表明，可预测性和语言相似性可能对混叠语音掩蔽实验的结果产生较大的影响。然而，将语言效果从其他因素（尤其是低层次的分离线索或高水平的选择性注意）中分离出来，可能是具有挑战性的，并且取决于许多变量的相互作用，如目标声源指定的方法、使用的语音语料库和使用的具体方法。在自然听力环境中，语言因素在多大程度上控制着表现仍然是一个有趣的问题，答案可能取决于能否更好地理解语境和可预测性在现实声场中的作用。

4.4 双耳分析模型在混叠语音掩蔽中的应用

如 4.2 节所述，切利确定了几个可能影响人类在解决鸡尾酒会问题中的表现的因素[5]。在这些因素中，声源的空间分离后来在文献中受到了最大的关注，这种关注有助于激发对掩蔽下空间释放过程进行建模的开发和测试。对混叠语音掩蔽中的双耳因子进行建模的努力，在很大程度上局限于对双耳模型的扩展，这些模型是为了解释噪声中的音调和噪声中的语音刺激配置而开发的。因此，尽管语音掩蔽与语音目标产生复杂的频谱重叠模式，但限制性能的潜在机制被假定为能量掩蔽。缺乏针对混叠语音掩蔽问题的显式建模（例如，影响信息掩蔽的语言和认知因素）可能是由于（至少部分是由于）所涉及因素的多样性和复杂性。尽管有可能建立实验来分离和控制其中的一些因素，但将所有这些影响因素及其相互作用纳入双耳分析的综合模型会是一项艰巨的任务。

接下来的段落总结了迄今为止的工作，从传统的基于波形的能量掩蔽模型开始，该模型最初是为检测噪声中的音调而开发的。接着讨论了将这些模型扩展到专门预测含噪语音可懂度。然后简要介绍了最近的工作，考虑语音被语音掩蔽时强烈频谱波动的重要性。这些现有的模型都没有明确地解释信息掩蔽的作用，但是通过比较模型的预测，这些模型包含了当前可能描述的尽可能多的因素，然后就有可能估计出未被解释的掩蔽效应，并开始开发可能更全面的新模型。

最早的双耳模型仅仅是基于目标和掩蔽波形在耳间值的差异。基于杰弗里斯（Jeffress）提出的对双耳刺激中耳间时间延迟/差（Interaural Time Delay/Difference，ITD）敏感的检测器网络[67]，韦伯斯特（Webster）认为 ITD 可能是检测噪声中音调的双耳优势的基础[68]。这一概念得到了杰弗里斯和同事的发现的有力支持[69]，它仍然是一个关于双耳优势检测机制的可行假设。杜拉赫（Durlach）提出了另一个早期的模型来解释双耳检测的优势，并将其称为"均衡–消除（Equalization-Cancellation，EC）"模型[70]。简单地说，均衡–消除模型假设了一个使用耳间时间和强度补偿掩蔽的双耳均衡，然后（部分）取消掩蔽能量，从而提高刺激内部表示中目标与掩蔽的比例。即使在今天，这两种模型，或这两种模型的变体，构成了对双耳掩蔽释放的大多数解释的基础，对于可能实现其加工的生理机制，仍然存在着积极的讨论和辩论。

这两个模型以及为适应模型参数的变化而提出的修改，已经发展了几十年。起初，工作重点是噪声中的音调掩蔽实验，其目标是考虑目标音调的频率和持续时间等参数的变化，最终考虑目标音调的耳间参数。类似的关于检测阈值如何依赖于高斯掩蔽噪声的参数的研究，包括电平、中心频率和带宽以及耳间差异参数（如时间延迟、相位、电平及其相互作用）有助于这些模型的细化。对这些早期工作的总结可以在科尔伯恩（Colburn）和杜拉赫（Durlach）发表的文献[71]中找到。

与混叠语音掩蔽的一般情况一样，早期的模型试图解释由于目标和掩蔽的听觉差异而导致的语音掩蔽的释放，这些模型关注的是语音被噪声掩蔽的情况，并假设所发生的掩蔽主要是能量掩蔽。这种双耳掩蔽释放的观点在莱维特（Levitt）和拉比纳（Rabiner）的工作中得到了大力支持[72-73]，将已知频率依赖的掩蔽级差（Masking Level Difference，MLD）和清晰度指数（Articulation Index，AI）理论[10]结合，成功地预测了噪声掩蔽下目标语音的不同耳间参数对掩蔽语音检测和识别性能的改善。莱维特和拉比纳基于经验操作的测试包括反转耳间相位或延迟相对于掩蔽噪声的目标语音波形，并在不同的频率区域这样做。双耳增益在可懂度方面为 AI 独立频段，假设与该频带的掩蔽级差大小直接相关。祖雷克（Zurek）将这种成功方法推广到自由场环境下的语音被语音频谱形状的噪声所掩蔽的情况[73]，他除了在耳机下测量的 MLD 的双耳分析之外，还考虑了头部阴影的影响。祖雷克的模型预测的最大效益是 8～10 分贝，大致被在时间（MLD）和强度（头部阴影）中的耳间差异平分。祖雷克的工作很好地描述了阈值对目标语音角度和掩蔽噪声角度的空间依赖性。单耳听力的表现也被考虑在内。总之，这项工作很好地支持了这一观点，即对于这些噪声掩蔽情况，频带是独立处理的，并结合利用每个频带中可用的信噪比优势。在莱维特、拉比纳[72-73]和祖雷克[74]的工作中，并没有具体说明在实验中发现的双耳优势的潜在机制，但假设与产生模型预测所依据的掩蔽级差相同。

值得注意的是，到目前为止所讨论的所有建模都是基于噪声对语音接收的掩蔽，而噪声对语音接收的掩蔽与语音掩蔽的区别是多方面的。在声学差异方面，语音掩蔽的包络比稳态噪声掩蔽（甚至窄带滤波掩蔽）波动更大，有时，在一个或多个频带内，语音掩蔽的影响可能是微不足道的（例如，在由句子组成的单词之间的间隙，或在低粒度的音素中，如不发音的辅音）。一种解决这种掩蔽包络的"听力下降"的方法是分析双耳性能，通过在单独的时间–频率片段内使用加权组合的信噪比（时频单位；查阅文献[75-76]）。莱伯根及其同事将该方法用于振幅调制噪声和语音掩蔽的单耳语音清晰度模型[77]。

在一系列的研究中，这种依赖于时间的处理方法被扩展到双耳模型。贝特尔曼等人（Beutelmann）[78]通过允许处理参数随时间变化，扩展了他们在宽带噪声中语音的双耳建模（参见贝特尔曼（Beutelmann）等人[79]）。基本上，他们考虑在单独的时频片段中进行处理，这样他们就可以为掩蔽使用适当的参数，以便及时调整掩蔽。他们的模型在比较不同类型的掩蔽时非常成功。他们得出的结论是，听者能够根据单独的时频单元对刺激进行双耳处理，这支持了双耳模型参数可以相应地变化的观点。万（Wan）等人也提出了这种时间依赖的均衡–消除处理方法，并将其用于多个语音掩蔽的情况建模[80-81]。他们推断独立的语音掩蔽声源在不同的时间和频率间隔中占主导地位，因此把处理调整到主导声源将允许更有效的消除。万等人证明了在多语音掩蔽存在下，许多（但不是全部）语音辨别的空间属性都可以用这种类型的双耳模型来描述[81]。所有这些模型的变化都基于均衡–消除模型的扩展。这些模型实现的基本处理过程如图4-9所示。

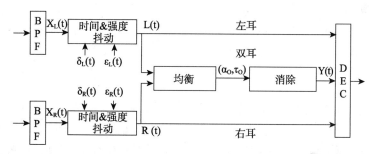

图4-9　将杜拉赫的均衡–消除模型[70]修改为包含时变抖动。最左边的框表示带通滤波阶段（BPF）以及为左右单耳信道添加的时间和强度"抖动"。均衡和消除的双耳处理阶段显示在中心框中，然后是决策机制（DECision mechanism，DEC）。在这里使用的短时均衡–消除（Short-Time EC，STEC）模型中，在每一个时间窗内调整 α_O 和 T_O 参数以获得最优的掩蔽消除（图片来自文献[81]，并获得许可）

模型的输入是到达左右耳的声波波形。这些波形中的每一个都通过一组相邻的带通滤波器。这些信号在双耳通路和两个单耳通路中都有表现，并在时间和振幅上受到时变"抖动"的破坏。这些值分别应用于各个频率通道中，均衡和消除过程分别发生在各个时频单元中。采用矩形的20毫秒滑动时间窗的相邻时间窗重叠10毫秒。

这些应用于多个语音源的双耳模型还没有被修改为显式地包含信息掩蔽。当目标和掩蔽语音源同时存在，且没有空间线索来分离掩蔽和目标时，仅依赖于其他可用的目标声源分离线索，目标声源的混淆可能会导致大量信息掩蔽。然而，当语音掩蔽与目标在空间上分离时，关于目标词是来自目标声源方向还是来自掩蔽声源方向的混淆大大减少，从而减少了目标声源混淆和信息掩蔽。如图4-10所示，以两个语音掩蔽为例，将短时均衡–消除模型应用于两侧独立掩蔽的情况，作为掩蔽与中心目标分离的函数。

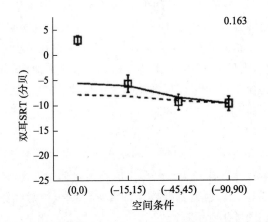

图4-10   模拟并测量了双耳语音接受阈值（SRT），它是两个语音掩蔽在0°方位角上与目标说话者的空间分离的函数。符号是马龙及其同事的测量值[43]，误差条是一个标准误差。预测值由实线（短时均衡–消除模型）和虚线（稳态均衡–消除模型）连接。图右上角的数字给出了语音可懂度指标判据的值，该判据是为了匹配（−90°，+90°）条件下的短时均衡–消除预测和数据（图片来自文献[81]，并获得许可）

更具体地说，图 4-10 显示了获得的[43]和预测的语音接受阈值，在这种情况下，语音目标从听者的正前方（0°方位角）呈现，两个独立的语音掩蔽从与目标对称分离的位置呈现。短时均衡–消除模型的预测由实线连接。虚线连接来自稳态均衡–消除（Steady-State Equalization-Cancellation，SSEC）模型的预测，对时间没有选择性[80]。注意，预测值与广泛分离（−90°，+90°）掩蔽条件的阈值相吻合（通过调整模型中的常数）。模型较好地捕捉到±15°和±45°角分离阈值，反映了模型描述掩蔽释放空间方面的能力。模型中信息掩蔽的缺乏表现在，当掩蔽量比（−15°，+15°）分离情况下大近 10 分贝时，同时存在情况的拟合度较差。当声源同时存在时，掩蔽的这种大幅度增加与语音掩蔽和语音目标之间的显著混淆相一致。由于目标和掩蔽之间有很强的相似性（两者都是协调相应测量语句），在某些情况下，表现并不比仅仅关注更激烈（更大声）的谈话者所预期的效果好。在同时存在的条件下，得到的阈值约为 4 分贝，这与根据更高强度选择目标的思想是一致的。这说明了在混叠语音掩蔽的双耳模型中加入信息掩蔽的必要性。即使当信噪比足够在时频的合理子集中提取目标信息时，感知/识别包含目标本身信息的样本的困难也会导致错误。

双耳处理的最终结果可以从概念上被看作是实现了一个"空间滤波器"，它沿着水平（方位）维度（或潜在的其他空间维度）衰减声音。阿波加斯特和基德提出了这一观点[35]，他们使用"探针-信号"方法的一种变化来获得在信息掩蔽高声场条件下方位角"调谐"的精度和响应时间测量。基本思想如图 4-11 所示。

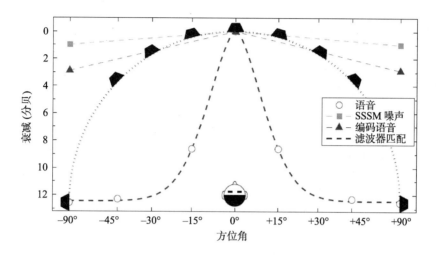

图 4-11 显示离轴声源衰减的空间调谐示意图，这是由于一种注意滤波器对不同声源位置（方位角）引起的耳间差异进行操作。滤波器对称地指向与 0°方位角对应的点（直接在模拟的听者前面）和 0 分贝衰减。衰减量假设等于人类语音识别实验[43]中以分贝绘制的掩蔽的空间释放（SRM），ROEX 滤波函数是对数据的最小二乘拟合。覆盖在空间滤波器图上的是第二个示意图，表示用于测量掩蔽的空间释放量的典型语音识别实验中听者和说话人的位置和排列。滤波器函数上的空心圆是两个独立语音掩蔽的群均值结果；正方形是使用相同的受试者和程序但两个独立的语音形状的语音包络调制噪声掩蔽[43]获得的数据；三角形表示来自于 8 通道噪声编码的掩蔽，这些掩蔽具有±600 微秒双耳时间差异，即分别在极左位置和极右位置

　　在这个例子中，一个听者位于一个大声讲话的说话人的半圆形的中心，在这里目标声源和掩蔽声源可能会出现。这种物理布局是通过说话人沿虚线半圆画出；这个示意图与坐标轴的标注无关，坐标轴用于将经验数据绘制为空心圆、正方形和三角形。这些数据都是针对目标声源位于 0°方位角的情况，并且掩蔽声源对称地位于绘制数据的不同方位角（以便在两个半球中都有类似滤波器的镜像）。纵坐标表示假设的"空间滤波器"的衰减。滤波器由平滑函数表示，在 0 分贝/0°方位角处达到峰值，对目标位置周围的非轴对称声音进行衰减。任意选择的滤波器函数具有"圆形指数"形状，常用于表示听觉系统沿频率维数的滤波。滤波参数的值由马龙[43]对混叠语音掩蔽数据的最小二乘拟合得到，这些阈值沿拟合函数绘制为空心圆。在马龙和他的同事的实验中，有两个独立的语音掩蔽，当它们分开时，对称地分布在目标位置周围（一边一个）。在语音识别实验中，滤波器的衰减量与掩蔽的空间释放量成正比；在这种情况下，马龙和同事的数据是使用 CRM 材料/流程获得的。最大衰减——等于最大掩蔽的空间释放量——约为 12 分贝。另外两组阈值也被绘制出来，表示掩蔽产生较低水平信

息掩蔽的结果：一组使用两个独立的语音形状的语音调制噪声（同样参见文献[43]），另一组表示由双耳时间差异（±600 微秒）分离得到的"扭曲"但是可理解的 8 通道噪声编码的语音[44]。这些阈值强调了基于注意力的空间滤波器可能产生的掩蔽的"衰减"量（即掩蔽释放）是由存在的信息掩蔽的数量限制的。

4.5　总结

在混叠语音掩蔽研究的早期历史中，主要的听觉和语音科学家考虑了非外围机制的潜在影响。尽管当时可用的经验工作通常不支持对掩蔽作用的外围成分和中心成分得出强有力的结论，但从米勒的工作中可以清楚地看出，诸如竞争性说话人的可懂度或听力环境的不确定性（例如，"不可能的声音效果"）等因素推动了他的实验设计[4]。切利在他那篇创造了"鸡尾酒会问题"一词的著名文章中[5]阐述了人类观察者可以用来解决混叠语音掩蔽问题的几个因素，其中一些从根本上涉及听觉外周以外的重要处理。他提出的证据表明，当听者在对侧侧耳听声音时，只感知到单耳听的无人注意的声音的某些属性，这证明了中枢效应的存在，并鼓励了随后数十年对声音的双耳处理的研究。然而，也许同样重要的是，在切利关于正常语音固有的转换概率的重要性的观察中，涉及一些复杂的高级机制。自然语言交流的各个场景（轮流发言，声源加入或离开听觉"场景"，不可预测的混合语音和非语音的竞争）均都涉及了对可预测性的利用（例如，"大量的可能性可以对抗噪音或掩蔽"）；以上这种观点没有得到充分的重视，但随着作为研究自然声场感知工具的进一步发展，这种被低估观察已经开始发现了越来越强的相关性。布罗德本特提供了混叠语音掩蔽的明确证据[6,17]，这些证据不能被声音的外围重叠所解释。布罗本特后来令人信服地论证了中心因素的重要作用。这些因素在解决混叠语音掩蔽问题中的重要性促使卡哈特等人提出了一个单独的掩蔽类别，称为知觉掩蔽，以解释其他无法解释的结果[24-25]。

现代文章中有许多例子可以证明信息掩蔽的影响。也就是说，除了能量掩蔽效应外，关于大的掩蔽效应的报道是很常见的，并且已经发现，在混叠语音条件下，导致对目标声源的感知分离的变量（不伴随能量掩蔽的减少）能够显著地从掩蔽中释放出来。在许多情况下，语言变量在产生或释放混叠语音掩蔽时所起的作用已经有了明确的证明，但这不能归因于声音外围重叠的变化。从历史上看，解释语音掩蔽的理论与一般的掩蔽理论是平行的。尽管这些理论很好地解释了由能量掩蔽主导的条件，但它们在解释由信息掩蔽主导的条件方面却不那么成功。关于信息掩蔽的原因，即使是早期的工作（如布罗德本特[17]）也暗示了选择性注意失败的重要作用。然而，注意和记忆之间的复杂相互作用，特别是理解多个话语流所固有的复杂性，提醒我们不要将信息掩蔽划分为简单的类别，也不要将其影响完全归因于任何单一的机制或过程（参见文献[1,26-27]）。

多年来，目标和掩蔽之间的双耳差异一直是大量建模工作研究的重点。这些模型最初是为了解释涉及音调或语音被噪声掩蔽实验中的经验发现。随着时间的推移，这些模型得到了发展，它们被用来解释语音掩蔽的一些频谱波动，从而允许模型参数在不同的频率通道甚至是小的时频单位之间变化。能够实现这种细粒度参数变化的潜在生理机制目前还不清楚，即它究竟是只对来自同一来源的时频单位的共同的低水平刺激特性做出反应，还是需要一些更高水平的影响。然而，即使对传统的双耳分析模型进行这些改进，其基本假设也不能充分说明信息掩蔽，如 4.4 节所述。只有包含目标能量的通道（或时频单元）才能控制性能，而所有其他通道/单元可被忽略，此种假设并没有呈现那些由掩蔽能量控制的单元的有害影响。然而，从混叠语音掩蔽的研究中可以清楚地看到，人类不能忽视这些单元中的非目标能量，它们可能对整体性能产生深远的影响。因此，通常最重要的不是在目标能量显著的单位中改进信噪比，而是在占主导地位的单位中最小化掩蔽能量。目前的建模方法可以适应这种情况（例如，均衡–消除模型可以使高信息掩蔽声源的位置为空），但是使用这种假定机制的高级流程相当复杂。

参考文献

[1] Mattys, S. L., Davis, M. H., Bradlow, A. R., & Scott, S. K. (2012). Speech recognition in adverse conditions: A review. Language and Cognitive Processes, 27(7–8), 953–978.

[2] Carlile, S. (2014). Active listening: Speech intelligibility in noisy environments. Acoustics Australia, 42, 98–104.

[3] Bronkhorst, A. W. (2015). The cocktail-party problem revisited: Early processing and selection of multi-talker speech. Attention, Perception, & Psychophysics, 77(5), 1465–1487.

[4] Miller, G. A. (1947). The masking of speech. Psychological Bulletin, 44(2), 105–129.

[5] Cherry, E. C. (1953). Some experiments on the recognition of speech, with one and two ears. The Journal of the Acoustical Society of America, 25(5), 975–979.

[6] Broadbent, D. E. (1952a). Listening to one of two synchronous messages. The Journal of Experimental Psychology, 44(1), 51–55.

[7] Kidd, G., Jr., Mason, C. R., Swaminathan, J., Roverud, E., et al. (2016). Determining the energetic and informational components of speech-on-speech masking. The Journal of the Acoustical Society of America, 140(1), 132–144.

[8] Fletcher, H. (1940). Auditory patterns. Review of Modern Physics, 12(1), 47–65.

[9] Egan, J. P., & Wiener, F. M. (1946). On the intelligibility of bands of speech in noise. The Journal of the Acoustical Society of America, 18(2), 435–441.

[10] French, N. R., & Steinberg, J. C. (1947). Factors governing the intelligibility of speech sounds. The Journal of the Acoustical Society of America, 19(1), 90–119.

[11] ANSI (American National Standards Institute). (1997). American National Standard: Methods for calculation of the speech intelligibility index. Melville, NY: Acoustical Society of America.

[12] Beranek, L. (1947). Design of speech communication systems. Proceedings of the Institute of Radio Engineers, 35(9), 880–890.

[13] Freyman, R. L., Helfer, K. S., McCall, D. D., & Clifton, R. K. (1999). The role of perceived spatial separation in the unmasking of speech. The Journal of the Acoustical Society of America, 106 (6),

3578–3588.

[14] Brungart, D. S. (2001). Informational and energetic masking effects in the perception of two simultaneous talkers. The Journal of the Acoustical Society of America, 109(3), 1101–1109.

[15] Arbogast, T. L., Mason, C. R., & Kidd, G., Jr. (2002). The effect of spatial separation on informational and energetic masking of speech. The Journal of the Acoustical Society of America, 112(5), 2086–2098.

[16] Schubotz, W., Brand, T., Kollmeier, B., & Ewert, S. D. (2016). Monaural speech intelligibility and detection in maskers with varying amounts of spectro-temporal speech features. The Journal of the Acoustical Society of America, 140(1), 524–540.

[17] Broadbent, D. E. (1952b). Failures of attention in selective listening. The Journal of Experimental Psychology, 44(6), 428–433.

[18] Johnsrude, I. S., Mackey, A., Hakyemez, H., Alexander, E., et al. (2013). Swinging at a cocktail party: Voice familiarity aids speech perception in the presence of a competing voice. Psychological Science, 24, 1995–2004.

[19] Samson, F., & Johnsrude, I. S. (2016). Effects of a consistent target or masker voice on target speech intelligibility in two- and three-talker mixtures. The Journal of the Acoustical Society of America, 139(3), 1037–1046.

[20] Broadbent, D. E. (1958). Perception and communication. Oxford: Pergamon Press.

[21] Schubert, E. D., & Schultz, M. C. (1962). Some aspects of binaural signal selection. The Journal of the Acoustical Society of America, 34(6), 844–849.

[22] Hirsh, I. J. (1948). The influence of interaural phase on interaural summation and inhibition. The Journal of the Acoustical Society of America, 20(4), 536–544.

[23] Licklider, J. C. R. (1948). The influence of interaural phase relations upon the masking of speech by white noise. The Journal of the Acoustical Society of America, 20(2), 150–159.

[24] Carhart, R., Tillman, T. W., & Greetis, E. S. (1969a). Release from multiple maskers: Effects of interaural time disparities. The Journal of the Acoustical Society of America, 45(2), 411–418.

[25] Carhart, R., Tillman, T. W., & Greetis, E. S. (1969b). Perceptual masking in multiple sound backgrounds. The Journal of the Acoustical Society of America, 45(3), 694–703.

[26] Kidd, G., Jr., Best, V., & Mason, C. R. (2008a). Listening to every other word: Examining the strength of linkage variables in forming streams of speech. The Journal of the Acoustical Society of America, 124(6), 3793–3802.

[27] Watson, C. S. (2005). Some comments on informational masking. Acta Acustica united with Acustica, 91(3), 502–512.

[28] Brungart, D. S., & Simpson, B. D. (2004). Within-ear and across-ear interference in a dichotic cocktail party listening task: Effects of masker uncertainty. The Journal of the Acoustical Society of America, 115(1), 301–310.

[29] Iyer, N., Brungart, D. S., & Simpson, B. D. (2010). Effects of target-masker contextual similarity on the multimasker penalty in a three-talker diotic listening task. The Journal of the Acoustical Society of America, 128(5), 2998–3010.

[30] Freyman, R. L., Helfer, K. S., & Balakrishnan, U. (2007). Variability and uncertainty in masking by competing speech. The Journal of the Acoustical Society of America, 121(2), 1040–1046.

[31] Kidd, G., Jr., Arbogast, T. L., Mason, C. R., & Gallun, F. J. (2005). The advantage of knowing where to listen. The Journal of the Acoustical Society of America, 118(6), 3804–3815.

[32] Best, V., Ozmeral, E. J., & Shinn-Cunningham, B. G. (2007). Visually-guided attention enhances target identification in a complex auditory scene. The Journal of the Association for Research in Otolaryngology, 8, 294–304.

[33] Kidd, G., Jr., Mason, C. R., & Best, V. (2014). The role of syntax in maintaining the integrity of streams of speech. The Journal of the Acoustical Society of America, 135(2), 766–777.

[34] Webster, J. C. (1983). Applied research on competing messages. In J. V. Tobias & E. D. Schubert (Eds.), Hearing research and theory (Vol. 2, pp. 93–123). New York: Academic Press.

[35] Arbogast, T. L., & Kidd, G., Jr. (2000). Evidence for spatial tuning in informational masking using the probe-signal method. The Journal of the Acoustical Society of America, 108(4), 1803–1810.

[36] Brungart, D. S., Chang, P. S., Simpson, B. D., & Wang, D. (2006). Isolating the energetic component of speech-on-speech masking with ideal time-frequency segregation. The Journal of the Acoustical Society of America, 120(6), 4007–4018.

[37] Brungart, D. S., Chang, P. S., Simpson, B. D., & Wang, D. (2009). Multitalker speech perception with ideal time-frequency segregation: Effects of voice characteristics and number of talkers. The Journal of the Acoustical Society of America, 125(6), 4006–4022.

[38] Kellogg, E. W. (1939). Reversed speech. The Journal of the Acoustical Society of America, 10(4), 324–326.

[39] Hygge, S., Ronnberg, J., Larsby, B., & Arlinger, S. (1992). 'Normal hearing and hearing-impaired subjects' ability to just follow conversation in competing speech, reversed speech, and noise backgrounds. Journal of Speech and Hearing Research, 35(1), 208–215.

[40] Dirks, D. D., & Bower, D. R. (1969). Masking effects of speech competing messages. Journal of Speech and Hearing Research, 12(2), 229–245.

[41] Speaks, C., & Jerger, J. (1965). Method for measurement of speech identification. Journal of Speech and Hearing Research, 8(2), 185–194.

[42] Freyman, R. L., Balakrishnan, U., & Helfer, K. S. (2001). Spatial release from informational masking in speech recognition. The Journal of the Acoustical Society of America, 109(5), 2112–2122.

[43] Marrone, N. L., Mason, C. R., & Kidd, G., Jr. (2008). Tuning in the spatial dimension: Evidence from a masked speech identification task. The Journal of the Acoustical Society of America, 124(2), 1146–1158.

[44] Best, V., Marrone, N., Mason, C. R., & Kidd, G., Jr. (2012). The influence of non-spatial factors on measures of spatial release from masking. The Journal of the Acoustical Society of America, 131(4), 3103–3110.

[45] Kidd, G., Jr., Mason, C. R., Best, V., & Marrone, N. L. (2010). Stimulus factors influencing spatial release from speech on speech masking. The Journal of the Acoustical Society of America, 128(4), 1965–1978.

[46] Rhebergen, K. S., Versfeld, N. J., & Dreschler, W. A. (2005). Release from informational masking by time reversal of native and non-native interfering speech. The Journal of the Acoustical Society of America, 118(3), 1274–1277.

[47] Kidd, G., Jr., Mason, C. R., Richards, V. M., Gallun, F. J., & Durlach, N. I. (2008b). Informational masking. In W. A. Yost, A. N. Popper, & R. R. Fay (Eds.), Auditory perception of sound sources (pp. 143–190). New York: Springer Science + Business Media.

[48] Best, V., Mason, C. R., & Kidd, G., Jr. (2011). Spatial release from masking as a function of the temporal overlap of competing maskers. The Journal of the Acoustical Society of America, 129(3), 1616–1625.

[49] Swaminathan, J., Mason, C. R., Streeter, T. M., Best, V. A., et al. (2015). Musical training and the cocktail party problem. Scientific Reports, 5, 1–10, No. 11628.

[50] Clayton, K. K., Swaminathan, J., Yazdanbakhsh, A., Patel, A. D., & Kidd, G., Jr. (2016). Exectutive function, visual attention and the cocktail party problem in musicians and non-musicians. PLoS ONE, 11(7), e0157638.

[51] Başkent, D. & Gaudrain, E. (2016). Musician advantage for speech-on-speech perception. The Journal of the Acoustical Society of America, 139(3), EL51–EL56.

[52] Van Engen, K. J., & Bradlow, A. R. (2007). Sentence recognition in native- and foreign-language multi-talker background noise. The Journal of the Acoustical Society of America, 121(1), 519–526.

[53] Calandruccio, L., Dhar, S., & Bradlow, A. R. (2010). Speech-on-speech masking with variable access to the linguistic content of the masker speech. The Journal of the Acoustical Society of America, 128(2), 860–869.

[54] Calandruccio, L., Brouwer, S., Van Engen, K., Dhar, S., & Bradlow, A. (2013). Masking release due to linguistic and phonetic dissimilarity between the target and masker speech. American Journal of Audiology, 22(1), 157–164.

[55] Cooke, M., Lecumberri, M. G., & Barker, J. (2008). The foreign language cocktail party problem: Energetic and informational masking effects in non-native speech perception. The Journal of the Acoustical Society of America, 123(1), 414–427.

[56] Brouwer, S., Van Engen, K., Calandruccio, L., & Bradlow, A. R. (2012). Linguistic contributions to speech-on-speech masking for native and non-native listeners: Language familiarity and semantic content. The Journal of the Acoustical Society of America, 131(2), 1449–1464.

[57] Ezzatian, P., Avivi, M., & Schneider, B. A. (2010). Do nonnative listeners benefit as much as native listeners from spatial cues that release speech from masking? Speech Communication, 52(11), 919–929.

[58] Newman, R. (2009). Infants' listening in multitalker environments: Effect of the number of background talkers. Attention, Perception, & Psychophysics, 71(4), 822–836.

[59] Newman, R. S., Morini, G., Ahsan, F., & Kidd, G., Jr. (2015). Linguistically-based informational masking in preschool children. The Journal of the Acoustical Society of America, 138(1), EL93–EL98.

[60] Buss, E., Grose, J., & Hall, J. W., III. (2016). Effect of response context and masker type on word recognition. The Journal of the Acoustical Society of America, 140(2), 968–977.

[61] Calandruccio, L., Leibold, L. J., & Buss, E. (2016). Linguistic masking release in school-age children and adults. American Journal of Audiology, 25, 34–40.

[62] Kalikow, D. N., Stevens, K. N., & Elliot, L. L. (1977). Development of a test of speech intelligibility in noise using sentence materials with controlled word predictability. The Journal of the Acoustical Society of America, 61(5), 1337–1351.

[63] Uslar, V. N., Carroll, R., Hanke, M., Hamann, C., et al. (2013). Development and evaluation of a linguistically and audiologically controlled sentence intelligibility test. The Journal of the Acoustical Society of America, 134(4), 3039–3056.

[64] Helfer, K. S., & Jesse, A. (2015). Lexical influences on competing speech perception in younger, middle-aged, and older adults. The Journal of the Acoustical Society of America, 138(1), 363–376.

[65] Freyman, R. L., Balakrishnan, U., & Helfer, K. S. (2004). Effect of number of masker talkers and auditory priming on informational masking in speech recognition. The Journal of the Acoustical Society of America, 115(5), 2246–2256.

[66] Brouwer, S., Van Engen, K., Calandruccio, L., & Bradlow, A. R. (2012). Linguistic contributions to speech-on-speech masking for native and non-native listeners: Language familiarity and semantic content. The Journal of the Acoustical Society of America, 131(2), 1449–1464.

[67] Jeffress, L. A. (1948). A place theory of sound localization. Journal of Comparative and Physiological Psychology, 41(1), 35–39.

[68] Webster, F. A. (1951). The influence of interaural phase on masked thresholds. I: The role of interaural time-deviation. The Journal of the Acoustical Society of America, 23(4), 452–462.

[69] Jeffress, L. A., Blodgett, H. C., Sandel, T. T., & Wood, C. L. III. (1956). Masking of tonal signals. The Journal of the Acoustical Society of America, 28(3), 416–426.

[70] Durlach, N. I. (1963). Equalization and cancellation theory of binaural masking-level differences. The Journal of the Acoustical Society of America, 35(8), 1206–1218.

[71] Colburn, H. S., & Durlach, N. I. (1978). Models of binaural interaction. In E. Carterette & M. Friedman (Eds.), Handbook of perception: Hearing (Vol. 4, pp. 467–518). New York: Academic Press.

[72] Levitt, H., & Rabiner, L. R. (1967a). Binaural release from masking for speech and gain in intelligibility. The Journal of the Acoustical Society of America, 42(3), 601–608.

[73] Levitt, H., & Rabiner, L. R. (1967b). Predicting binaural gain in intelligibility and release from masking for speech. The Journal of the Acoustical Society of America, 42(4), 820–829.

[74] Zurek, P. M. (1993). Binaural advantages and directional effects in speech intelligibility. In G. A. Studebaker & I. Hochberg (Eds.), Acoustical factors affecting hearing aid performance (pp. 255–276). Boston: Ally.

[75] Brungart, D. S., & Iyer, N. (2012). Better-ear glimpsing efficiency with symmetrically-placed interfering talkers. The Journal of the Acoustical Society of America, 132(4), 545–2556.

[76] Best, V., Mason, C. R., Kidd, G. Jr., Iyer, N., & Brungart, D. S. (2015). Better ear glimpsing efficiency in hearing-impaired listeners. The Journal of the Acoustical Society of America, 137(2), EL213–EL219.

[77] Rhebergen, K. S., Versfeld, N. J., & Dreschler, W. A. (2006). Extended speech intelligibility index for the prediction of the speech reception threshold in fluctuating noise. The Journal of the Acoustical Society of America, 120(6), 3988–3997.

[78] Beutelmann, R., Brand, T., & Kollmeier, B. (2010). Revision, extension, and evaluation of a binaural speech intelligibility model. The Journal of the Acoustical Society of America, 127(4), 2479–2497.

[79] Beutelmann, R., Brand, T., & Kollmeier, B. (2009). Prediction of binaural speech intelligibility with frequency-dependent interaural phase differences. The Journal of the Acoustical Society of America, 126(3), 1359–1368.

[80] Wan, R., Durlach, N. I., & Colburn, H. S. (2010). Application of an extended equalizationcancellation model to speech intelligibility with spatially distributed maskers. The Journal of the Acoustical Society of America, 128(6), 3678–3690.

[81] Wan, R., Durlach, N. I., & Colburn, H. S. (2014). Application of a short-time version of the equalization-cancellation model to speech intelligibility experiments. The Journal of the Acoustical Society of America, 136(2), 768–776.

第 5 章

鸡尾酒会问题的建模

穆尼亚·艾希拉里（Mounya Elhilali）

摘要： 对于鸡尾酒会问题的建模而言，开发一个能够描述听觉系统在面对复杂听觉场景时作用的计算框架是有必要的。虽然面对复杂听觉场景的感知能力在人类和动物中非常普遍，甚至其可以完全出于本能，但将这一非凡的能力转化为定量的模型仍然是一个挑战。本章探讨了在确定听觉场景分析的理论原则方面所面临的困难以及将当前我们所能掌握的关于感知和生理数据的形式化表达协调到计算理论的框架中时所面临的种种挑战。本章回顾了目前已有文献提出的用于开发能够处理多源声音输入的信息系统所涉及的一些计算理论、算法策略和神经学基础。由于鸡尾酒会问题涉及的各类不同学科的研究兴趣并不完全一致，针对这一问题的现有文献的内容也是非常多样和具有多面性的。本章涉及从仿生模型到严格的工程系统中针对听觉场景分析的建模时使用的各种方法。

关键词： 计算听觉场景分析（Computational Auditory Scene Analysis），特征提取（Feature Extraction），推断模型（Inference Model），多通道音频信号（Multichannel Audio Signal），群体分离（Population Separation），感受野（Receptive Field），声源分离（Source Separation），立体声混合（Stereo Mixture），时间相干性（Temporal Coherence）

5.1 引言

在日常生活中，人类在面对复杂的听觉场景时会持续受到挑战。通常情况下，人们都需要关注特定声音源，或在相互影响的背景聊天中关注特定的对话，这种现象被称为"鸡尾酒会问题"[1]。无论是在一个真正的鸡尾酒会，还是走在繁忙的街道之中，或者在拥挤的咖啡店里进行一段对话，从特定声源传到听者耳朵的声音几乎从来不是孤立的。它们一贯都出现在同时有其他竞争声源和干扰声源的一个声学环境中。这个声景需要组织成有意义的感知，这个过程正式称为"听觉场景分析"(Auditory Scene Analysis,ASA)[1-2]。

听觉场景分析的挑战并不仅限于人类。动物,包括哺乳动物、企鹅、鸣鸟和鱼类,都必须克服类似的困难,才能在复杂的听觉场景进行正确导航,以躲避捕食者、寻找配偶以及定位它们的新生儿[3-4]。同样地,从军事通信和监控设备到智能手机,各类工程系统也面临着类似的挑战。与生物系统一样,这些技术必须导航其声景,以挑选出相关的声源(例如语音),同时忽略来自环绕声的干扰[5]。

需要注意的是,听觉场景分析不是一个可以在精确的框架中很容易定义的孤立过程。尽管它看似轻松和直观,但这是一个包含各种过程的多方面挑战。它是检测大脑、识别和分类声音客体的能力的基础;在严重扭曲和干扰的情况下,听觉场景分析也强有力地代表和维持这些表征;同时,它也根据复杂的目标和不断变化的声学声景指导行动和行为,适应和学习环境以及整合潜在的多模式感官线索与记忆、先验知识和期望中的信息,以提供对场景的全面了解。

由于其多层次的性质,建模听觉场景分析经常面临的现实是缺乏统一的观察视角或缺乏能够被一致认同的基准,以明确定义要实现的目标。这些目标也不尽相同,包含从仅跟踪场景中的特定目标到要对场景中所有声学要素进行完整扫描等。尽管存在这种复杂性,但在计算层面上解决这些问题是由以下几个目标驱动的。(1)大脑在严重的、未知的和动态的干扰中解析感官输入的各种信息并且追踪某个目标的能力,从根本上使得生物系统遥遥领先于现在最先进的工程系统。现代技术努力在计算系统中复制这种智能处理。这一目标仍然是音频和语音系统的圣杯之一[6]。(2)ASA 的计算模型可以为指导人类和动物问题的神经和感知研究提供强有力的视角[7]。(3)定义指导鸡尾酒会问题各个方面的理论原则,将指导该领域制定更好的基准,以比较各个系统的性能,并在各个定义好的子任务上将计算模型的实现与生物系统相匹配。(4)数学层面上的 ASA 模型也可以作为一个平台,检查不同感官模式的共性,并揭示在不同操作条件下或在各种不同的任务和环境中生物系统及工程系统的性能最优化和效率的问题。

5.2 定义"鸡尾酒会问题"中的问题

探索鸡尾酒会挑战的计算原理需要阐明问题本身的确切性质,同时也需要考虑能够应对这一挑战的模型架构。与任何复杂系统的研究一样,定义好系统对手头任务的输入和输出的性质非常重要。对于鸡尾酒会问题而言,在输入层面,输入最符合生物学的合理期望是声学信号。对应于声景的单麦克风或双麦克风的录制方法,声学信号可以以单耳或双耳的方式输入到听者的耳朵。当然,一些工程应用将这个概念扩展到可能的多个麦克风,尽管它远离了生物合理性,却成功扩展了系统的空间分辨率。这种设计充分利用了空间信息在分析复杂声景方面的作用,却并没有将工程应用限制在生物学的相同约束上。这一观点确实在鸡尾酒会问题的某些方面成功实现了许多的"解决方案"，例如通过使用独立成分分析（Independent Componet Analysis，ICA）[8]、其他盲源分离（Blind Source Separation，BSS）[9]和波束成形技术[10]。

出于计算模型对生物过程中所需的声音保真度的期望，尽管为计算模型选择输入通道的数目是一个相对简单的决定，但定义一个实际的目标来模拟鸡尾酒会实际上并不是一个非常明智的需求[11-12]。处理复杂场景的大脑机制可以在许多层面上进行解释。一个层次是作为分析或分割部分目标，将听觉场景分析定义为流分离问题，正如布雷格曼（Bregman）和坎贝尔（Campbell）所设想的那样[13-14]。在这个观点中，鸡尾酒会问题描述了一个任务，即听者面对来自多个来源的交织的声音序列时，大脑必须形成单独的感知流（或"声音客体"）。此层次的计算实现侧重于根据不同的声学属性（包括其空间位置）来分离不同的声源，并将适当的元素绑定在一起以表示多源混合听觉场景下的某个感知流。尽管该定义确定了计算算法的目标，但是当涉及定义声源的物理性质与感知流之间的确切关系时，它仍然保持很大程度的模糊性，并不构成确定的一对一的映射。

例如，想象一下交响乐大厅的观众正在欣赏管弦乐音乐会的情景。虽然各个声源可以在声学空间中离散地区分，但这种丰富的听觉场景的感性体验对于分离而言并非微不足道。模型应该将木管乐器与其他乐器区分开来，还是应该专注于长笛、单簧管或巴松管？单一定义此分离任务的粒度是不可行的。这种单一粒度最终取决于模型/系统的目标，或者（在模拟人类行为的情况下）取决于提供给听者的特定任务以及某一特定的行为指标。那这之后就带来了一个问题，即该种模型将有关来源的信息纳入分离过程的限度问题。一个专注于木管乐器的模型应该了解长笛或单簧管的声音吗？

更重要的是，听觉场景的分割会带来更多、更大的问题：分离是应局限于双流问题，该问题包括将前景（或目标）流与包含该场景的所有剩余部分的背景分开，还是应该分离听觉场景中真正代表"所有"可能的单个声音流？当被界定为图形–背景分离问题（Figure-Ground Segregation Problem）时，复杂性大大降低。但是，在纳入其他流程（例如选择性注意）以帮助确定目标特征或前景特征之前，它仍不完整。此外，它还要求指定针对目标（或目标类）的基本先验，例如目标具体是"什么"，其属性是什么以及是否有描述性或统计的模型来定义它们。

或者，我们可以采取不同的方法，将鸡尾酒会模式的总体目标视为从识别的角度出发。在这种情况下，目标是提供声景的可识别标签。这一观点与计算机视觉和视觉场景感知中常用的框架一致[15-16]并且已经建立了许多在声音技术和语音系统的具体应用[17]。开发此类系统是为了提供有关给定场景的各种信息描述，例如一段录音中是否存在人类语音？现在播放的旋律是什么？可以通过监听麦克风跟踪足迹吗？听诊器信号中是否有异常的心脏杂音？显然，可以从听觉场景传递的信息范围可能是无限的。

现有技术已成功侧重于此识别任务的特定方面，特别是在干扰背景音的参与下（如人类语言）识别单个目标系统[18]或曲调/旋律识别[19]。此外，一些系统侧重于识别导致场景本身的环境[20-21]，也有其他的一些系统专注于发生在监视和医疗系统场景中的异常或意外事件[22-23]，甚至试图从周围的声景学习[24]。

最后，另一部分工作从综合的角度来解释鸡尾酒会问题，即计算模型的目的是在分离过程之后生成各个单独的流（例如，音轨分离[19]），或类似于语音增强的目标[5]，通过抑制不需要的背景、回声和混响来提取目标流的更干净或去噪音的版本。在这些系统中，最终目标是生成一个简化或干净的听觉场景版本，该场景仅捕获一个或若干个感兴趣的信号。

总体而言，在评估此类系统的成功时，整个工作主体在处理听觉场景分析的计算基础时缺乏统一性，而这也带来了额外的挑战：它使得该类系统变得依赖于具体任务，并取决于建模人的观点。缺乏明确的目标是制约该领域进展的主要障碍之一，这一问题不仅限制了对现有模型的比较研究，而且限制了以现有工作机构为基础的渐进式创新。总而言之，鸡尾酒会问题从本质上是一个跨学科挑战，它涵盖神经科学、认知科学、行为科学、人类学、心理学、心理物理学和医学以及工程和计算机科学等领域。当然，每个学科的视角都强调问题的不同方面，并使得其各自的计算理论偏向于在不同的抽象和粒度级别上解决鸡尾酒会问题。

5.3 鸡尾酒会问题建模准则

鸡尾酒会问题属于一般信号处理系统的范畴，它可以很好地结合玛丽安（Marrian）模型进行构建。该类模型强调利用不同级别的粒度来理解基础过程[25]。虽然该模型具体的三级解释可能最终是不完整的[26]，但它为理解不同级别的信号处理提供了一个集成的框架。在最高级别，计算理论描述了系统的总体目标以及听觉场景分析模型需要实现的目标。就鸡尾酒会问题而言，这仍然是最具挑战性的层次之一。如 5.2 节所描述的，鸡尾酒会效应不是一个明确定义并达成一致的问题。大多数模型努力提供复杂音频信号的信息映射，无论是以分离流的形式、声音事件的识别还是生成同一场景下的一个变种。在下一个粒度级别，算法描述了为实现这一目标而采用的方法。这一级别包括基于分析、识别或生成的方法。在最低的实现级别，则详细介绍了基于计算指令基元层面算法的具体实现，或不同层级的神经机制。

5.3.1 算法策略

鸡尾酒会问题的大多数模型所实施的总体策略侧重于调用这种从传入的感官输入中提取具有"区别性"的线索的过程，以便促进不同声流或目标的区别选择。这是一项特别艰巨的任务，因为这些线索不仅在局部运行，而且随着声音流随时间的发展而在全局范围内运行。这些策略通常集中到几个标准方法中，如下所述。

1. 群体分离理论

"群体分离"理论及其相关"外围通道"的前提是，声音进入分离流的感知组织是由输入感官特性驱动神经群体之间的物理重叠决定的。范·诺登（Van Noorden）最初在他的博士工作[27]中提倡了这一原则，他特别强调了外围群体分离的作用。具体来说，能够激活分离外围通道（定义为拓扑频率通道或左右侧通道）的声音会引起分离流感知。事实上，一些研究为这一观察提供了支持，证实当声音占据单独的外围通道时，分离的听觉流的形成最为强烈[28-29]。

随后的一些实验对外围通道的具体前提提出了质疑。它们提出即使不同的声源共享共同的频率范围，一旦它们在另一个声学维度上有所不同，实际上也可以形成分离的流。许多心理声学研究表明，分离的声音流可能发生在具有不同的音色[30]、带宽[31]、振幅调制频率[32]、双耳音高[33]、未分辨音高[34]、相位[35]，或感知的空间位置[36-37]之间。虽然大多数刺激操作本身不会引起外围通道，但它们会产生声音源，从而导致在脑干或更高级别的听觉处理位置激活分离的神经通道。通过这种方式，这些发现仍然支持更一般的群体分离前提，即不同神经群体（无论是在听觉通路的外周还是在中心）的激活是它们在不同流中的感知分离的先决条件。

群体分离理论得到了许多神经生理学研究的支持，这些研究证实了特征选择性在听觉系统中的作用，即将感官线索组织成分离的感知流。从耳蜗核[38]到听觉皮层[39-40]，在不同处理水平的动物模型中已经发现了个体神经元位点的反应与流式传感的判断之间存在相关性的证据。对于人类而言，研究人员也已经利用脑电图（EEG）、脑磁图（MEG）和功能磁共振成像（fMRI）（参见第 7 章）等技术探索了流形成的神经相关性。总的来说，人类研究证实了特征选择性和音调组织在听觉途径中促进流分离方面的作用。

对计算模型方面而言，群体分离在听觉流组织中的作用可以解释为提供可区分的声学线索表示，从而将刺激映射到可分离的空间。通过将感官信号投影到新的特征空间中以提供数据完全不重叠或极少重叠的流形（Manifold），神经表示增强了场景中不同听觉流之间的可区分性，从而可以分离它们。此操作让人想起分类和回归技术，如支持向量机和基于内核的分类器[41-42]。

2. 时间相干性理论

一般的群体分离理论解释了许多关于由声音维度上足够突出的差异引起流分离的感知发现[43]。但是，它没有考虑流分离的关键方面，这些方面与不同的声音事件之间的相对时间有关。具体来说，由于声音随时间演变，复杂声学场景中各个部分之间的相对时间在决定这些部分是作为多个单独的流还是组成一个混合的整体时起着至关重要的作用。例如，一起开始的频率分量（例如它们同时发生）可能被视为组合在一起[44]，而几十毫秒的延迟足以产生分离的感知[45]。同样，在数百毫秒内随时间共同演化的频率通道可能被视为一个组，而相位不同步的元素则有可能被分离[46]。声音特征演变的这些较长的时间常数直接影响刺激诱导的神经反应的性质。事实上，如果多个声音分量，在类似频率空间上间隔足够远的话，将激活明显不同的频率选择性神经群，而不管是否被视为分离或分组[47]，从而违反了群体分离的前提。

　　时间相干性理论是作为群体分离理论的一种补充被提出的，其主要作用是解决群体分离理论的一些主要缺陷，特别是通过纳入神经反应中关于在较长时间常数中对声音的相对时间的信息[48]。这个概念强调了时间相干性的概念，即在较长的时间窗口（数百毫秒）内，彼此的响应有关联的若干个神经群应被视为表示了感知层面上的相干流；相反，响应异步的神经群应被视为代表可能属于不同流的声音。

　　通过将特征选择性（这是群体分离理论的核心）和按时间相干性分组的思想结合起来，可以获得如图 5-1 所示的听觉流形成的一般模型。该模型包括两个主要的自下而上阶段：

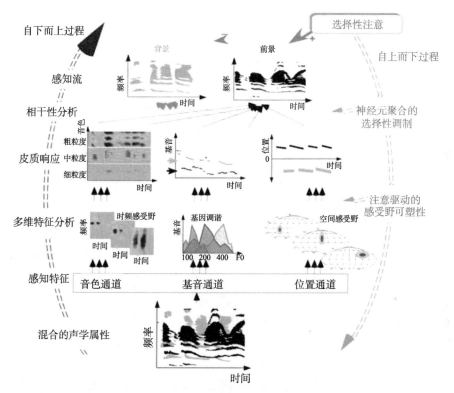

图 5-1　鸡尾酒会问题建模中时间相干性策略的原理图。首先通过听觉特征通道阵列分析由来自多个声源混合而成的输入信号（图底）。这些特征会提取多种线索（例如，空间位置、音高等），从而使得声音属性分离到不同的感知流上。此过程将低维声学信号投射到多维空间中，其中不同的声音成分占据该特征空间的单独的子空间，从而有效地分离输入的公共元素集合，并促进该过程听觉客体或流的形成。这个过程利用了神经元沿着听觉通路到听觉皮层水平的过程中复杂的时间–频率–空间选择性。相干过程在几百毫秒量级的"皮质"时间常数上跟踪此特征空间的轨迹，并将共同组合在一起的元素绑定在一起，从而形成远离背景的前景流的表示（图顶）。自上而下的过程，特别是选择性注意（右侧的箭头）可以通过施加反馈投影来调节整个过程，从而重塑皮质神经元的选择性或调节神经元的聚合。此过程有助于图形–背景分离问题（该图改编自沙玛（Shamma）等人的文献[50]）

特征分析阶段，然后是相干性分析阶段。声音特征的分析从频率映射开始，该频率映射模拟在耳蜗级别所执行的频谱分析。此初始频率分析的输出用于提取各种频谱和时间的声音特征，包括频谱形状和带宽、谐波、时间周期以及双耳间信号的时间和幅度的差异。为了便于计算和说明，这些不同的特征探测器被假定为在"地图"中组织。但是，必须注意的是，一般模型运行不需要声音特征的有序的地形学方面的表示。关键点在于，该模型包括对不同声音特征或特定特征的不同值有选择性的神经元。然后，这些神经元输出的时间相干性将这些元素结合在一起，这些元素随时间而共变，同时分离那些相对不同步的元素[49]。

值得注意的是，时间相干性理论属于几十年前为解决鸡尾酒会问题而提出的相关模型的一般范畴[51-52]。相关输出是通过神经耦合方式自主形成，该神经耦合允许神经元在由时间上约束的特征驱动情况下同步在一起，从而形成了拓扑图。这个概念在使用振荡网络的计算场景分析模型中已经被形式化了，其中每个同步振荡器的群体代表一个听觉流[52-53]。在大多数这类模型中，相关性被定义为沿着不同声学特征的时间轨迹之间的成对的瞬时的时间重合。

"时间相干性"的概念与声音元素之间的瞬时关联不同[49]。它强调特征选择性神经元在较长时间尺度上缓慢变化的时间输出之间的相关性，即数百毫秒的排列顺序[47,54]。这些时间尺度与哺乳动物初级听觉皮层中观察到的动态相适应。振荡模型和时间相干性模型之间的不同时间尺度之间的对比在公式（5.1）中突出显示了。

$$Cr_{ij} = \frac{1}{\Gamma} \int r_i(t) r_j(t) \mathrm{d}t \; 与 \; Ch_{ij} = \frac{1}{\Gamma} \int [r_i(t) *_t h_{\tau_k}(t)][r_j(t) *_t h_{\tau_k}(t)]^* \mathrm{d}t \qquad （5.1）$$

其中，$r_i(t)$ 是第 i 个特征通道中的刺激驱动响应，Γ 是合适选择的规范化常数，$*_t$ 表示随时间的卷积 t，$h_{\tau_k}(t)$ 是具有时间常数 τ_k 的调制选择滤波器的脉冲响应，$*$ 是共轭对称运算符，它解释了滤波器 $h_{\tau_k}(t)$ 被建模为复值系统的事实，该系统反映了时间积分通道 τ_k 的刺激的幅度和相位对齐。因此，尽管相关性和相干性都是计算不同特征通道的重合程度，它们在不同的时间尺度下运行。前者是跨特征通道对的瞬时关联，而后者是跟踪长期相关性的运算操作，由滤波器 $h_k(.)$ 随时间常数 τ_k 进行参数化。因此，相干性运算操作可以有效地跟踪跨特征通道的活动轨迹，从而在特征通道之间产生不同的相干性。

值得注意的是，在特征绑定的背景下，现有文献中使用的时间相干性[50]术语是指刺激诱导的神经活动的时间相干性，不应与内在产生的时间相干性（例如，gamma 波段的振荡）混淆。本章所描述的时间相干性特指前者。然而，刺激诱导的神经反应可能与内在产生的神经活动的时间模式发生相互作用（例如增强或抑制）[55]。

时间相干性在提供特征绑定框架方面的作用并不是听觉模态所独有的，而是在其他情境和其他感官方式中得到推进。有人提出类似的原则在视觉模式中所起到的作用[56-57]。此外，还有人推测，对应于不同感觉方式的皮层区域之间的时间相干性在原则上可以支持跨模态结合，例如唇语识别等任务。但目前而言，在听觉流形成的过程中，对于该种跨模态模式的确切作用还知之甚少[58-59]。

3. 推理理论

5.3.1 节第二小节所介绍的时间相干性概念是基于跟踪声音元素的时间层面的演变的概念。在这之外还有一个密切相关的策略被假定为组织复杂声学场景的基础神经过程，该策略就是基于预测或推断模型的策略[60]。基于推断的计算提供了一个框架，用于整合所有可用的线索（例如，感官层面的、上下文关联的、认知层面的线索），以得出对声景的可能解释。最初，此过程将声学输入映射到高维表示或特征图上（类似于群体分离的过程）。此映射沿某些维度将声学环境进行参数化，这些维度表示基于声学属性对声景的一种特定分解的可能性的估计。这种表示可以进一步与代表感官统计或声学特征动力学的先验以及潜在的上下文信息和任何其他先验知识集成。然后，使用最佳贝叶斯框架或替代的其他策略来推断有关听觉场景及其组成听觉流的知识[61-62]。

此推理过程可以采用多种形式。可以说，一个生物学上最可信的实现就是调用预测编码的方式。预测编码根据场景中潜在事件的预测性解释来处理感官信息[63-64]。这种处理背后的基础神经回路已经在不同的层级上被研究过，并且有人也推断这种处理机制包含跨感官的微型回路、顶叶皮层和额叶皮层[65]。在鸡尾酒会问题的背景下，这种机制与作为听觉场景感知的基本机制[60]的规律性跟踪的概念有关。在这个方案中，大脑的策略是通过推断声流的演变来捕捉场景中声源的行为及其时间依赖性统计：不断产生反映感官证据保真度的新期望，并将这些预期与场景中的持续动态相匹配。这种策略保证了听觉场景分析的计算模型的成功，这类模型被界定为在场景中发现可预测的模式[66-67]或作为一种跟踪操作来跟踪听觉场景中状态的演变，并将声源的过去行为与其预期轨迹[68]集成在一起。在许多方面，预测跟踪算法可以与时间相干性分析相关，前提是两个过程的时间动态在类似的"慢"时间尺度（4~20赫兹）下操作，而该尺度是与初级听觉皮层水平的神经元动力学相称的[69]。

4. 空间模型

声源的空间位置是促进听觉场景分析过程的强大线索之一（参见第 3 章）。来自空间同一位置的声学事件往往被视为属于同一流，而来自不同位置的事件往往被分配到不同的流[70]。当信号和掩蔽被认为位于不同的空间位置时，该种干扰对目标感知的影响就会大大降低，这种现象被称为掩蔽的空间释放[71]。声源的空间分离在多大程度上能够支持自下而上的流分离是一个热门的研究课题（参见第 6 章）。毫无疑问，空间线索是声音偏侧化以及复杂声景中客体选择的关键组成部分。因此，在使用两个或多个麦克风操作的多种听觉场景分析计算模型中，空间线索扮演了重要角色。

立体声和多麦克风应用的鸡尾酒会模型确实利用了场景的空间布局，要么与其他声学线索结合，要么完全基于空间处理。生物启发的模型依靠由耳间声音（幅度）水平、相位或时间差异表示的双耳线索，以促进来自不同位置的声音成分的分离[72]。这些生物启发的空间模型的核心是互相关或一致性检测的机制，它允许直接比较来自两个耳朵的信号。基于杰弗里斯提出的理论，在通常代表频率选择性神经群体的不同通道上，耳间互相关被计算出来。在这之后，一个中心加工阶段将会把跨频率和时间的互相关进行集成[73-74]。

在更以工程为中心的模型中，双耳线索与更基于概率的方法结合使用，作为补充的先验。或者双耳的线索用来传达对声源位置的限制[75-76]。在这一类工作中，声源或空间本身的统计结构在促进不同信号的分离方面发挥了更突出的作用。该系列的工作中最流行的方法是盲源分离（Blind Source Separation，BSS），它指的是利用声源的统计结构以盲（即无监督）方式分离信号的一系列技术[77-78]。一般来说，这些算法在一定的条件下分离声源是非常有效的。并且，通过科研工作者正在进行的研究来看，这些条件正在逐步地放宽[79-80]。

许多工程应用使用多个麦克风进一步扩展对场景的空间分析。多个拾取点声景（Soundscape）的丰富采样为空间采样和波束成形等技术打开了大门[81-82]。此类技术旨在利用麦克风阵列提取位于特定空间方向的目标声源。它们侧重于确定感兴趣的声音的到达方向，并且它们确实是一种有效的过滤方法，在三维空间中运行从而增强来自感兴趣方向的信号。尽管这些技术未能充分利用空间听觉的优点，但实际上一些技术已经取得了一定的有益效果。例如，它们采用可以判断目标声音方向的自适应波束形成器，或利用头部相关传输函数（Head-Related Transfer Function，HRTF）来重现头部定位，甚至结合室内声学模拟，最终在人类声源定位的任务中获益[83-84]。

5.3.2 神经学基础

5.3.1 节讨论的大多数策略都依赖于复杂的机器或物理的计算来实现对复杂场景的必要分析。我们通常认为，沿着听觉系统传入的声学信息所经过的路径会执行将感觉信号分解成其构成元素并将它们映射到感知流的任务[85]。该神经变换旨在提取各种声学特征，例如频率、频谱分布、幅度和频率调制以及耳间声学线索[86-87]。此特征表示是用于场景的判别表示的规范方案，其将特征的组织调解为分离的流[88]。

在计算层面上，传入信号可以建模为经历一系列从声学空间到新特征空间的映射，该特征空间的维度有助于将声音分量分离或分组到相应的感知流中。这种转变的核心是接受"感受野"的概念，它有助于提供听觉神经元灵敏度的功能描述以及提供参数化听觉特征空间的计算媒介[89]。感受野可以被认为是能够最好地驱动听觉神经元的时频声音特征的一种二维描述符，因此也称为时频感受野（SpectroTemporal Receptive Field，STRF）[90]。它可以被视为与时间相关的频谱传输函数，或频率相关的动态滤波器[91-92]。换句话说，如果将神经元视为动态系统，STRF 会沿时间和频率提供线性化系统函数的描述符，该描述符将不同时间瞬间的输入值 s 映射到当前输出（或响应）r 在此时刻 t 的值[93]，如公式（5.2）：

$$r(t) = \sum_f \int \text{STRF}(\tau, f) s(t-\tau, f) \mathrm{d}\tau \qquad (5.2)$$

感受野描述符已经在皮质下[94-95]以及皮质阶段被成功地近似[96-97]。总的来说，趋同证据表明，通过这些不同的感受野从外围到听觉皮层的转化积累，有助于提供分离声学场景的组成部分所需的丰富的高维空间[98-99]。

　　事实上，一些研究表明，将声音元素组织成听觉目标的心理表征，最早可能存在于初级听觉皮层（A1）[100-101]。通过皮质感受野查看的声音的神经表示包括至少跨越三个关键维度的丰富特征空间（图 5-2b）：（1）覆盖整个听觉范围的最佳频率（BF）[87,102]；（2）跨越从非常宽（2~3 个八度音节）到窄调谐（<0.25 个八度音节）的带宽[103-104]；（3）从非常慢到相对快（1~30 赫兹）的动态范围[97,105]。不同声学属性的这种可变性是混合声音的多维神经表示的核心，这反过来又有助于执行一些策略来建模鸡尾酒会问题[68,106]。听觉场景分析方面的最先进的模型也建立在相同的基础上，从丰富的特征空间扩展到非线性流形。目前使用深度信念网络、卷积神经网络和多变量分析的技术也被证明可以利用类似于在神经感受野中观察到的丰富的时频映射来促进声源分离的任务[107-108]。

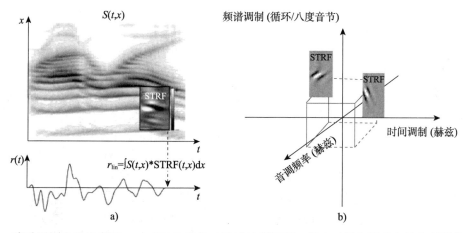

图 5-2　感受野概念的示意图。a）STRF 作为二维滤波器运行，其在时间和频率上整合刺激信息，最佳地匹配其选择性。相应的神经响应反映了最能驱动滤波器本身的信号分量。b）STRF 的选择性跨越一个高维空间，这个高维空间跨越音调频率、时间调制和频谱调制。每个 STRF 都可以被视为映射到该空间的一小部分。通过神经元网络的响应集合将对应于到高维空间的映射

5.4　鸡尾酒会问题的自下而上模型

　　推动鸡尾酒会问题建模工作的策略吸取了跨越工程学、心理学和神经科学社区的多个学科的观点。在声音频谱的一端，许多研究尝试了严格的工程方法，如盲源分离技术的成功应用[109-110]、统计的语音模型[111-112]和其他机器学习算法[113-114]。这些方法大多利用有关目标的统计知识（例如，现有数据库中目标说话人的声音），或者挖掘关于目标的物理或来源特征的数据（例如，关于来源的先验知识来构建系统噪声），或利用接收装置的空间特性（通常在多麦克风设置中）来关注所需的信号并进行分离[115-116]。不同声音来源（或至少是感兴趣的声音类别）的统计特征以及可能的独立性或特异性是这些方法的核心。

尽管这些算法取得了不可否认的成功，但往往违反人类和动物执行此任务的基本方面。它们通常受其自身数学公式的限制，大多适用于多传感器配置，并且/或需要事先掌握手头任务的先验知识以及需要事先的大量训练。从设计层面上讲，这些系统以感官环境的特定配置作为目标，或者针对感兴趣的任务或者目标需要首先具备一致情况的训练数据集或者掌握更一般的先验知识。这种对训练数据或任务的特定先验知识的依赖通常会限制这些算法在面对通用任务时的适用性。在这方面，这些计算方法与生物听觉之间的差距仍然很大。此类以工程为中心的系统的主要工作涉及从场景中提取的模式以及如何以最佳方式利用现有知识执行语音分离、语音识别或合成的任务。

以工程为中心的系统类别的最佳成功案例是自动语音识别系统[117-118]，这类系统专注于识别语音的声音，即使在有未知的干扰和背景噪音存在的情况下。虽然这些系统不能避免噪音的影响，但它们在提高识别准确性方面确实取得了很大进展。它们结合了声学和语言模型，这些模型代表了每个单词和单词序列的语音方面的统计表示，而这种统计特性本来是由语言的语法规则决定的。对于这种系统的训练，通常是由强大的机器学习工具（如卷积系统和深度学习技术）结合使用来完成的[119-120]。这些功能强大的工具与丰富的训练数据相结合，与传统的特征分析的细节区分开来，并通过模型统计结构的强大能力来补偿所选信号表示中的弱点。遗憾的是，这种形式限制了真正理解听觉系统中基础的声音处理的多尺度和并行处理的优势，并限制了将这些工程方法的成功转化为能够真正模仿大脑功能的鸡尾酒会模型。

在声音频谱的另一端是感知驱动的研究，侧重于研究影响听觉场景分析的因素，特别是分离/绑定的声学线索，而这些线索控制着对于来自同一环境中的多种声音模式的同步和持续整合[2,121]。这一方向上的努力激发了人们对构建生物启发系统的兴趣，这些系统可以对复杂的声音混合物进行智能处理。这些模型的早期实例化主要集中在声音的外围表示上。这些模型侧重于外围选择性，即可能允许不同通道之间的竞争导致占主导地位的前景流[122-123]。

其他研究采用更实用的方法来模拟鸡尾酒会问题；特别是利用突出的声学属性，可以跟踪个别来源，将它们从竞争的背景中进行分离。帕森斯（Parsons）[124]和温特劳布（Weintraub）[125]的早期工作侧重于跟踪并发多个说话人的音高频率。特定听觉特征（例如音调）的作用后来扩展到其他声学线索和分组的维度上。这一过程遵循了格式塔（Gestalt）原则和群体分离理论的基本前提，但具有不同的计算实现结合和整合阶段[126]。

声学特征的提取也是 5.3.1 节中提到的基于相关性模型的基石，它利用信号中不同振荡之间的同步特性作为不同组的感知流的一种表现[52,127]。单个振荡的同步由声音在频率和时间上的规律性所激发，也是因此多个振荡之间的横向连接也编码了不同信号在时间和频率上的谐波和近似程度。类似的特征提取的概念也是基于相干性的模型的核心，该模型强调时间整合在相对长的时间尺度中的作用；因此，该方法会通过哺乳动物初级听觉皮层上的时间属性的视角来进行特征分析[48-49]。

总的来说，复杂场景的听觉分析的仿生模型普遍地将声学特征的提取作为任何后续处理的基础。然而，这些实现很大程度上支持自下而上的处理视图（图 5-1），并且依赖于刺激事件的显著性。这些模型（除了少数例外）通常将目标导向的自上而下处理的错综复杂和不可或缺的贡献进行抽象，并且回避了在自上而下的形式下去结合真正自适应的和任务相关的神经加工机制。

5.5 自上而下的过程和鸡尾酒会问题

随着环境中声音的物理特性，听者利用他们近期和终生经历中学到的知识来进一步补充对于复杂听觉场景的处理[2,128]。这些学习的“模式”包括听者熟悉声源的统计结构（例如，自然声音）、关于特定来源的近期和长期记忆、对世界状态的期望（例如，通过人类声音产生的语音声音）以及听者自身的听觉注意状态，这种注意状态有助于将大脑过程引向感兴趣的目标，同时忽略背景干扰。这些过程被认为在解决鸡尾酒会问题中起着至关重要的作用，因为它们对可能的解决方案的空间施加了限制。它们可以被视为一种自上而下的反馈预测，用以控制听觉系统的表现以满足所需的行为。

在所有基于这种“模式”的流程中，自上而下机制中被最广泛研究的问题是注意力的问题（参见第 2 章）。它是场景分析过程中的关键组件，因为它决定了感兴趣的目标并将听者引导到所需的声源。从根本上讲，它充当的是一个处理的瓶颈，将神经资源适当地分配给声学场景中的具有一定信息量的事件，并选择性地过滤最相关的感官输入[129]。虽然在行为上显然至关重要，但注意力在听觉场景分析中的具体作用仍然是该领域一个悬而未决的问题。当然，注意力会强烈地影响流分离。例如，在听到一个或两个流时，在听到某些音调序列之间随时切换的能力可以被认为是一种注意力的作用，但在声学流中注意力是否有必要仍是一个存在争议的问题[130-131]。

目前大部分文献表明，至少某些形式的流分离是在没有引起注意的情况下发生的，即所谓的“原始”流分离[2,132]。如 5.3 节所述，绝大多数鸡尾酒会模型确实成功地实现了问题解决方案的再现，而没有任何选择性的注意作用。流分离也可以被认为是一个促进注意力的过程（而不是仅相反），因为只有成功地将单个频率的音调与其他音调分离，才有可能只关注单个频率的音调[133]。

在交替音调序列的情况下，范·诺登的早期工作通过定义裂变边界和一致性边界[27]这两个边界，提供了一个有用的区分。裂变边界定义了频率（或其他维度）上的差异，低于该频率差不可能进行分离，而一致性边界定义了不可能进行集成的点。这两个边界之间的区域可以被认为是在确定是听到一个流还是两个流时注意力可以起到特别重要作用的区域。

虽然鸡尾酒会问题的一些计算模型试图重现这些影响[122,134]，但他们并没有真正融入任何机制来操纵听者/模型的注意状态，或者通过注意力投射到前馈感觉处理来模仿假定的反馈控制。

在生理层面，越来越多的文献已经证明，整个成年期的听觉经验可以通过改变皮层图和通过改变初级听觉皮层中神经元的感受野特性来重塑皮质图和显著的局部效应而产生深远的全局效应[135-136]。这种显著的可塑性的确切形式是由声学刺激的频谱和时间特性的显著性或任务相关性决定的[137]。最近的发现还表明，皮质反应受到大脑注意力状态的强烈调节，并经历快速、短期和任务依赖性的变化，这些变化不仅反映了传入的感官线索，还反映了行为目标[138-139]。在这种适应性的可塑性下，底层皮质电路的选择性功能重组或重置会导致感受野特性的变化，从而在鸡尾酒会上增强感知能力[140]。

遗憾的是，现有工作在将认知或自适应机制纳入听觉皮质处理的数学模型中还存在明显的缺陷，从而也未能实现鸡尾酒会模型。这种缺陷本身是由信息缺乏和对神经机制的无知导致的，而这些神经机制是皮层回路在线适应不断变化的行为需求的能力的基础。相比之下，主动和自适应处理在视觉系统的模型中更为普遍。这些实现通常模拟视觉丘脑（LGN）中的预测编码、初级视觉皮层（V1）中的上下文调制、高级皮质区域（V2、V4 和区域 MT）中的注意调制以及顶叶和额叶皮质。这种系统的一个常用的形式是生成模型，据此，感官输入可以解释为由世界上隐藏的"原因"或"状态"引起[141]。然后，模型根据到达某个时间点的输入来估计这些原因的概率。基于隐藏原因或状态的建模适合预测编码，类似于 5.3.1 节第三小节中讨论的概念。换句话说，模型采用概率公式，其中优化函数可以定义为最大化后验概率，这相当于最小化此模型产生的预测误差。一些研究已经成功地将这些模型实现，作为早期和更高的视觉皮质处理的分层系统[142-143]。这类工作通常依赖于生成模型的线性公式，因此受益于现有的线性隐藏状态估计技术，如卡尔曼滤波。这些方法对这些潜在状态的跟踪也进行了形式化，通过连续调整模型的参数以适应视觉场景中的统计数据，从而给系统一个所需的可塑性行为。针对视觉方面的工作还探索了其他技术，以超越一般的生成模型方法。基于信念传播、图模型以及循环网络中推理的系统在将自上而下的反馈解释为先验概率方面表现出了不同的成功[144]。

最近建模鸡尾酒会效应及其生物学基础的模型和框架已经开始关注基于"模式"的过程的作用，特别是在自下而上和自上而下的形式中对有偏向的选择和感知事件组织的关注[50,145]。总之，鸡尾酒会模型中自上而下流程的整合方面的进展与揭示受认知影响的感知处理的神经机制的进展以及塑造复杂场景的听觉处理的反馈循环模型密切相关。

5.6　总结

听觉场景分析的挑战是生物科学和工程系统所共同面临的问题。计算听觉场景分析是一个年轻的领域，其旨在针对鸡尾酒会问题提供理论上的解释和解决方案，从而促进神经科学研究以及有利于音频技术方面的应用。虽然目前来看，这是一个比较远的目标，但将鸡尾酒会问题相关的感官现象转化为精确的数学公式，需要更简洁地定义问题，对所需系统提出明确的约束以及明确的可测量的结果和行为。事实上，鸡尾酒会问题是与处理复杂声景相关的多个任务的现象学的统一描述。这其中包含检测、识别、跟踪、描述以及语音合成。将这些问题转换为计算模型会使该领域有些分散。

尽管如此，丰富的计算模型提供了对大脑如何应对鸡尾酒会挑战的见解。从外围到听觉皮层的听觉通路，这些模型通过调用丰富的特征选择构成了神经处理的基础。沿着信息论的维度来看，深入感觉皮层的神经变换为混合声音的分离提供了部分解决方案，以便进行进一步处理。此外，诸如时间相干性之类的附加过程在绑定过程中起作用，该过程将相关声学线索组合到对应于感知客体的感知流上。计算模型还利用声源结构来跟踪声音事件随时间的规律或动态。

总而言之，受大脑过程启发的模型已经为解释从声源混合的声学空间到具有分离流的感知空间的转换奠定了概念基础。将此基础转化为实际工程应用并评估其有效性仍然是该领域的重大挑战之一。另外，其他因素，特别是基于模式的加工（例如，注意力、学习），在为鸡尾酒会问题制定完整解决方案时增加了额外的障碍，因为这部分也更接近对生物系统的模拟。尽管目前我们的知识还非常有限，但是随着基于模式的过程的神经基础的不断增长，它们在鸡尾酒会中的作用被不断探究，毫无疑问，真正智能的系统将会出现，这样的系统能够模仿大脑在处理鸡尾酒会问题时所表现出的复杂处理。

参考文献

[1] Cherry, E. C. (1953). Some experiments on the recognition of speech, with one and with two ears. The Journal of the Acoustical Society of America, 25(5), 975–979.

[2] Bregman, A. S. (1990). Auditory scene analysis: The perceptual organization of sound. Cambridge, MA: MIT Press.

[3] Izumi, A. (2002). Auditory stream segregation in Japanese monkeys. Cognition, 82(3), B113–B122.

[4] Aubin, T. (2004). Penguins and their noisy world. Annals of the Brazilian Academy of Sciences, 76(2), 279–283.

[5] Loizou, P. C. (2013). Speech enhancement: Theory and practice (2nd ed.). Boca Raton, FL: CRC Press.

[6] Wang, D. L., & Brown, G. J. (Eds.). (2006). Computational auditory scene analysis: Principles, algorithms and applications. Hoboken, NJ: Wiley-IEEE Press.

[7] Cisek, P., Drew, T., & Kalaska, J. (Eds.). (2007). Computational neuroscience: Theoretical insights into brain function. Philadelphia: Elsevier.

[8] Hyvarinen, A., Karhunen, J., & Oja, E. (2001). Independent component analysis. Hoboken, NJ: Wiley.

[9] Naik, G., & Wang, W. (Eds.). (2014). Blind source separation: Advances in theory, algorithms and applications. Berlin/Heidelberg: Springer-Verlag.

[10] van der Kouwe, A. W., Wang, D. L., & Brown, G. J. (2001). A comparison of auditory and blind separation techniques for speech segregation. IEEE Transactions on Speech and Audio Processing, 9(3), 189–195.

[11] Haykin, S., & Chen, Z. (2005). The cocktail party problem. Neural Computation, 17(9), 1875–1902.

[12] Lewicki, M. S., Olshausen, B. A., Surlykke, A., & Moss, C. F. (2014). Scene analysis in the natural

environment. Frontiers in Psychology, 5, 199.

[13] Bregman, A. S. (1981). Asking the 'what for' question in auditory perception. In M. Kubovy & J. Pomerantz (Eds.), Perceptual organization (pp. 99–118). Hillsdale, NJ: Lawrence Erlbaum Associates.

[14] Bregman, A. S., & Campbell, J. (1971). Primary auditory stream segregation and perception of order in rapid sequences of tones. Journal of Experimental Psychology, 89(2), 244–249.

[15] Riesenhuber, M., & Poggio, T. (2002). Neural mechanisms of object recognition. Current Opinion in Neurobiology, 12(2), 162–168.

[16] Xu, Y., & Chun, M. M. (2009). Selecting and perceiving multiple visual objects. Trends in Cognitive Sciences, 13(4), 167–174.

[17] Chen, F., & Jokinen, K. (Eds.). (2010). Speech technology: Theory and applications. New York: Springer Science+Business Media.

[18] Virtanen, T., Singh, R., & Bhiksha, R. (Eds.). (2012). Techniques for noise robustness in automatic speech recognition. Hoboken, NJ: Wiley.

[19] Collins, N. (2009). Introduction to computer music. Hoboken, NJ: Wiley.

[20] Patil, K., & Elhilali, M. (2013). Multiresolution auditory representations for scene recognition. In IEEE Workshop on Applications of Signal Processing to Audio and Acoustics (WASPAA), New Paltz, NY, October 20–23, 2013.

[21] Barchiesi, D., Giannoulis, D., Stowell, D., & Plumbley, M. D. (2015). Acoustic scene classification: Classifying environments from the sounds they produce. IEEE Signal Processing Magazine, 32(3), 16–34.

[22] Anemuller, J., Bach, J., Caputo, B., Havlena, M., et al. (2008). The DIRAC AWEAR audio-visual platform for detection of unexpected and incongruent events. In International Conference on Multimodal Interaction, (pp. 289–293).

[23] Kaya, E. M., & Elhilali, M. (2013). Abnormality detection in noisy biosignals. In Proceedings of the 35th Annual International Conference of the IEEE Engineering in Medicine and Biology Society (EMBC), Osaka, Japan (pp. 3949–3952).

[24] Buxton, H. (2003). Learning and understanding dynamic scene activity: A review. Image and Vision Computing, 21(1), 125–136.

[25] Marr, D. (1982). Vision. San Francisco: Freeman and Co.

[26] Poggio, T. (2012). The levels of understanding framework, revised. Computer Science and Artificial Intelligence Laboratory Technical Report MIT-CSAIL-TR-2012–014. Cambridge, MA: Massachusetts Institute of Technology.

[27] van Noorden, L. P. A. S. (1975). Temporal coherence in the perception of tone sequences. Ph. D. dissertation. Eindhoven, The Netherlands: Eindhoven University of Technology.

[28] van Noorden, L. P. A. S. (1977). Minimum differences of level and frequency for perceptual fission of tone sequences ABAB. The Journal of the Acoustical Society of America, 61(4), 1041–1045.

[29] Hartmann, W., & Johnson, D. (1991). Stream segregation and peripheral channeling. Music Perception, 9(2), 155–184.

[30] Cusack, R., & Roberts, B. (2000). Effects of differences in timbre on sequential grouping. Perception and Psychophysics, 62(5), 1112–1120.

[31] Cusack, R., & Roberts, B. (1999). Effects of similarity in bandwidth on the auditory sequential streaming of two-tone complexes. Perception, 28(10), 1281–1289.

[32] Grimault, N., Bacon, S. P., & Micheyl, C. (2002). Auditory stream segregation on the basis of amplitude-modulation rate. The Journal of the Acoustical Society of America, 111(3), 1340-1348.

[33] Akeroyd, M. A., Carlyon, R. P., & Deeks, J. M. (2005). Can dichotic pitches form two streams? The Journal of the Acoustical Society of America, 118(2), 977–981.

[34] Vliegen, J., & Oxenham, A. J. (1999). Sequential stream segregation in the absence of spectral cues. The Journal of the Acoustical Society of America, 105(1), 339–346.

[35] Roberts, B., Glasberg, B. R., & Moore, B. C. (2002). Primitive stream segregation of tone sequences without differences in fundamental frequency or passband. The Journal of the Acoustical Society of America, 112(5), 2074–2085.

[36] Darwin, C. J., & Hukin, R. W. (1999). Auditory objects of attention: The role of interaural time differences. Journal of Experimental Psychology: Human Perception and Performance, 25(3), 617–629.

[37] Gockel, H., Carlyon, R. P., & Micheyl, C. (1999). Context dependence of fundamental-frequency discrimination: Lateralized temporal fringes. The Journal of the Acoustical Society of America, 106(6), 3553–3563.

[38] Pressnitzer, D., Sayles, M., Micheyl, C., & Winter, I. M. (2008). Perceptual organization of sound begins in the auditory periphery. Current Biology, 18(15), 1124–1128.

[39] Micheyl, C., Carlyon, R. P., Gutschalk, A., Melcher, J. R., et al. (2007). The role of auditory cortex in the formation of auditory streams. Hearing Research, 229(1–2), 116–131.

[40] Itatani, N., & Klump, G. M. (2011). Neural correlates of auditory streaming of harmonic complex sounds with different phase relations in the songbird forebrain. Journal of Neurophysiology, 105(1), 188–199.

[41] Duda, R. O., Hart, P. E., & Stork, D. G. (2000). Pattern classification. Hoboken, NJ: Wiley.

[42] Herbrich, R. (2001). Learning kernel classifiers: Theory and algorithms. Cambridge, MA: MIT Press.

[43] Moore, B. C. J., & Gockel, H. (2002). Factors influencing sequential stream segregation. Acta Acustica, 88, 320–333.

[44] Darwin, C. J., & Carlyon, R. P. (1995). Auditory grouping. In B. C. J. Moore (Ed.), Hearing (pp. 387–424). Orlando, FL: Academic Press.

[45] Sheft, S. (2008). Envelope processing and sound-source perception. In W. A. Yost, A. Popper, & R. R. Fay (Eds.), Auditory perception of sound sources (pp. 233–280). New York: Springer Science+Business Media.

[46] Micheyl, C., Hanson, C., Demany, L., Shamma, S., & Oxenham, A. J. (2013). Auditory stream segregation for alternating and synchronous tones. Journal of Experimental Psychology: Human Perception and Performance, 39(6), 1568–1580.

[47] Elhilali, M., Ma, L., Micheyl, C., Oxenham, A. J., & Shamma, S. A. (2009). Temporal coherence in the perceptual organization and cortical representation of auditory scenes. Neuron, 61(2), 317–329.

[48] Shamma, S. A., Elhilali, M., & Micheyl, C. (2011). Temporal coherence and attention in auditory scene analysis. Trends in Neurosciences, 34(3), 114–123.

[49] Krishnan, L., Elhilali, M., & Shamma, S. (2014). Segregating complex sound sources through temporal coherence. PLoS Computational Biology, 10(12), e1003985.

[50] Shamma, S. A., Elhilali, M., & Micheyl, C. (2011). Temporal coherence and attention in auditory scene analysis. Trends in Neurosciences, 34(3), 114–123.

[51] von der Malsburg, C. (1994). The correlation theory of brain function. In E. Domany, L. Van Hemmenm, &

K. Schulten (Eds.), Models of neural networks (pp. 95–119). Berlin: Springer.

[52] Wang, D. L., & Brown, G. J. (1999). Separation of speech from interfering sounds based on oscillatory correlation. IEEE Transactions on Neural Networks, 10(3), 684–697.

[53] Brown, G. J., Barker, J., & Wang, D. (2001). A neural oscillator sound separator for missing data speech recognition. In Proceedings of International Joint Conference on Neural Networks, 2001 (IJCNN '01) (Vol. 4, pp. 2907–2912).

[54] Elhilali, M., Ma, L., Micheyl, C., Oxenham, A., & Shamma, S. (2010). Rate vs. temporal code? A spatio-temporal coherence model of the cortical basis of streaming. In E. Lopez-Poveda, A. Palmer & R. Meddis (Eds.), Auditory physiology, perception and models (pp. 497–506). New York: Springer Science+Business Media.

[55] Lakatos, P., Shah, A. S., Knuth, K. H., Ulbert, I., et al. (2005). An oscillatory hierarchy controlling neuronal excitability and stimulus processing in the auditory cortex. Journal of Neurophysiology, 94(3), 1904–1911.

[56] Alais, D., Blake, R., & Lee, S. H. (1998). Visual features that vary together over time group together over space. Nature Neuroscience, 1(2), 160–164.

[57] Blake, R., & Lee, S. H. (2005). The role of temporal structure in human vision. Behavioral and Cognitive Neuroscience Review, 4(1), 21–42.

[58] Almajai, I., & Milner, B. (2011). Visually derived wiener filters for speech enhancement. IEEE Transactions on Audio, Speech and Language Processing, 19(6), 1642–1651.

[59] Mirbagheri, M., Akram, S., & Shamma, S. (2012). An auditory inspired multimodal framework for speech enhancement. In Proceedings of the 13th Annual Conference of the International Speech Communication Association (INTERSPEECH), Portland, OR.

[60] Winkler, I., Denham, S. L., & Nelken, I. (2009). Modeling the auditory scene: Predictive regularity representations and perceptual objects. Trends in Cognitive Sciences, 13(12), 532–540.

[61] Friston, K. J. (2010). The free-energy principle: A unified brain theory? Nature Reviews Neuroscience, 11(2), 127–138.

[62] Elhilali, M. (2013). Bayesian inference in auditory scenes. In Proceedings of the 35th Annual International Conference of the IEEE Engineering in Medicine and Biology Society (EMBC), Osaka, Japan, (pp. 2792–2795).

[63] Mumford, D. (1992). On the computational architecture of the neocortex. II. The role of cortico-cortical loops. Biological Cybernetics, 66(3), 241–251.

[64] Rao, R. P., & Ballard, D. H. (1999). Predictive coding in the visual cortex: A functional interpretation of some extra-classical receptive-field effects. Nature Neuroscience, 2(1), 79–87.

[65] Bastos, A. M., Usrey, W. M., Adams, R. A., Mangun, G. R., et al. (2012). Canonical microcircuits for predictive coding. Neuron, 76(4), 695–711.

[66] Mill, R. W., Bohm, T. M., Bendixen, A., Winkler, I., & Denham, S. L. (2013). Modelling the emergence and dynamics of perceptual organisation in auditory streaming. PLoS Computational Biology, 9(3), e1002925.

[67] Schroger, E., Bendixen, A., Denham, S. L., Mill, R. W., et al. (2014). Predictive regularity representations in violation detection and auditory stream segregation: From conceptual to computational models. Brain Topography, 27(4), 565–577.

[68] Elhilali, M., & Shamma, S. A. (2008). A cocktail party with a cortical twist: How cortical mechanisms contribute to sound segregation. The Journal of the Acoustical Society of America, 124(6), 3751–3771.

[69] Krishnan, L., Elhilali, M., & Shamma, S. (2014). Segregating complex sound sources through temporal coherence. PLoS Computational Biology, 10(12), e1003985.

[70] Gilkey, R., & Anderson, T. R. (Eds.). (2014). Binaural and spatial hearing in real and virtual environments. New York: Psychology Press.

[71] Arbogast, T. L., Mason, C. R., & Kidd, G. (2002). The effect of spatial separation on informational and energetic masking of speech. The Journal of the Acoustical Society of America, 112(5 Pt1), 2086–2098.

[72] Stern, R., Brown, G., & Wang, D. L. (2005). Binaural sound localization. In D. L. Wang & G. Brown (Eds.), Computational auditory scene analysis: Principles, algorithms and applications (pp. 147–186). Hoboken, NJ: Wiley-IEEE Press.

[73] Colburn, H. S., & Kulkarni, A. (2005). Models of sound localization. In A. N. Popper & R. R. Fay (Eds.), Sound source localization (pp. 272–316). New York: Springer Science+Business Media.

[74] Trahiotis, C., Bernstein, L. R., Stern, R. M., & Buel, T. N. (2005). Interaural correlation as the basis of a working model of binaural processing: An introduction. In A. N. Popper & R. R. Fay (Eds.), Sound source localization (pp. 238–271). New York: Springer Science+ Business Media.

[75] Marin-Hurtado, J. I., Parikh, D. N., & Anderson, D. V. (2012). Perceptually inspired noise-reduction method for binaural hearing aids. IEEE Transactions on Audio, Speech and Language Processing, 20(4), 1372–1382.

[76] Alinaghi, A., Jackson, P. J., Liu, Q., & Wang, W. (2014). Joint mixing vector and binaural model based stereo source separation. IEEE/ACM Transactions on Audio, Speech, and Language Processing, 22(9), 1434–1448.

[77] Bell, A. J., & Sejnowski, T. J. (1995). An information-maximization approach to blind separation and blind deconvolution. Neural Computation, 7(6), 1129–1159.

[78] Naik, G., & Wang, W. (Eds.). (2014). Blind source separation: Advances in theory, algorithms and applications. Berlin/Heidelberg: Springer-Verlag.

[79] Jutten, C., & Karhunen, J. (2004). Advances in blind source separation (BSS) and independent component analysis (ICA) for nonlinear mixtures. International Journal of Neural Systems, 14 (5), 267–292.

[80] Jadhav, S. D., & Bhalchandra, A. S. (2008). Blind source separation: Trends of new age—a review. In IET International Conference on Wireless, Mobile and Multimedia Networks, 2008, Mumbai, India, January 11–12, 2008 (pp. 251–254).

[81] Van Veen, B. D., & Buckley, K. M. (1988). Beamforming: A versatile approach to spatial filtering. IEEE ASSP Magazine, 5(2), 4–24.

[82] Krim, H., & Viberg, M. (1996). Two decades of array signal processing research: The parametric approach. IEEE Signal Processing Magazine, 13(4), 67–94.

[83] Doclo, S., & Moonen, M. (2003). adaptive. EURASIP Journal of Applied Signal Processing, 11, 1110–1124.

[84] Farmani, M., Pedersen, M. S., Tan, Z. H., & Jensen, J. (2015). On the influence of microphone array geometry on HRTF-based sound source localization. In 2015 IEEE International Conference on Acoustics, Speech and Signal Processing (ICASSP), (pp. 439–443).

[85] Nelken, I. (2004). Processing of complex stimuli and natural scenes in the auditory cortex. Current

Opinion in Neurobiology, 14(4), 474–480.

[86]   Middlebrooks, J. C., Dykes, R. W., & Merzenich, M. M. (1980). Binaural response-specific bands in primary auditory cortex (AI) of the cat: Topographical organization orthogonal to isofrequency contours. Brain Research, 181(1), 31–48.

[87]   Schreiner, C. E. (1998). Spatial distribution of responses to simple and complex sounds in the primary auditory cortex. Audiology and Neuro-Otology, 3(2–3), 104–122.

[88]   Bizley, J. K., & Cohen, Y. E. (2013). The what, where and how of auditory-object perception. Nature Reviews Neuroscience, 14(10), 693–707.

[89]   Eggermont, J. J. (2013). The STRF: Its origin, evolution and current application. In D. Depireux & M. Elhilali (Eds.), Handbook of modern techniques in auditory cortex (pp. 1–32). Hauppauge, NY: Nova Science Publishers.

[90]   Elhilali, M., Shamma, S. A., Simon, J. Z., & Fritz, J. B. (2013). A linear systems view to the concept of STRF. In D. Depireux & M. Elhilali (Eds.), Handbook of modern techniques in auditory cortex (pp. 33–60). Hauppauge, NY: Nova Science Publishers.

[91]   deCharms, R. C., Blake, D. T., & Merzenich, M. M. (1998). Optimizing sound features for cortical neurons. Science, 280(5368), 1439–1443.

[92]   Klein, D. J., Depireux, D. A., Simon, J. Z., & Shamma, S. A. (2000). Robust spectrotemporal reverse correlation for the auditory system: Optimizing stimulus design. Journal of Computational Neuroscience, 9(1), 85–111.

[93]   Korenberg, M., & Hunter, I. (1996). The identification of nonlinear biological systems: Volterra kernel approaches. Annals of Biomedical Engineering, 24(4), 250–268.

[94]   Escabi, M. A., & Schreiner, C. E. (2002). Nonlinear spectrotemporal sound analysis by neurons in the auditory midbrain. The Journal of Neuroscience, 22(10), 4114–4131.

[95]   Bandyopadhyay, S., & Young, E. D. (2013). Nonlinear temporal receptive fields of neurons in the dorsal cochlear nucleus. Journal of Neurophysiology, 110(10), 2414–2425.

[96]   Depireux, D. A., Simon, J. Z., Klein, D. J., & Shamma, S. A. (2001). Spectro-temporal response field characterization with dynamic ripples in ferret primary auditory cortex. Journal of Neurophysiology, 85(3), 1220–1234.

[97]   Miller, L. M., Escabi, M. A., Read, H. L., & Schreiner, C. E. (2002). Spectrotemporal receptive fields in the lemniscal auditory thalamus and cortex. Journal of Neurophysiology, 87(1), 516–527.

[98]   Sharpee, T. O., Atencio, C. A., & Schreiner, C. E. (2011). Hierarchical representations in the auditory cortex. Current Opinion in Neurobiology, 21(5), 761–767.

[99]   Christison-Lagay, K. L., Gifford, A. M., & Cohen, Y. E. (2015). Neural correlates of auditory scene analysis and perception. International Journal of Psychophysiology, 95(2), 238–245.

[100]   Nelken, I., & Bar-Yosef, O. (2008). Neurons and objects: The case of auditory cortex. Frontiers in Neuroscience, 2(1), 107–113.

[101]   Bizley, J. K., & Cohen, Y. E. (2013). The what, where and how of auditory-object perception. Nature Reviews Neuroscience, 14(10), 693–707.

[102]   Klein, D. J., Konig, P., & Kording, K. P. (2003). Sparse spectrotemporal coding of sounds. EURASIP Journal on Applied Signal Processing, 2003(7), 659–667.

[103]   Schreiner, C. E., & Sutter, M. L. (1992). Topography of excitatory bandwidth in cat primary uditory cortex:

Single-neuron versus multiple-neuron recordings. Journal of Neurophysiology, 68(5), 1487–1502.

[104] Versnel, H., Kowalski, N., & Shamma, S. A. (1995). Ripple analysis in ferret primary auditory cortex. III. Topographic distribution of ripple response parameters. Journal of Auditory Neuroscience, 1, 271–286.

[105] Lu, T., Liang, L., & Wang, X. (2001). Temporal and rate representations of time-varying signals in the auditory cortex of awake primates. Nature Neuroscience, 4(11), 1131–1138.

[106] Cooke, M., & Ellis, D. (2001). The auditory organization of speech and other sources in listeners and computational models. Speech Communication, 35, 141–177.

[107] Le Roux, J., Hershey, J. R., & Weninger. F. (2015). Deep NMF for speech separation. In 2015 IEEE International Conference on Acoustics, Speech and Signal Processing (ICASSP), Brisbane, Australia, April 19–24, 2015 (pp. 66–70).

[108] Simpson, A. J. (2015). Probabilistic binary-mask cocktail-party source separation in a convolutional deep neural network. arXiv Preprint arXiv: 1503. 06962.

[109] Roweis, S. T. (2001). One microphone source separation. Advances in Neural Information Processing Systems, 13, 793–799.

[110] Jang, G. J., & Lee, T. W. (2003). A maximum likelihood approach to single-channel source separation. Journal of Machine Learning Research, 4(7–8), 1365–1392.

[111] Varga, A. P., & Moore, R. K. (1990). Hidden Markov model decomposition of speech and noise. In Proceedings of the IEEE International Conference on Acoustics, Speech, and Signal Processing, Albuquerque, NM, April 3–6, 1990 (pp. 845–848).

[112] Yoon, J. S., Park, J. H., & Kim, H. K. (2009). Acoustic model combination to compensate for residual noise in multi-channel source separation. In 2009 IEEE International Conference on Acoustics, Speech and Signal Processing, Taipei, Taiwan, China, April 19–24, 2009 (pp. 3925–3928).

[113] Ming, J., Srinivasan, R., Crookes, D., & Jafari, A. (2013). CLOSE—A data-driven approach to speech separation. IEEE Transactions on Audio, Speech and Language Processing, 21(7), 1355–1368.

[114] Souden, M., Araki, S., Kinoshita, K., Nakatani, T., & Sawada, H. (2013). A multichannel MMSE-based framework for speech source separation and noise reduction. IEEE Transactions on Audio, Speech and Language Processing, 21(9), 1913–1928.

[115] Kristjansson, T., Hershey, J., Olsen, P., Rennie, S., & Gopinath, R. (2006). Super-human multi-talker speech recognition: The IBM 2006 speech separation challenge system. In International Conference on Spoken Language Processing, Pittsburgh, PA, September 17–21, 2006.

[116] Madhu, N., & Martin, R. (2011). A versatile framework for speaker separation using a model-based speaker localization approach. IEEE Transactions on Audio, Speech and Language Processing, 19(7), 1900–1912.

[117] Waibel, A., & Lee, K. (1990). Readings in speech recognition. Burlington, MA: Morgan Kaufmann.

[118] Rabiner, L., & Juang, B. (1993). Fundamentals of speech recognition. Englewood Cliffs, NJ: Prentice Hall.

[119] Hinton, G., Deng, L., Yu, D., Dahl, G. E., et al. (2012). Deep neural networks for acoustic modeling in speech recognition: The shared views of four research groups. Signal Processing Magazine, IEEE, 29(6), 82–97.

[120] Deng, L., Li, J., Huang, J., Yao, K., et al. (2013). Recent advances in deep learning for speech research at Microsoft. In 2013 IEEE International Conference on Acoustics, Speech and Signal Processing (ICASSP),

Vancouver, Canada, May 26–31, 2013 (pp. 8604–8608).

[121]　Carlyon, R. P. (2004). How the brain separates sounds. Trends in Cognitive Sciences, 8(10), 465–471.

[122]　Beauvois, M. W., & Meddis, R. (1996). Computer simulation of auditory stream segregation in alternating-tone sequences. The Journal of the Acoustical Society of America, 99(4), 2270–2280.

[123]　McCabe, S. L., & Denham, M. J. (1997). A model of auditory streaming. The Journal of the Acoustical Society of America, 101(3), 1611–1621.

[124]　Parsons, T. W. (1976). Separation of speech from interfering speech by means of harmonic selection. The Journal of the Acoustical Society of America, 60(4), 911–918.

[125]　Weintraub, M. (1985). A theory and computational model of auditory monaural sound separation. Ph. D. dissertation. Stanford University.

[126]　Brown, G. J., & Cooke, M. (1994). Computational auditory scene analysis. Computer Speech & Language, 8(4), 297–336.

[127]　Brown, G. J., & Cooke, M. (1998). Temporal synchronization in a neural oscillator model of primitive auditory stream segregation. In D. L. Wang & G. Brown (Eds.), Computational auditory scene analysis (pp. 87–103). London: Lawrence Erlbaum Associates.

[128]　Ciocca, V. (2008). The auditory organization of complex sounds. Frontiers in Bioscience, 13, 148–169.

[129]　Whiteley, L., & Sahani, M. (2012). Attention in a bayesian framework. Frontiers in Human Neuroscience, 6(100), doi: 10. 3389/fnhum. 2012. 00100.

[130]　Carlyon, R. P., Cusack, R., Foxton, J. M., & Robertson, I. H. (2001). Effects of attention and unilateral neglect on auditory stream segregation. Journal of Experimental Psychology: Human Perception and Performance, 27(1), 115–127.

[131]　Macken, W. J., Tremblay, S., Houghton, R. J., Nicholls, A. P., & Jones, D. M. (2003). Does auditory streaming require attention? Evidence from attentional selectivity in short-term memory. Journal of Experimental Psychology: Human Perception and Performance, 29(1), 43–51.

[132]　Sussman, E. S., Horvath, J., Winkler, I., & Orr, M. (2007). The role of attention in the formation of auditory streams. Perception and Psychophysics, 69(1), 136–152.

[133]　Shinn-Cunningham, B. G. (2008). Object-based auditory and visual attention. Trends in Cognitive Sciences, 12(5), 182–186.

[134]　Wang, D., & Chang, P. (2008). An oscillatory correlation model of auditory streaming. Cognitive Neurodynamics, 2(1), 7–19.

[135]　Suga, N., Yan, J., & Zhang, Y. (1997). Cortical maps for hearing and egocentric selection for self-organization. Trends in Cognitive Sciences, 1(1), 13–20.

[136]　Weinberger, N. M. (2001). Receptive field plasticity and memory in the auditory cortex: Coding the learned importance of events. In J. Steinmetz, M. Gluck, & P. Solomon (Eds.), Model systems and the neurobiology of associative learning (pp. 187–216). Mahwah, NJ: Lawrence Erlbaum Associates.

[137]　Kilgard, M. P., Pandya, P. K., Vazquez, J., Gehi, A., et al. (2001). Sensory input directs spatial and temporal plasticity in primary auditory cortex. Journal of Neurophysiology, 86(1), 326–338.

[138]　Fritz, J. B., Elhilali, M., David, S. V., & Shamma, S. A. (2007). Auditory attention–focusing the searchlight on sound. Current Opinion in Neurobiology, 17(4), 437–455.

[139]　Mesgarani, N., & Chang, E. F. (2012). Selective cortical representation of attended speaker in multi-talker speech perception. Nature, 485(7397), 233–236.

[140] Shamma, S., & Fritz, J. (2014). Adaptive auditory computations. Current Opinion in Neurobiology, 25, 164–168.

[141] Duda, R. O., Hart, P. E., & Stork, D. G. (2000). Pattern classification. Hoboken, NJ: Wiley.

[142] Rao, R. P., & Ballard, D. H. (1999). Predictive coding in the visual cortex: A functional interpretation of some extra-classical receptive-field effects. Nature Neuroscience, 2(1), 79–87.

[143] Lee, T. S., & Mumford, D. (2003). Hierarchical bayesian inference in the visual cortex. Journal of the Optical Society of America, 20(7), 1434–1448.

[144] Rao, R. P. (2005). Bayesian inference and attentional modulation in the visual cortex. NeuroReport, 16(16), 1843–1848.

[145] Kaya, E. M., & Elhilali, M. (2014). Investigating bottom-up auditory attention. Frontiers in Human Neuroscience, 8(327), doi: 10. 3389/fnhum. 2014. 00327

第 **6** 章

语音空间流分离

约翰·C. 米德尔布鲁克斯（John C. Middlebrooks）

摘要： "流分离"（Stream Segregation）指的是听者将交织在一起的声音序列分离开的能力，比如将存在于竞争说话人群中目标说话人的音节串在一起的能力。声源的空间分离是实现声源分离的关键因素。需要听者将不同位置的声音整合在一起的心理物理任务表明，听者能够克服声源的空间分离，这表明空间信息是一个相对较弱的分离因素。与此相反，要求听者在复杂的背景中分离一个声音序列的任务显示了目标与其他声源空间分离的强大好处。这一章回顾了心理物理学的研究。这些研究显示了弱和强空间效应对语音流的影响，以及语音流分离的空间敏锐度能够接近空间听觉敏锐度的极限。在被麻醉的动物中，听觉皮层的反应表明，单个神经元可以通过选择性地同步到两个交错的声音序列中的一个或另一个，表现出空间语音流分离。来自动物的研究结果表明，听觉皮层中感知分离的声音序列由离散的相互同步的神经群来表示。然后描述了人类磁图和脑电图结果，这些结果显示了大脑皮层对有注意和无注意声音的选择性反应增强。现有的研究结果显示，在空间和其他线索的基础上，脑干机制自下而上地分离声源，然后自上而下地选择特定的神经群，这些神经群可能是感知听觉注意客体的基础。

关键词： 听觉皮层（Auditory Cortex），节律性掩蔽释放（Rhythmic Masking Release），场景分析（Scene Analysis），空间听觉（Spatial Hearing），空间分流（Spatial Streaming），流整合（Stream Integration），掩蔽的空间释放（Spatial Release from Masking）

6.1 引言

"语音流分离"指的是听者从多个声源中分离出时序交错的声音序列的能力。它可以被认为是听觉场景分析[1]和/或作为解决"鸡尾酒会问题"[2]的一部分。在语音中，当正常听力的听者在一群杂乱说话者面前听一个说话者的音节序列时，他们会这样做。在音乐中，听者可以从多种乐器的合奏中选出一条音乐线，或者作曲家可以利用音高和节奏的技巧，从一种乐器中创造出多重分隔线的效果。正如第 2 章中所描述的，从特定的说话者、音乐台词或任何其他不同的声源发出的话语的感知关联可以被称为"听觉客体"[3-4]。语音流分离是听觉客体形成的一个重要因素。

来自多个声源的声音序列的单个元素可能在时间上部分或完全重叠，或者这些元素可能交织在一起而没有时间重叠。来自多个声源的声音的时间和/或频谱重叠可能导致能量或信息掩蔽，这是第 3 章和第 4 章的主题。即使在没有时间重叠的声音元素顺序交错的情况下，当听者面对多个相互竞争的声音序列时，构建一个或多个离散的听觉客体也是一个挑战。

使语音流分离成为可能的声音特征包括基频（对应音高）、频谱（对应音色）和时间包络的差异，特别是起始时间的差异（参见摩尔（Moore）和高克尔（Gockel）于 2002 年和 2012 年撰写的综述[5-6]）。本章重点讨论流分离的另一个关键因素，多声源之间的空间差异。声源的空间分离长期以来一直被认为有助于形成听觉客体[2]。例如，切利（Cherry）认为"声音来自不同的方向"（第 976 页）是区分相互竞争的说话者的一个关键因素。他模拟了"不同的方向"，将两条语音信息分别呈现给两只耳朵，并指出，与直接将混合语音提供给双耳相比，对其中一条或另一条信息的识别能力有了显著提高[2]。令人惊讶的是，针对流分离的空间效应的客观度量已经产生了各种各样的结果，从空间的"弱到没有"效应到"稳健的空间流"。这些相互矛盾的结果似乎可以通过考虑特定的心理物理任务的要求来调和，正如 6.2 节所讨论的。

不管特定的声音特征如何，流分离的大脑底层机制可能包括脑干和丘脑皮层机制，它们自下而上地形成听觉客体，并结合皮层机制在这些客体之间进行自上而下的选择。至少有一项研究表明，基于音调频率的神经流分离在听觉通路中早于耳蜗核完成[7]。然而，大多数其他生理学研究都集中在前脑水平。在猕猴（束尾猕猴[8]和猕猴[9]）和雪貂[10]初级听觉皮层（Primary Auditory Cortex，A1 区）的神经记录中，证实了基于纯音频率的流分离的相关性。在人类中，使用事件相关电位、脑磁图（MEG）和功能磁共振成像（fMRI）在非初级听觉皮层中证实了基于基频或听觉间时间差（ITD）的流相关[11-13]。使用 MEG 技术[14-15]和来自皮质表面的记录[16]在人类身上观察到高水平听觉客体（包括语音流）皮层流的证据[14-15]；西蒙（Simon）在第 7 章中回顾了这些主题。6.3 节回顾的研究证实了皮质 A1 区单个神经元的空间流分离的相关关系。该研究得出的一个模型假设是：空间流分离作为脑干空间处理的产物出现在听觉皮层，然后通过皮层投射的前向抑制来强化。其他研究结果表明，空间敏感神经元在听觉皮层中普遍存在，但不同的听觉皮层区域对空间流分离和空间听觉的其他方面的相对贡献不同。

6.2　基于心理物理学的空间流分离分析

心理物理研究评估了在何种条件下，交错序列的声音会引发对单一整合流或两个或多个分离流的感知。一个经常被引用的例子是范·诺登的论文[17]。范·诺登向听者展示了一系列不同频率的音调序列，这里用"A"和"B"表示。当"ABA_ABA_ABA…"序列以较慢的速度或间隔较短的频率出现时，听者报告听到一连串由"ABA"组成的三连音"疾驰而过"。然而，以较高的速率或较宽的频率间隔，出现了两种明显不同的流，一种由快速的"A"音序列组成，另一种由较慢的"B"音序列组成。范·诺登写过"融合"（即，整合）把"A"和"B"音合并成一个奔腾的单音流，并把两个分离的"A"和"B"音流"分裂"（分离）。

根据实验的设计，空间线索对语音流分离重要性的心理物理测量已经得出了截然不同的结果。6.2.1节回顾的研究要求听者跨多个声源位置集成信息。听者在这类任务中的良好表现似乎表明，位置是一个弱分离线索，当任务要求整合语音时，位置信息的差异很容易被忽略。相反，6.2.2节和6.2.3节中回顾的研究要求听者分离多个相互竞争的声音。这些研究表明，当听者试图将一个特定的目标和其他掩蔽物分开时，比如在其他声音背景下听一个特定的说话者说话，目标和掩蔽的空间分离是一个强有力的线索。

6.2.1　空间线索对语音流整合的微弱掩蔽

许多心理物理研究已经测试了听者整合不同空间或其他参数的声音序列的能力。这些研究被称为融合测量[17]、原始流[1]、强制流或非自愿流[18]或整合[19]。提升整合流任务所需的信息分布在两个或多个潜在分离的流之间，听者必须融合这些流才能做出正确的判断。在综合任务中，流分离的大小可以通过假定的流因素迫使信号组件进入不同的感知流而影响任务性能的程度来推断。一个常用的流集成测试是所谓的时间不对称任务。频谱或空间参数不同的声音序列，这里记为"A"和"B"，表示为"ABA_ABA_…"的序列，需要听者检测序列中"B"声音在两个A标记之间的不对称。当"A"和"B"的声音分成不同的感知流时，此类任务的性能会受到影响，例如，当"A"和"B"的声音在频谱[18]或入口耳朵上[20]不同时；在这些条件下，"A"和"B"的声音被认为激活了不同的神经群。范·诺登指出[17]，当声音呈现给相对的耳朵时，这很容易获得裂变（分离）的主观体验。

令人惊讶的是，A和B音中空间线索的差异，特别是ITD或耳间强度差（ILD），当ITD和ILD均在自然声源产生的范围内时，对时间不对称检测几乎没有影响。布恩克（Boehnke）和菲利普斯（Phillips）[20]发现在A和B的噪声脉冲具有600微秒的ITD时，即A和B之间具有相反的标志，对ITD的时间不对称的检测没有显著的影响；±600微秒相当于声波自由场声源产生的ITD，其中声源位于听者的极端左侧和右侧[21-22]。同样，福尔格拉博（Füllgrabe）和摩尔（Moore）[23]发现音调刺激中最大500微秒的ITD对时间不对称性检测只有微弱影响。这两组都报告了很少或没有基于ITD的流分离的主观体验，其使用了与范·诺登[17]评价音调流分离所用的程序类似的程序。布恩克和菲利普斯[20]也测试了基于ILD的流分离，在A和B噪声爆发之间用12分贝ILD表现出信号不同的刺激（大致对应于位于前额中线左右大于30°的自由场声源[24]）。这种情况产生了统计上显著但时间不对称检测的微弱中断，虽然有一个明确主观体验的流分离。

具有共同起始点的声音融合可以高度抵抗空间线索冲突造成的退化。有几个小组已经测试了对两种声音组成部分的感知。卡廷（Cutting）[25]构造了两个共振峰音节 "/ba/" 和 "/ga/"，并向听者呈现各种不匹配的共振峰对，每只耳朵对应一个共振峰。在很多情况下，听者的一只耳朵里有一个较低的 "/ba/" 共振峰，而另一只耳朵里有一个较高的 "/ga/" 共振峰，他们报告听到了一个融合的 "/da/" 声音，尽管刺激中没有 "/da/" 分量。布罗德本特（Broadbent）和莱德福格（Ladefoged）[26]构建了由简短的句子组成的刺激，其中奇数的共振峰呈现在一只耳朵上，偶数的共振峰呈现在另一只耳朵上。几乎所有的听话者都经历了两种刺激的融合，以至于他们报告说只听到一个声音来自一个（中线）位置。胡金（Hukin）和达尔文（Darwin）[27]使用元音共振峰边界来衡量听者融合不同空间线索的元音分量的能力。将一个元音的 500 赫兹分量表示在与其他成分相反的耳朵上，相当于将 500 赫兹分量的强度降低 5 分贝。在符号上不同的 666 微秒 ITD 中，500 赫兹分量与其他元音分量的位移对共振峰边界的影响更小。塔卡宁（Takanen）和他的同事[28]在一项使用多个说话人的自由场刺激的研究中，研究了并发元音的识别，从一个位置出现奇数共振峰，从另一个位置出现偶数共振峰。听者对元音的识别基本上不受奇偶共振峰声源空间分离的影响。所有这些分裂共振峰语音任务都显示了公共起始将听觉客体的元素绑定在一起的能力；相关动物生理学研究见艾希拉里（Elhilali）[29]的第 5 章。此外，融合发生只有在不同的元件共用一个基频或共振峰受到噪音激发（即，非周期[28]）时。双耳基频差异的引入可能会破坏融合[26]。

综上所述，已发表的关于需要整合的任务测量的空间流分离的研究表明，空间线索对整合的掩蔽最小，而且对极端空间分离相对应的线索掩蔽最小，比如在对耳条件下。两种声音在空间线索上的更现实的差异显然不足以破坏融合，尤其是当声音受到共同起始和/或共同基频的约束时。综合任务未能显示出空间线索的强大效果，这似乎与切利[2]的经典结果相矛盾。切利的研究表明，听者很容易将呈现给对侧耳朵的冲突语音流分隔开来。然而，在切利的研究中，鼓励听者在两只耳朵上分离消息，并且分离增强了性能，如下一节描述的流分离任务中所述。

6.2.2 基于空间线索的鲁棒流分离

流分离可以直接测量，要求听者分离两个或多个声流，并根据其中一个声流中的信息做出判断，同时拒绝其他声流的掩蔽。这些任务被称为裂变测量[17]、分离[19]和自愿分离[30]。在这个任务中，一个人试图在一群其他谈话者中跟随一个特定的谈话。流分离的大小由它改善性能的程度来量化。流分离的直接测量显示了空间或空间线索的强大影响。哈特曼（Hartmann）和约翰逊（Johnson）表明[31]，当这两个旋律相对于两只耳朵的 ITD 在 ±500 微秒时，两条交叉声音旋律线可以被分离。在这种情况下，对旋律的识别几乎和向对侧耳朵发出信号时一样准确。在桑皮（Saupe）及其同事的一项研究中[32]，听者听到不同音色的合成乐器演奏的乐句，并被指示报告特定目标乐器演奏的大降调音程。与两者在同一位置相比，当声源在自由场中的位置被分离 28°时，性能显著提高。萨克（Sach）和贝利（Bailey）要求听者在交叉掩模脉冲存在的情况下[33]，区分定位于感知中线的 500 赫兹短音的节奏模式。当掩蔽者被引入单侧的 100~200 微秒 ITD 或 4 分贝耳间强度差（ILD）时性能明显改善。上述三项研究表明，声音的空间特征可以增强目标与掩声源的感知分离，从而增强目标识别。

在竞争语音或其他声音存在的情况下，空间流分离对语音识别有重要作用。在现实世界中，大多数识别包含其他声音存在的语音的情况都被能量掩蔽（信号和掩蔽在时间和频谱上重叠）和顺序掩蔽（没有频谱和时间重叠）的某种组合搞混了。空间线索对于区分相互竞争的说话者发出的交错序列的声音以及将同一说话者发出的序列声音连接在一起，尤其重要。伊勒费尔德（Ihlefeld）和希恩·坎宁安（Shinn-Cunningham）的工作说明了这一现象[34-35]。在他们的实验中，通过将目标和掩蔽限制在多个交织的非重叠频谱波段，能量掩蔽被最小化。90°目标和掩蔽声源的分离大大提高了单词的正确识别率，特别是减少了目标单词被掩蔽字符串中的单词替换的情况。对目标位置（而不是音色）的提示增强了空间效应。基德和他的同事评估了空间线索在话语中连续词连接的重要性[36]。听录音的人听到两名谈话者说的五字句子，其中连续的单词在两名谈话者之间交替出现。通过引入 ITD，语音源可以被定位，也可以在感知到的耳间位置上进行分离。随着说话者的身份和正确的句法结构，听觉间定位通过连接目标说话者的单词来提高单词识别能力。

6.2.3 流分离的空间敏锐度

一项关于人类听者基于声源位置形成感知流能力的研究，利用了目标和掩蔽噪声爆发的交错序列，这些序列具有相同的频谱包络，仅是声源位置不同[37]。采用非语言的客观任务，以促进人类心理物理结果与动物心理物理和生理结果的比较。声音没有时间重叠，因此剔除了流分离现象，并消除了任何能量掩蔽。这项任务的成功要求听者根据声源位置将原本相同的声音序列分离成不同的音流，并在其中一个音流中辨别出节奏模式。如图 6-1 所示，在实心条图中，要识别两种目标节奏以及在开放小节中互补的掩蔽序列；组件宽带或带通噪声突发持续时间为 20 毫秒，总体速率为 10/秒。在这个单音程设计中，听者按下按钮报告他们听到的是节奏 1 还是节奏 2。当目标声源和掩蔽声源同时存在时，通过设计一个无差异的噪声爆发序列来刺激。在这种情况下，目标和掩蔽作为一个单一的流被听到，而识别目标的节奏是不可能的。假定来说，目标声源和掩蔽声源的空间分离可以使目标和掩蔽序列感知为不同的流，从而可以分析目标流中的时间模式并识别目标节奏。这被称为节律性掩蔽释放。

某个听者的性能如图 6-2 所示，其中图 6-2a 和图 6-2b 分别表示目标声源在水平面 0°方位角和 40°方位角固定的结果；掩蔽声源的位置被绘制为水平轴。任务执行的准确性由节奏 1 和节奏 2 的辨别指数 d' 给出，其中 d' 接近于零，表示随机性能，$d'=1$ 作为阈值节律性掩蔽

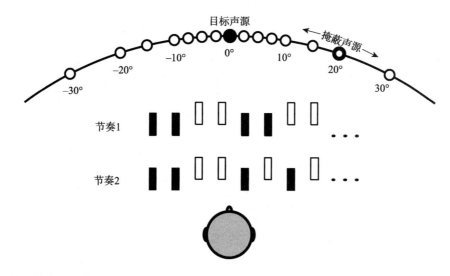

图 6-1　利用节律性掩蔽释放（RMR）测量空间流分离的心理物理方法示意图。听者从水平面上的说话人中听到一连串的噪声爆发。目标声源固定在 0°或 40°，掩蔽声源（如图 20°）在不同的试验之间位置不同。目标噪声爆发和掩蔽噪声爆发（分别用实心条和空心条表示）在时间上交织在一起，除了声源位置外，它们是相同的。在每一个试验中，一个或另一个节奏被重复四次而不被打断，听者指出目标序列是节奏 1 还是节奏 2

释放的判据。当掩蔽声源位置与目标位置重合时，得到预期的近零 d' 值。然而，即使是掩蔽声源的微小位移，也会导致感知分离流的出现，从而导致目标序列的暴露和节奏识别能力的快速提高。图中的虚线表示 $d'=1$ 的交叉点，表示阈值目标掩蔽位移。在图 6-2 所示的宽频带刺激条件下，当目标声源为 0°时，7 个听者节律性掩蔽释放的中值阈值为 8.1°，当目标声源为 40°时，中值阈值为 11.2°。当被要求报告他们的主观体验时，这些听者在目标掩蔽分离达到或超过听者的掩蔽释放阈值时倾向于报告听到两种不同的流，在分离较窄时倾向于报告听到单一的流。

　　目标在 40°时的节律性掩蔽释放阈值明显大于 0°时的阈值，但中位数的差异仅为 3.1°。之前一项关于家猫听觉皮层的生理学研究证明了空间听觉模型的概念，该模型是基于对听觉皮层中左、右调谐神经群总体活动的比较得出的[38]。仅调用两三个空间通道的模型在使用远场磁电记录的人类心理物理学[39-40]和神经生理学[41-43]方面获得了一些青睐。然而，这些模型预测，随着目标距离中线左右的距离的增加，空间敏锐度会迅速下降，这与本章给出的空间流分离结果相反。也就是说，当目标在 40°的节律性掩蔽释放测试中，目标和所有测试掩蔽的人的位置都位于假定的右调谐神经元群的感受野内，而一个左右通道模型将预测低（差）空间敏锐度。观察到的 40°目标的高灵敏度与该预测相冲突，更符合包含单个神经元空间敏感性的空间听觉模型[44-45]。

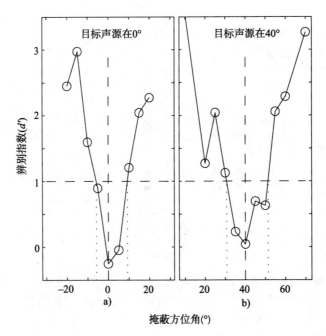

图 6-2   一个听者的空间流分离实验。在节律性掩蔽释放（RMR）任务中，节奏 1 与节奏 2（d'）的辨别指数是掩蔽源在水平面上位置的函数。a）和 b）分别固定在 0°和 40°的条件下时。RMR 阈值由性能超过 d'=1（虚线表示）标准的最小内插目标/掩蔽分离值给出。为每个听者和实验条件确定了两个阈值，阈值由目标左右掩蔽位置的点线表示[37]

节律性掩蔽释放阈值接近同一听者测量的阈值，该阈值用于从右到左和从左到右辨别两个声音序列，即它们的最小可听角度（Minimum Audible Angle，MAA）。掩蔽释放阈值的分布与最小可听角度重叠，但单个听者的掩蔽释放阈值一般比最小可听角度略宽。

本实验采用节律性掩蔽释放法进行空间流分离实验，获得了高水平的性能和良好的空间敏度，与流整合实验中观察到的微弱、低敏度空间效应形成了明显的对比。此外，似乎一个听者可以克服空间分离任务，其中这种分离是需要整合来自多个声源的信息，但是，当我们的目标是从多个交叠的声音流中注意某一个时，也可以利用听觉场景的空间布局。

6.2.4   空间流分离的声学线索

空间中声源的位置是通过入射声波与头部和外耳相互作用产生的声学线索在中枢听觉系统中计算出来的[46]。在水平维度（例如方位角）上，宽带或低通声音定位的主要线索是正在进行的声音时间精细结构中的过渡段[47]，而在水平方向上，高通声音定位的主要线索是双耳强度差异[48]。通过对低通声和高通声测试，可以看出精细结构的耳间时间差和耳间强度差在水平方向上对空间流分离的相对贡献。在垂直方向上，主要的空间线索是由外耳的方向相关滤波特性产生的频谱形状。我们可以通过测试垂直中线上的位置来分离频谱形状线索，在垂直中线上双耳时间差异和双耳强度差异基本上没有信息。

采用节律性掩蔽释放任务[37]对宽频带（0.4~16 000 赫兹）、低频段（0.4~1 600 赫兹）和高频段（4~16 000 赫兹）刺激水平维度的空间流分离进行测试；在每种情况下，目标和掩蔽刺激的通带是相同的。低频段的性能与宽带的性能无显著差异（图 6-3）。相比之下，在低频信号被消除的情况下，高频信号的表现要差得多。这些结果表明，低频 ITD 线索为水平方向上的流分离提供了最高的空间敏锐度。另一项测试表明，在没有低频 ITD 线索（高通）的情况下，空间流分离主要来自 ILD 线索，很少或没有来自更好的耳水平线索，或者来自包含高频声音包络的 ITD[37]。

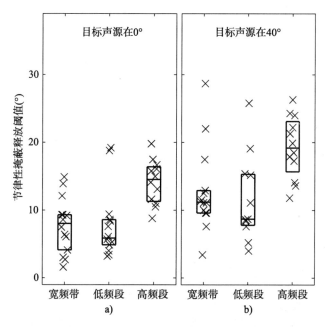

图 6-3　节律性掩蔽释放阈值随刺激频带的分布。箱式图表示在 7 个听者中，RMR 的分布在目标左右的掩蔽之间的第 25、50 和 75 个百分数。宽频带 0.4~16 000 赫兹，低频段 0.4~1 600 赫兹，高频段 4.0~16 000 赫兹。相比 0°目标位置（图 6-3a），在 40°（图 6-3b）目标位置时阈值显著扩大（$p<0.000\ 5$，在宽频带条件配对符号秩次检验）。同时阈值分布高频段要比宽频带和低频段更宽（$p<0.005$（0°位置）和 $p < 0.05$（40°位置），Bonferroni 校正的两两比较）[37]

水平维度上的空间流分离依赖于 ITD 和（空间灵敏度较低的）ILD 线索，这一证明提出了一个问题：所观察到的流分离是一般的空间听觉特性，还是具体的双耳过程。这个问题是通过测试目标和掩蔽声源都位于垂直中线的空间流分离来解决的，在垂直中线中，目标和掩蔽分离的双耳线索可以忽略，而频谱形状是主要的空间线索[37]。一个听者在该任务中的性能如图 6-4 所示。在图中，横轴表示掩蔽在水平面上方或下方（0°标高）的垂直位置。一个意想不到的结果是，对目标掩蔽分离的灵敏度很大程度上依赖于构成目标和掩蔽序列的宽带声爆的持续时间。当爆发持续时间为 10 毫秒时（图 6-4a），这个听者和大多数其他听者在任何测试的目标掩蔽分离时都无法达到标准灵敏度。对于 20 毫秒的爆发灵敏度有所提高（图 6-4b），虽然在本例中，大多数掩蔽位置位于水平面以下，灵敏度在 $d'=1$ 附近徘徊。然而，当爆发延长到 40 毫秒时，灵敏度提高到水平维度上观察到的水平；在垂直维度上，40 毫秒声爆的听者阈值中值为 7.1°，而在水平维度上，40 毫秒声爆的阈值中值约为 4°。空间流分离灵敏度随声爆持续时间的变化而变化，这一观察结果在某种程度上与短暂噪声爆发[49-51] 垂直定位受损的观察结果类似，虽然在以前的研究中，垂直定位受损采用高声音强度，而在流分离实验中，声音呈现为中等强度。

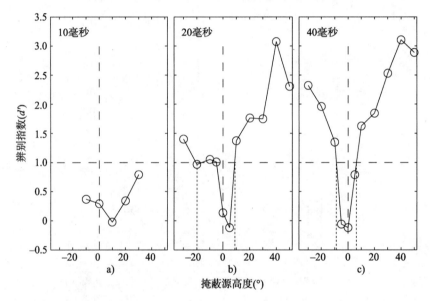

图 6-4　一个听者在垂直中线上的空间流分离性能。目标声源固定在 0°（即，在包含听者耳朵的水平面上），而水平面轴绘制掩蔽在水平面上或下的位置。三个图显示了构成声音序列的宽带噪声爆发持续时间为 10 毫秒、20 毫秒或 40 毫秒的条件[37]

　　图 6-5a 总结了不同实验条件下观察到的节律性掩蔽释放阈值分布。还测量了同一听者的最小可听角度（图 6-5b）作为其定位灵敏度的指标，不依赖于节律性掩蔽释放任务的复杂性；注意图 6-5a 和图 6-5b 的垂直比例尺的不同。这两图之间有显著的差别。节律性掩蔽释放阈值随通带的水平维度和脉冲持续时间的垂直维度存在显著差异。相反，在这些刺激条件下，MAA 几乎没有变化。空间流分离和 MAA 在刺激依赖上的差异表明，这两种空间现象可能是由不同的大脑结构或机制造成的。6.4 节进一步审议了这个问题。然而，在水平和垂直平面上都观察到空间流分离，这证实了竞争声音之间的空间差异可以支持流分离，而不管空间差异是由双耳或其他空间机制处理的。

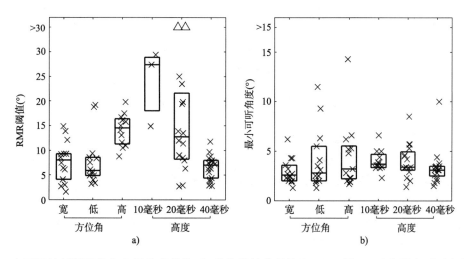

图6-5 在不同的刺激通带和空间维度条件下，节律性掩蔽释放（RMR，图6-5a）和最小可听角（MAA，图6-5b）阈值的分布。两个图之间的垂直比例尺不同。在宽频带、低频段和高频段条件下测试水平面（方位角）的刺激位置，均为20毫秒声爆，目标方位角为0°。水平维度RMR阈值随刺激通带变化显著（$p<0.000\ 5$，Kruskal-Wallis检验），而在这些条件下MAA无显著变化（$p>0.05$）。对垂直中线的位置进行了10毫秒、20毫秒和40毫秒持续宽带声音测试，目标位于垂直0°。垂直维度RMR阈值随突发时间变化显著（$p<0.000\ 1$），且持续时间两两比较均有显著性差异（$p<0.05$，Bonferroni校正的两两比较）。MAA阈值也随脉冲持续时间显著变化（$p<0.005$），但这完全是由于10和40毫秒条件的差异造成的；没有其他配对比较具有统计学意义[37]

6.3 一种用于空间流分离的自下向上机制

基于声调频率的流分离的神经关联已经在猕猴皮层A1区得到证实[8-9]。当出现频率交替的音调序列时，皮质神经元倾向于同步到一个或另一个频率的音调。带调流分离是在下丘中央核音调筑构组织的底层中进行的，在这个底层中，频率选择性的单个神经元被组织成有序的音调频率映射到皮层位置。提出的带调流分离机制已经引起了皮质张力轴上位点之间抑制性的相互作用[8]。

空间听觉的神经通路首先分析听觉脑干中的声音空间线索。该分析的结果被传递到听觉皮层的水平，在那里单个神经元的反应大小和时间根据声源位置的不同而不同[44]。然而，单个神经元的空间敏感性远不如动物定位声音的能力精确，例如，定位到一个声源以获得食物奖励[52-53]。只有在神经元群的协调活动中才能证明神经定位性能在精度上与行为相当[54-55]。有大量证据与声源位置到皮层位置的有序映射相反[56]。这就提出了一个问题：单个皮质神经元是否能表现出类似费士曼（Fishman）及其同事所示的带调流分离的空间流分离[8]。最近的一项研究解决了这个问题，并表明，确实，单个皮层神经元的反应可以从不同的位置分离出相互竞争的声音流[57]。6.3.1 节回顾了该研究，表明单个皮质神经元对空间流分离的敏锐度远高于人类在心理物理测试中对单一声源和方法位置的敏锐度。6.3.2 节考虑了空间流分离反映听觉通路内位于或低于皮层投射水平的自下而上的处理的证据。

6.3.1　初级听觉皮层的空间流分离

在麻醉猫的初级听觉皮层中研究了一个假定的空间流分离底物[57]。全身麻醉的使用几乎肯定会影响皮质反应，任何未能发现空间流分离证据的情况都可能被归咎于麻醉效果。然而，与此相反的是，在麻醉制剂中观察到空间流分离，表明至少有一些基本水平的分离来自于不需要动物注意的自下而上的过程。

在自由声场中，激励由水平面上两个声源的短暂噪声脉冲序列组成；目标声源位置随参数的不同发生变化。正如 6.2.3 节所讨论的，当目标掩蔽声源分离度大约为 10°或更宽时，人类听者报告听到两种不同的流之类的刺激。在猫皮质实验中，噪声突发呈现的基本速率（两个声源的总和）为 5/秒或 10/秒。皮质神经元与噪声脉冲紧密同步，仅从其中一个声源的频率为基本频率的一半呈现，如图 6-6 中左侧图柱中具有代表性的刺激后时间（Post-Stimulus Time，PST）直方图所示。示例神经元对单个声源的位置几乎不敏感，对来自正前方（0°，图 6-6c）或来自 40°对侧（图 6-6a）或同侧（图 6-6e）的声音的响应基本相同。当一个声源保持在 0°时，从相同位置添加另一个声源（相当于简单地将速率提高到完全聚合速率），第一个噪声突发有可靠的响应，但随后的突发响应稀疏且不规则（图 6-6d）。在图中，黑条和灰条分别表示同步到 A 或 B 声源的脉冲，尽管在图 6-6d 所示的共存条件下，A 和 B 的指定是任意的。当 A 声源为 0°而 B 声源移至同侧 40°时（图 6-6f），对 B 声源的响应基本消失，神经元对 A 声源的响应可靠。在这种结构中，神经元的反应可以说是将 A 序列和 B 序列分离开来。将 A 声源置于 0°而 B 声源移至对侧 40°时，观察到响应基本对称（图 6-6b）。在这种结构中，B 音序列控制了神经元的反应。

图 6-6 中所示单元的响应在图 6-7 的左栏中绘制为同步到 A 或 B 声源的脉冲计数与 B 声源位置的函数关系；图 6-7a、c 和 e 分别表示 A 声源固定在对侧 40°、0°和同侧 40°位置的条件。如上文所述，仅对 B 声源的响应（绿线，在每个图中重复）对声源位置的敏感性很小。然而，在竞争源的条件下，空间敏感性增强了。在图 6-7a、c 和 e 中，与单独的 B 条件相比，当 B 声源位置与 A 位置重合时，神经响应被抑制。然而，在每种情况下，同步到一个或另一声源的响应以及对两个声源的响应之间的差异随着两个声源的移动而显著增加。在图 6-7 的右栏中，蓝线绘制了同步到 B 声源与 A 声源的峰值计数的辨别度度量；识别指数 d' 是通过对逐次试验中脉冲数的感知特性曲线（ROC）分析计算出来的。黑色虚线表示 $d'=\pm 1$。在本图的几乎每一个例子中，当以最小测试距离（10°或 20°）分隔 d' 大于 1 的 A 和 B 声源时，神经脉冲都将它们分隔开。相反，与固定在对侧 40°、0°或同侧 40°（绿线）的单个声源相比，单个声源在不同位置诱导的峰值计数表明神经元对单个声源位置的敏感度最低。

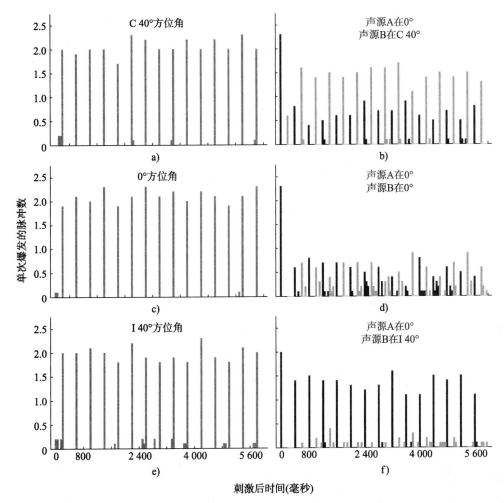

图 6-6 麻醉猫皮质 A1 区单个神经元的刺激后时间直方图。条形图显示了 50 毫秒的区间中每次刺激
产生的神经脉冲。在左侧图中，刺激是一系列 5 毫秒的噪声爆发，频率为 2.5/秒，从记录
点（图 6-6a）、正前方（图 6-6c）或 40°同侧（图 6-6e）。在右侧图中，黑色条表示同步到声源
A 的响应，固定在 0°方位角；灰色条表示同步到声源 B 的响应，位于对侧 40°（图 6-6b）、正
前方（图 6-6d）或同侧 40°（图 6-6f）。右侧图中 A 和 B 声爆的总速率为 5/秒[57]

　　图 6-6 和图 6-7 所示的单个神经元的响应代表了米德尔布鲁克斯（Middlebrooks）和不
来梅（Bremen）[57]研究中初级听觉皮层的几个方面。首先，大多数神经元的脉冲频率可以可
靠地分离出两个交织的噪声突发序列。例如，当基本刺激率为 10/秒时，78%的单单元和多
单元录音的脉冲频率可以用 $d' \geqslant 1$ 序列从一个或多个声源位置分离出来，而这些声源位置之
间仅相隔 20°。第二，就像图示的响应一样，大多数神经元倾向于优先与两个声源中相对侧
的神经元同步。然而，相当多的少数神经元（未在图示中说明）更喜欢同侧声源。第三，与

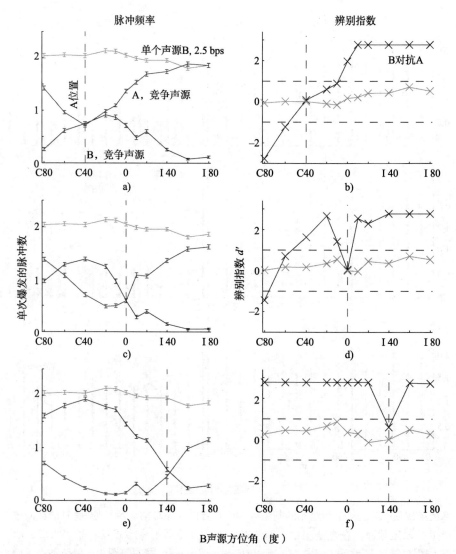

图 6-7　图 6-6 所示神经元的脉冲频率和流分离。在左边的图中，线分别表示单个声源（绿色）或当 A 和 B 声音序列交错时同步到 A（红色）或 B（蓝色）声源脉冲的每个声爆平均脉冲数。在每个图中，A 声源的位置都固定在垂直红色虚线表示的位置。右边的图显示了辨别指数 d'，用于辨别同步到 A 声源和 B 声源的脉冲频率（蓝色），或用于辨别单个声源与固定在固定位置的声源相比，在不同位置引起的脉冲频率（绿色）。d' 的正值表示对两个声源中对侧较多的响应较强[57]（见彩图）

单一声源相比，几乎每个神经元在两个竞争声源的条件下表现出更高的空间敏感性。大多数脉冲频率受单个声源位置的调节不超过 50%，如图 6-7 中的绿线所示。其他神经元显示对侧大脑对单个声源的调谐，因为位于对侧半脑区中记录位点的神经元对单个声源有强烈的反应；对于单个声源，也有一些同侧或正前方向空间调优的例子。然而，几乎在所有情况下，在竞争声源条件下与单声源条件相比（$p<10^{-6}$，所有成对比较），调谐宽度都较窄，基于声源位置对脉冲频率的调制较深，并且基于逐次试验的脉冲计数对位置的辨别更大。

　　优先与两个竞争声源的相对侧或同侧同步的神经元往往在皮层内占据不同的模块，这样，穿过皮层的电极轨迹将会遇到不间断的神经元序列，这些神经元序列只显示一个单侧性，接着是另一个单侧性；排列试验表明，侧性偏好的这种非随机分布可能是偶然出现的且概率$<10^{-5}$。具有恒定侧性偏好的神经元序列往往沿着皮质柱被拉长，但也有这种序列跨列延伸的例子，即跨越一系列特征频率。在麻醉条件下，A 或 B 序列作为目标音或掩蔽音没有特殊意义。然而，在清醒状态下，听者可能会将一个或另一个序列识别为感兴趣的听觉客体。在这种情况下，人们可能会假设某些尚未被识别的自上而下的机制促进了与目标同步的皮质模块的活动，并/或抑制了与掩蔽调谐的模块的活动。

6.3.2　皮质神经元的空间节律性掩蔽释放

　　麻醉猫的听觉皮层单个神经元显示的空间流分离程度足以支持空间节律性掩蔽释放，其效果与人类心理物理学中的表现相当[37]。我们展示了一些有节奏的噪声爆发序列，如人类研究中使用的序列（图 6-1），并研究了麻醉猫初级听觉皮层中单个神经元的响应[57]。单个神经元的响应用 PST 直方图表示，如图 6-8 所示。每个图顶部的空心格和实心格序列表示目标（空心格）和掩蔽（实心格）噪声爆发的节奏；上下两排图表分别代表节奏 1 和节奏 2。当目标声源和掩蔽声源同时定位时，如图 6-8b 和 e 所示，人类听者反馈听到一条单独的信号流，而猫皮层神经元则与这两条信号源同步。然而，当掩蔽被移到对侧 80°（图 6-8a 和 d）或同侧 80°（图 6-8c 和 f）时，人类听者反馈听到了两个分离的流，神经元以独特的 PST 模式做出响应。在每个刺激序列中，神经元往往对从目标到掩蔽位置的变化做出强烈反应，反之亦然。每重复一次节奏 1，就会产生两次强烈的目标脉冲响应（图 6-8a 和 c），每重复一次节奏 2，就会产生三次强烈响应（图 6-8d 和 f）。

　　采用线性分类器分析，检测单个神经元特有的 PST 直方图模式（如图 6-8 所示），是否能够可靠地识别目标韵律，从而执行节律性掩蔽释放任务。该分析使用线性回归，由 50 毫秒时间间隔中的脉冲计数给出，并根据刺激节奏优化系数，使输出为 1 或 2。对刺激节律 1 或 2 的输出分布进行 ROC 分析，得到 d'，用于单个神经元对节律的识别；留一法使测试试验与用于计算回归系数的试验不同。图 6-8 所示神经元的识别结果如图 6-9a 所示，图 6-9b 所示为神经元样本中识别结果的分布情况。超过 25% 的孤立的单个神经元能够在 10° 分离条件下充分分离目标和掩蔽流，达到 $d'\geqslant 1$。这与 6.2.3 节中所述的人类心理物理学中节律性掩蔽释放阈值 8.1° 的中位值相比是比较理想的[37]。人类听者的任务表现需要对感知到的节奏模式做出判断，而在神经生理学研究中，由于回归分析中固有的反馈，识别这两种节奏的规则被有效地编程到计算机中。因此，研究结果并没有解决神经元对节奏的辨别问题。然而，我

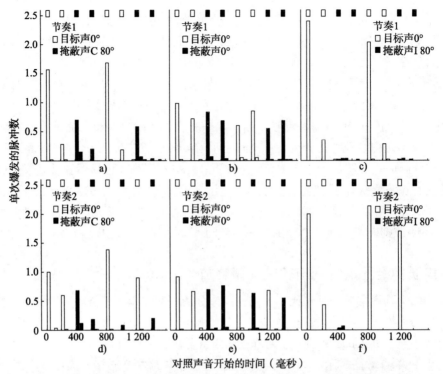

图 6-8   皮层神经元与节律性掩蔽释放刺激的同步。顶部和底部的图分别代表对节奏 1 和节奏 2 的响应。刺激节奏由每个图顶部的一排方格表示。时间轴折叠在 1 600 毫秒节奏持续时间上,因此每个图表示每次试验重复三次的平均值乘以 20 次试验。空心和实心响应条表示 50 毫秒中每个目标(空心格)和掩蔽(实心格)的平均脉冲频率。目标和掩蔽声源位置如各图所示[57]

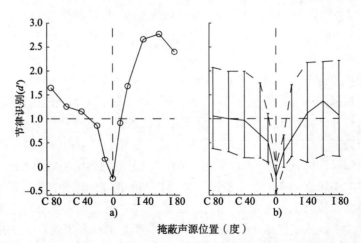

图 6-9   基于同步神经响应的掩蔽节律识别。a)单一神经元根据掩蔽声源位置的功能来辨别节律 1 和节律 2 的 *d*′;目标固定在 0°。b)57 个单元的平均 *d*′。曲线表示分布的第 25、50 和 75 百分位[57]

们可以得出这样的结论：A 和 B 声音序列的神经分离足以辨别节奏，即使在麻醉状态下，大脑的活动机制也可以实现这种分离。

6.3.3 一种自下而上的空间流分离机制

通过模型调用，可以定量预测麻醉猫[57]听觉皮层单个神经元的空间流分离：（1）上行脑干听觉通路遗传的空间敏感性较弱；（2）前向抑制暂时定位于内侧膝状体（Medial Geniculate Body，MGB）和初级听觉皮层投射的某个位置。图 6-10 显示了一个以 5/秒刺激率测试的神

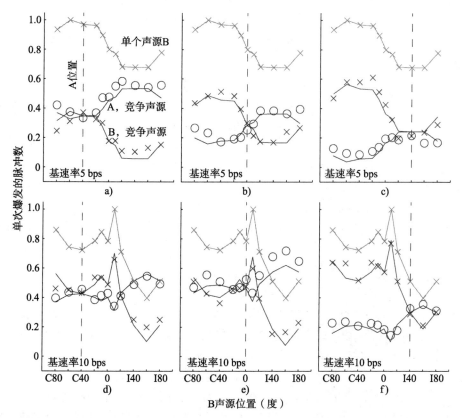

图 6-10 神经流分离的模型预测。这些图表示一个皮质神经元对 5/秒 a）、b）和 c）基速率刺激的反应以及另一个神经元对 10/秒 d）、e）和 f）基速率刺激的反应。符号表示神经元的平均脉冲爆发，曲线表示基于单个声源（绿色）的噪声爆发响应的模型预测，该响应按正向抑制项进行缩放。神经脉冲计数与声源 A（红色）的同步可以看成是位置 θ_A 和 B 位置 θ_B 的函数：$RA(\theta_A,\theta_B) = RSgl(\theta_A) - FS \times RSgl(\theta_B)$，而对声源 B（蓝色）响应同步函数为 $RB(\theta_A,\theta_B) = RSgl(\theta_B) - FS \times RSgl(\theta_A)$，其中 $RSgl(\theta_A)$ 和 $RSgl(\theta_B)$ 分别为单独对声源 A 和 B 的响应。正向抑制项 FS 是由同步到一系列的 5/秒（顶行）或 10/秒（底行）噪声爆发的脉冲频率除以同步到该系列的一半速率得出的；在对侧 40°、0° 和同侧 40° 处对声源的脉冲频率比值取平均值[57]（见彩图）

经元（顶部一行）和另一个以 10/秒刺激率测试的神经元（底部一行）的记录脉冲计数（符号）和模型预测（线条）。下面讨论模型的组成。

皮质神经元对单一声源的空间敏感性可能反映了从脑干输入中遗传的敏感性以及皮质层可能发生的任何进一步的锐化。在定量模型中，皮层神经元对单个声源的响应被认为是皮层投射空间敏感性的代用指标。如 6.3.1 节所述，大部分皮层神经元的空间敏感性相当广泛，大多数神经元通过改变声源位置对其峰值率的调节小于 50%。然而，单一声源的空间调整倾向于预测通常在有竞争声源存在时更敏锐的空间调整。在图 6-10 中的两个示例中，"B，竞争"声源图（蓝色）与单声源"B，单声源"图（绿色）平行。在图 6-7 的例子中，单声源和竞争声源空间敏感性的相似性不太明显，但两种情况下的图具有近似相同的脉冲和相同的坡度信号。在所有采样单元中，从 20° 间隔的声源中识别交织声序列的 d' 与在相同位置识别单个声源的 d' 高度相关（$r=0.82$），尽管竞争声源条件下的 d' 值是单声源条件下的两倍。

对单一声源的响应总是被添加的竞争性声音所抑制。从图 6-10 中可以明显看出，蓝色（竞争声源）线相对于绿色（单声源）线向下移动。这种偏移倾向于线性偏移；也就是说，响应是通过在每个图中减去一个常数来衰减的，而不是通过乘以增益因子来衰减的。当竞争的声音在一个能引起对单个声源（来源固定在 0°，图 6-10e）的强烈响应的位置时，偏移量往往比在一个不太受欢迎的位置时更大（例如一个声源固定在侧 40°，图 6-10f）。在存在竞争声音 B 的情况下，对声音 A 的响应可以通过对 A 位置上单个声源的响应减去正向抑制项乘以对 B 位置上单个声源的响应来预测。这个表达式产生了图 6-10 中蓝色和红色的模型线。在 5/秒刺激率下测试，模型的拟合优度（R_2）在 382 个单位中平均为 0.64；在 10/秒刺激率下测试，在 295 个单位中平均为 0.46。

米德尔布鲁克斯和不来梅模型中的正向抑制项反映了皮质神经元对快速刺激率的反应能力。初级听觉皮层神经元的调制传递函数在 10~30 赫兹左右达到峰值[58]，这与皮层中观察到的流分离的刺激速率一致[8,57]。此外，相关的交互刺激时间与听觉皮层已证实的正向掩蔽作用的时间相同[59-60]。相比之下，MGB 中的神经元对超过 100 赫兹的刺激率反应良好[61]，大大快于感知流分离和皮层中显示的流分离的时间尺度。考虑皮质神经元无法跟上快速刺激速率的一种可能性是，皮质神经元的可重复性可能限制了最小的脉冲时间。米德尔布鲁克斯和不来梅[57]在流分离的情况下否定了这种可能性，他们指出，单个神经元对特定噪声脉冲发射脉冲的概率与该神经元是否对前一个噪声脉冲发射脉冲无关。这说明限速步骤必须先于初级听觉皮层神经元的兴奋活动。最可能的解释是，前向抑制出现在丘脑皮质投射的某个地方，可能是由于在丘脑皮质突触的突触前抑制或突触抑制。

6.4 用于空间定位和流分离的"公共"和"专用"空间表示

几乎可以肯定，用于空间流分离的自下而上的基本机制与声音定位本身的路径是共享的；也就是说，为了确定声源的位置。这些机制包括在耳蜗中分析声音的幅度谱和相位谱，上橄榄复合体中耳间的幅度和相位的比较，垂直位置的频谱线索，某种程度的收敛导致初级听觉皮层和其他皮层区域神经元的空间敏感性。然而，目前尚不清楚流分离和定位的最终水平是发生在共同的皮质区域内，还是存在专门用于分离和定位的特定皮质区域。

人们可能会想到一种假想的"共同的"皮质空间表征，这种表征可用于空间分离、定位以及可能的其他空间功能。支持这种共同表征的是，早期听觉皮层神经元的空间敏感性既可以分离交错的声音序列[57]，又可以识别声源位置；然而，皮层神经元定位的准确性可与行为表现相媲美，但只能通过该皮层区域多个神经元的综合活动来实现[55,62]。这些结果表明，即使初级听觉皮层不是分离和定位功能的最终位置，它也可能是一个共同的途径。

似乎一个共同空间表征假设的关键预测是所有空间函数的空间敏锐度是平行变化，由于刺激条件的不同，空间线索也具有不同敏锐度（例如，平面方向的 ITD 和垂直方向的频谱形状线索）。米德尔布鲁克斯（Middlebrooks）和翁山（Onsan）的心理物理结果明显违背了这一预测[37]（米德尔布鲁克斯和翁山 2012 年的研究结果见图 6-5）。该研究使用 MAA 作为定位灵敏度的测量指标。在水平维度上，MAA 在宽频带、低频段和高频段条件下的分布基本不变。同样在垂直维度上，MAA 在三个脉冲持续时间内的分布基本不变（图 6-5b）。相比之下，在不同的刺激通带和脉冲持续时间条件下，流分离的空间敏锐度差异显著（图 6-5a）。流分离与定位在刺激条件方面的差异表明，空间线索在空间分离和定位方面的专用通路使用方式不同，很可能在不同的皮质区域。

埃德蒙兹（Edmonds）和科林（Culling）[63-64]的研究表明，空间分离和定位涉及不同的大脑结构，或至少不同的机制。语音目标是由噪声或竞争语音组成的掩蔽体。通过引入目标和掩蔽之间 ITD 和/或 ILD 的差异，提高了语音接收能力。在 ITD 和 ILD[63]或两种不同频带[64]的 ITD 中，观察到目标和掩蔽效应的总和不同[63]。令人惊讶的是，这个总和被观察到了，无论空间方向是否与特定目标或掩蔽声音的听觉线索一致，或特定声音的线索是否指向相反的方向。也就是说，在相反方向的情况下，空间去掩蔽是可能的，即使目标和/或掩蔽者的听觉间线索并不对应于空间中可能的位置。说明空间定位并不是空间分离的必要条件。

在动物听觉皮层神经元中，对声源位置至少有一定程度的敏感性是普遍存在的。虽然在数量上存在差异，但在猫[65]、雪貂[66]和非灵长类动物[67]研究的每一个皮质区域都观察到了定性上类似的空间敏感性。目前还不能说所有这些皮层区域的神经元是否也显示出流分离。尽管存在广泛的皮质空间敏感性，但行为研究表明，皮质区域在定位和其他空间任务中的重要性各不相同。例如，朗伯（Lomber）和马尔霍特拉（Malhotra）[68]比较了听觉皮层后区（Posterior Auditory Field，PAF）和听觉皮层前区（Anterior Auditory Field，AAF）这两个皮层区域在猫行为中的作用。尽管在细节上存在差异，但这两个皮层区域的神经元都表现出空间敏感性[65]。在朗伯和马尔霍特拉的研究中，猫学会了两项任务：它们能识别声源的位置，并能辨别时间模式。PAF 的暂时失活破坏了定位任务的性能，同时保留了时间模式识别的性能，而 AAF 的暂时失活则破坏了时间任务的性能，保留了定位。这些结果表明，PAF 和 AAF

中的空间敏感神经元参与了支持 PAF 定位的专用网络和 AAF 中的时间模式分析。假设 AAF 中空间敏感神经元的时间模式分析可能参与空间流分离。这些专用的神经网络可能存在于 PAF 和 AAF 中，并/或反映了不同的解剖过程。

人类临床研究结果为特定听觉空间功能的皮层基质提供了证据。蒂兰（Thiran）、克拉克（Clarke）[69]和达夫–尼科洛夫（Duffour-Nikolov）及其同事[70]评估了 13 例不同病因的单侧皮质病变患者。在这些患者中，3 例表现出明显的偏侧化任务和掩蔽物的空间释放缺陷，5 例表现为保留空间释放的偏侧化缺陷，1 例表现为完整的偏侧化但空间释放受损。在 13 名患者中，有 6 名患者表现出的偏侧化和空间掩蔽释放的分离现象支持了这种观点，即这些听觉空间功能涉及不同的皮层基质。

6.5   注意客体的选择

前面的部分已经证明了空间线索对于分离竞争声音的重要性（参见 6.2 节），并且已经证明了交叉的声音序列会激活听觉皮层中不同的神经群（参见 6.3 节）。然而，在真实的听力环境中，人类或其他动物不仅必须分离多种声音，而且必须从这些分离的流中选择特定的声音客体来进行注意和动作。第 2 章提供了客体选择的广泛概述。本节考虑任务依赖性的皮质神经元空间或频谱灵敏度的锐化，并介绍了其他动物和人类的结果，虽然不是专门空间的结果，但可以推断出具体根据位置的客体选择。

6.5.1   行为动物刺激特异性的任务依赖性调节

两个研究小组已经证明，当动物从事感知任务时，皮质神经元的反应可以在快速的时间尺度上适应，从而优化性能。这两组研究人员都没有评估过同时发出的声音和交错发出的声音之间的选择，但他们都显示了在演奏参考声音时刺激调谐的调节，这将增强对从参考声音到目标声音的变化的检测。

弗里茨（Fritz）和沙玛（Shamma）训练雪貂来检测从宽带参考声音到单音调或多音调目标的变化[71-72]，或者辨别双音调序列的频移方向[73]。宽频带参考信号探测神经元的时频感受野（SpectroTemporal Receptive Field，STRF）。与被动暴露在声音环境中相比，动物在执行任务时，初级听觉皮层神经元的 STRF 发生了快速变化。STRF 的变化表明神经元调谐的变化是自适应的，因为它们将增强目标音调与宽带参考信号的辨别能力，或增强在单独时间窗中呈现的两个目标之间的辨别能力。刺激调谐的任务依赖性调制可以被解释为增强对特定注意客体响应的机制，尽管实验只测试了单个目标，而没有同时或交错的目标序列。

在受过训练的猫身上进行的研究表明，任务依赖于对空间刺激位置选择性的变化[45,74]。猫按下踏板，开始呈现参考声音，这些参考声音由水平面上不同位置连续的宽带噪声爆发组成。当声音变成两个目标中的一个时，猫可以松开踏板获得食物奖励。在"周期性"实验中，目标是一个周期性的点击序列，而在"定位"块中，目标在位置上移动到更高的高度。与无噪声环境相比，神经元在执行周期性任务时位置特异性增强，需要注意听觉任务。在定位任务的执行过程中观察到进一步的锐化，这需要评估每个刺激的位置。最常见的观察到的位置特异性的变化是对来自非有利位置的声音的反应的抑制增强，通常缩小了对局限于录音位置对侧位置的反应的全方位敏感性的反应。一旦能够评估位置调优，其变化就会很明显，这发生在任务参与开始的几十秒之后。同样，这项研究并没有测试竞争声音的条件，但是神经元空间调节的变化，比如那些伴随单声源任务的变化，可能有助于加强从一个声源中分离和/或从多个声源的交错序列中选择一个声源的声音序列。

在雪貂和猫的研究中，听目标的行为导致了对参考声音的刺激调谐的变化，无论是对宽频带 STRF 探头还是平面上的突发宽频带噪声。一项针对雪貂的研究专门研究了它们对目标声音的神经反应。阿蒂亚尼（Atiani）等人[29]评估了在任务状态和不在任务状态下对参考和目标声音的响应之间的对比。在执行任务时，神经元对目标产生了强烈的、持续的反应，并抑制了对参考声音的反应，而在被动声音暴露时，神经元对目标和参考声音的反应几乎没有什么对比。对目标和参照的任务依赖对比在初级听觉区表现为中等，在非初级听觉区表现为较强，在前额叶皮层表现为基本的二元性。

6.5.2 人类神经生理学中的客体选择

最近对人类非初级听觉皮层区域的研究表明，通过增强神经活动与接收听者注意力的两种相互竞争的语音流中的一种的同步性，可以证明客体选择的神经生理学关联。我们在这里考虑了两个研究小组[14,16]的工作，他们试图从神经群体的活动模式重建语音刺激的特征。两组研究人员都使用了由两名谈话者的语音组成的听觉刺激，他们都发现，重构的效果随着谈话者中哪一位受到了听者的注意而显著不同。虽然丁（Ding）和西蒙（Simon）[15]评估了向两只耳朵传递的相互竞争的声音的条件，但这两组都没有特别讨论本章的主要主题——声源位置的影响。然而，人们可以把这些研究作为选择性注意客体的例子，不管这些客体是按音高、音色还是按位置分开的。

丁（Ding）和西蒙（Simon）[15]分析了 MEG 记录的远场神经活动模式。刺激是将两名谈话者一分钟的叙述混合成一个音频信号。在连续的几段时间里，听者被要求注意其中一个谈话者。通过跨时间和跨 MEG 传感器的优化集成，利用神经活动重建了被关注谈话人的语音包络。相比于竞争语音的包络关系，重构被关注语音通常与被关注语音的包络能接近。通过对不同 MEG 传感器的优化，也可以重构出未被关注的语音包络，但这些相关性低于被关注语音的重构。被关注信号和未被关注信号都可以重建，说明这两种信号都是由神经种群来表示的，相对于未被关注包络，被关注包络重建效果更好，反映了有关注信号的表示相对容易。MEG 活性重建的 STRF 表明，注意力对神经反应的调节在很大程度上局限于一个磁元件，其潜伏期约为 100 毫秒，定位于颞平面。早期的部分有 50 毫秒的潜伏期，定位在颞横回（大概是主要的听觉区域），没有明显的注意效应。

丁和西蒙还测试了一种情况，在这种情况下，来自同一说话者的两个语音叙述被一分为二地呈现在两只耳朵上[15]。这是与切利[2]的经典研究相对应的 MEG 研究，在该研究中，听者可以用一只耳朵或另一只耳朵听故事。同样，被关注语音信号的包络可以从脑磁图记录中重建出来。在这种特殊的情况下，注意客体的选择是由进入者的耳朵给出的，它可以被看作是一个粗略的空间线索，而不是说话者的身份。从这些 MEG 研究结果表明，对听觉关注客体的选择出现了超出初级区域以外的皮层水平上，并且这种选择可以基于频谱线索[14]或基于一个近似的空间线索[15]。

该小组随后的一项研究表明，在语音频谱噪声背景下，一个语音信号的包络可以从 MEG 记录中重建出来，但是，当使用四或八通道声码器降低语音的时间精细结构时，大脑皮层的同步性和感知可懂度都丧失了[75]。这一结果表明，颞平面的皮质神经群与被关注的听觉客体同步，在这种情况下，这些听觉客体，被定义为识别语音所需的精细频谱和时间特征，并可能被分析于皮层下水平，而不是简单地被定义为对刺激的低分辨率时间包络。

梅斯加拉尼（Mesgarani）和常（Chang）[16]记录了癫痫手术患者颞后上叶表面皮层电极阵列。语音重建滤波器是在被动听力条件下，从对句子语料库的反应中提取出来的，这些句子语料库不同于用于测试刺激的句子语料库。然后，根据单个说话人和两个说话人混合的测试语音，使用这些源波器来估计频谱图。当使用混合刺激进行测试时，所估计的频谱图捕捉到的频谱和时间特征与被关注说话人语音的频谱图有很好的相关性，而与未被关注说话人的频谱图的相关性则要低得多。听者被要求报告两个谈话者之一所说的话。在听者正确回答的实验中，被关注的频谱图的重构是成功的，而在报告不正确的实验中，重构被削弱了。这一结果表明，大脑皮层活动模式与任务表现之间存在一种逐项试验的对应关系。单个记录点的活动表现出对特定频谱特征的调谐，但当这些特征包含在被关注说话人的语音流中时，对这些特征的响应要比同样特征出现在未被关注说话人的语音流中时更大。这一观察结果支持了这样一种观点，即非初级听觉皮层的神经反应代表参与的听觉客体，而不仅仅是特定的听觉特征。

6.6 总结、综合和未来方向

从现有的感知和生理数据可以清楚地看出，目标的位置和相互竞争的声音是分析听觉场景的关键因素。声源的空间分离对多声源感知的影响非常小，除此之外，它们还受到共同的开始时间、基本频率、甚至视觉线索的制约，如强制性流音测试、并发元音测试和腹语效果测试[76]。然而，信号和掩蔽的空间分离显然是自主流分离和客体选择的有力线索。对麻醉猫初级听觉皮层的研究表明，不同的神经群与声音序列同步，而这些声音序列可能会根据目标和掩蔽物位置的不同而被感知地分离。这种分离作为不同的神经群体，类似于先前基于频谱差异所证明的分离。对行为正常的雪貂和猫的研究表明，刺激选择性在任务执行期间被调节，以增强对单个目标的检测和识别。人类的神经生理学研究表明，非初级皮层区域的神经元与被关注语音流的同步性增强。

这些结果为空间流分离和客体选择的神经基质提供了一个通用的假设组织。空间流分离似乎是一个很大程度上自下而上的现象，从基本的脑干空间线索分析开始，包括听觉间的时间和水平差异以及频谱形状。在丘脑皮质投射水平的正向抑制导致空间流在时间和空间尺度上首次出现与感知相似的空间流分离。针对单个声源的空间调谐的任务依赖性锐化可能有助于从多个声源分离声音的锐化。不同的神经群体在初级和可能更高阶的听觉皮层区域似乎同时代表了被关注和竞争的声音。在人类神经生理学中，有证据表明，大脑皮层对听过的声音具有更强的同步性，这表明，自上而下的执行机制在某种程度上促进了代表听过的声音的神经群体的活动，并/或抑制了代表竞争对手的群体。也就是说，注意客体的选择可以对应于同时活跃的神经群之间的选择。这个用于选择客体的假设神经基质获得了未来的研究关注，旨在确认或拒绝在低水平听觉皮层区域的不同神经群体之间进行选择的概念，探讨以空间敏感度区分的神经群如何整合频谱及其他分离线索，并找出执行信号的来源，以完成这种选择。

参考文献

[1] Bregman, A. S. (1990). Auditory scene analysis: The perceptual organization of sound. Cambridge, MA: MIT Press.

[2] Cherry, C. E. (1953). Some experiments on the recognition of speech, with one and two ears. The Journal of the Acoustical Society of America, 25, 975–979.

[3] Woods, W. S., & Colburn, H. S. (1992). Test of a model of auditory object formation using intensity and interaural time difference discrimination. The Journal of the Acoustical Society of America, 91, 2894–2902.

[4] Griffiths, T. D., & Warren, J. D. (2004). What is an auditory object? Nature Review of Neuroscience, 5, 887–892.

[5] Moore, B. C. J., & Gockel, H. (2002). Factors influencing sequential stream segregation. Acta Acustica, 88, 320–332.

[6] Moore, B. C. J., & Gockel, H. (2012). Properties of auditory stream formation. Philosophical Transactions of the Royal Society B: Biological Sciences, 367, 919–931.

[7] Pressnitzer, D., Sayles, M., Micheyl, C., & Winter, I. (2008). Perceptual organization of sound begins in the auditory periphery. Current Biology, 18, 1124–1128.

[8] Fishman, Y., Reser, D., Arezzo, J., & Steinschneider, M. (2001). Neural correlates of auditory stream segregation in primary auditory cortex of the awake monkey. Hearing Research, 151, 167–187.

[9] Micheyl, C., Tian, B., Carlyon, R. P., & Rauschecker, J. P. (2005). Perceptual organization of tone sequences in the auditory cortex of awake macaques. Neuron, 48, 139–148.

[10] Elhilali, M., Ma, L., Micheyl, C., Oxenham, A., & Shamma, S. (2009). Temporal coherence in the perceptual organization and cortical representation of auditory scenes. Neuron, 61, 317–329.

[11] Snyder, J., & Alain, C. (2007). Toward a neurophysiological theory of auditory stream segregation. Psychological Bulletin, 133, 780–799.

[12] Schadwinkel, S., & Gutschalk, A. (2010). Activity associated with stream segregation in human auditory cortex is similar for spatial and pitch cues. Cerebral Cortex, 20, 2863–2873.

[13] Carl, D., & Gutschalk, A. (2012). Role of pattern, regularity, and silent intervals in auditory stream segregation based on inter-aural time differences. Experimental Brain Research, 224, 557–570.

[14] Ding, N., & Simon, J. (2012a). Emergence of neural encoding of auditory objects while listening to competing speakers. Proceedings of the National Academy of Sciences of the USA, 109, 11854–11859.

[15] Ding, N., & Simon, J. (2012b). Neural coding of continuous speech in auditory cortex during monaural and dichotic listening. Journal of Neurophysiology, 107, 78–89.

[16] Mesgarani, N., & Chang, E. F. (2012). Selective cortical representation of attended speaker in multi-talker speech perception. Nature, 485, 233–236.

[17] van Noorden, L. P. A. S. (1975). Temporal coherence in the perception of tone sequences. PhD dissertation, Eindhoven: University of Technology.

[18] Vliegen, J., Moore, B. C., & Oxenham, A. J. (1999). The role of spectral and periodicity cues in auditory stream segregation, measured using a temporal discrimination task. The Journal of the Acoustical Society of America, 106, 938–945.

[19] Micheyl, C., & Oxenham, A. J. (2010). Objective and subjective psychophysical measures of auditory stream integration and segregation. Journal of the Association for Research in Otolaryngology, 11, 709–724.

[20] Boehnke, S. E., & Phillips, D. P. (2005). The relation between auditory temporal interval processing and sequential stream segregation examined with stimulus laterality differences. Perception and Psychophysics, 67, 1088–1101.

[21] Kuhn, G. F. (1977). Model for the interaural time differences in the azimuthal plane. The Journal of the Acoustical Society of America, 62, 157–167.

[22] Middlebrooks, J. C., & Green, D. M. (1990). Directional dependence of interaural envelope delays. The Journal of the Acoustical Society of America, 87, 2149–2162.

[23] Füllgrabe, C., & Moore, B. C. J. (2012). Objective and subjective measures of pure-tone stream segregation based on interaural time differences. Hearing Research, 291, 24–33.

[24] Shaw, E. A. G. (1974). Transformation of sound pressure level from the free field to the eardrum in the horizontal plane. The Journal of the Acoustical Society of America, 56, 1848–1861.

[25] Cutting, J. E. (1976). Auditory and linguistic processes in speech perception: Inferences from six fusions in dichotic listening. Psychological Review, 2, 114–140.

[26] Broadbent, D. E., & Ladefoged, P. (1957). On the fusion of sounds reaching different sense organs. The Journal of the Acoustical Society of America, 29, 708–710.

[27] Hukin, R. W., & Darwin, C. J. (1995). Effects of contralateral presentation and of interaural time differences in segregating a harmonic from a vowel. The Journal of the Acoustical Society of America, 98, 1380–1387.

[28] Takanen, M., Raitio, T., Santala, O., Alku, P., & Pulkki, V. (2013). Fusion of spatially separated vowel formant cues. The Journal of the Acoustical Society of America, 134, 4508–4517.

[29] Atiani, S., Elhilali, M., David, S. V., Fritz, J. B., & Shamma, S. A. (2009). Task difficulty and performance induce diverse adaptive patterns in gain and shape of primary auditory cortical receptive

fields. Neuron, 61, 467–480.

[30] Stainsby, T. H., Fullgrabe, C., Flanagan, H. J., Waldman, S. K., & Moore, B. C. J. (2011). Sequential streaming due to manipulation of interaural time differences. The Journal of the Acoustical Society of America, 130, 904–914.

[31] Hartmann, W. M., & Johnson, D. (1991). Stream segregation and peripheral channeling. Music Perception, 9, 155–184.

[32] Saupe, K., Keoelsch, S., & Rubsamen, R. (2010). Spatial selective attention in a complex auditory environment such as polyphonic music. The Journal of the Acoustical Society of America, 127, 472–480.

[33] Sach, A. J., & Bailey, P. J. (2004). Some characteristics of auditory spatial attention revealed using rhythmic masking release. Perception and Psychophysics, 66, 1379–1387.

[34] Ihlefeld, A., & Shinn-Cunningham, B. (2008a). Spatial release from energetic and informational masking in a selective speech identification task. The Journal of the Acoustical Society of America, 123, 4369–4379.

[35] Ihlefeld, A., & Shinn-Cunningham, B. (2008b). Disentangling the effects of spatial cues on selection and formation of auditory objects. The Journal of the Acoustical Society of America, 124, 2224–2235.

[36] Kidd, G., Jr., Best, V., & Mason, C. R. (2008). Listening to every other word: Examining the strength of linkage variables in forming streams of speech. The Journal of the Acoustical Society of America, 124, 3793–3802.

[37] Middlebrooks, J. C., & Onsan, Z. A. (2012). Stream segregation with high spatial acuity. The Journal of the Acoustical Society of America, 132, 3896–3911.

[38] Stecker, G. C., Harrington, I. A., & Middlebrooks, J. C. (2005). Location coding by opponent neural populations in the auditory cortex. PLoS Biology, 3, 520–528.

[39] Phillips, D. P. (2008). A perceptual architecture for sound lateralization in man. Hearing Research, 238, 124–132.

[40] Dingle, R. N., Hall, S. E., & Phillips, D. P. (2010). A midline azimuthal channel in human spatial hearing. Hearing Research, 268, 67–74.

[41] Salminen, N. H., May, P. J., Alku, P., & Tiitinen, H. (2009). A population rate code of auditory space in the human cortex. PLoS ONE, 26, e7600.

[42] Magezi, D. A., & Krumbholz, K. (2010). Evidence of opponent-channel coding of interaural time differences in human auditory cortex. Journal of Neurophysiology, 104, 1997–2007.

[43] Briley, P. M., Kitterick, P. T., & Summerfield, A. Q. (2013). Evidence for opponent process analysis of sound source location in humans. Journal of the Association for Research in Otolaryngology, 14, 973–983.

[44] Middlebrooks, J. C., Clock, A. E., Xu, L., & Green, D. M. (1994). A panoramic code for sound location by cortical neurons. Science, 264, 842–844.

[45] Lee, C.-C., & Middlebrooks, J. (2013). Specialization for sound localization in fields A1, DZ, and PAF of cat auditory cortex. Journal of the Association for Research in Otolaryngology, 14, 61–82.

[46] Middlebrooks, J. C., & Green, D. M. (1991). Sound localization by human listeners. Annual Review of Psychology, 42, 135–159.

[47] Wightman, F. L., & Kistler, D. J. (1992). The dominant role of low-frequency interaural time differences in sound localization. The Journal of the Acoustical Society of America, 91, 1648–1661.

[48] Macpherson, E. A., & Middlebrooks, J. C. (2002). Listener weighting of cues for lateral angle: The duplex theory of sound localization revisited. The Journal of the Acoustical Society of America, 111, 2219–2236.

[49] Hartmann, W. M., & Rakerd, B. (1993). Auditory spectral discrimination and the localization of clicks in the sagittal plane. The Journal of the Acoustical Society of America, 94, 2083–2092.

[50] Hofman, P. M., & Van Opstal, J. A. (1998). Spectro-temporal factors in two-dimensional human sound localization. The Journal of the Acoustical Society of America, 103, 2634–2648.

[51] Macpherson, E. A., & Middlebrooks, J. C. (2000). Localization of brief sounds: Effects of level and background noise. The Journal of the Acoustical Society of America, 108, 1834–1849.

[52] May, B. J., & Huang, A. Y. (1996). Sound orientation behavior in cats. I. Localization of broadband noise. The Journal of the Acoustical Society of America, 100, 1059–1069.

[53] Tollin, D. J., Populin, L. C., Moore, J. M., Ruhland, J. L., & Yin, T. C. (2005). Sound- localization performance in the cat: The effect of restraining the head. Journal of Neurophysiology, 93, 1223–1234.

[54] Furukawa, S., Xu, L., & Middlebrooks, J. C. (2000). Coding of sound-source location by ensembles of cortical neurons. The Journal of Neuroscience, 20, 1216–1228.

[55] Miller, L. M., & Recanzone, G. H. (2009). Populations of auditory cortical neurons can accurately encode acoustic space across stimulus intensity. Proceedings of the National Academy of Sciences of the USA, 106, 5931–5935.

[56] King, A. J., & Middlebrooks, J. C. (2011). Cortical representation of auditory space. In J. Winer & C. Schreiner (Eds.), The auditory cortex (pp. 329–341). New York: Springer Science+Business Media.

[57] Middlebrooks, J. C., & Bremen, P. (2013). Spatial stream segregation by auditory cortical neurons. The Journal of Neuroscience, 33, 10986–11001.

[58] Schreiner, C., & Urbas, J. (1988). Representation of amplitude modulation in the auditory cortex of the cat. II. Comparison between cortical fields. Hearing Research, 32, 49–63.

[59] Calford, M. B., & Semple, M. N. (1995). Monaural inhibition in cat auditory cortex. Journal of Neurophysiology, 73, 1876–1891.

[60] Brosch, M., & Schreiner, C. E. (1997). Time course of forward masking tuning curves in cat primary auditory cortex. Journal of Neurophysiology, 77, 923–943.

[61] Creutzfeldt, O. D., Hellweg, F. C., & Schreiner, C. (1980). Thalamocortical transformations of responses to complex auditory stimuli. Experimental Brain Research, 39, 87–104.

[62] Mickey, B. J., & Middlebrooks, J. C. (2003). Representation of auditory space by cortical neurons in awake cats. The Journal of Neuroscience, 23, 8649–8663.

[63] Edmonds, B. A., & Culling, J. F. (2005a). The role of head-related time and level cues in the unmasking of speech in noise and competing speech. Acta Acustica united with Acustica, 91, 546–553.

[64] Edmonds, B. A., & Culling, J. F. (2005b). The spatial unmasking of speech: Evidence for within-channel processing of interaural time delay. The Journal of the Acoustical Society of America, 117, 3069–3078.

[65] Harrington, I. A., Stecker, G. C., Macpherson, E. A., & Middlebrooks, J. C. (2008). Spatial sensitivity of neurons in the anterior, posterior, and primary fields of cat auditory cortex. Hearing Research, 240, 22–41.

[66] Bizley, J. K., Walker, K. M., Silverman, B. W., King, A. J., & Schnupp, J. W. (2009). Interdependent encoding of pitch, timbre, and spatial location in auditory cortex. The Journal of Neuroscience, 29,

2064–2075.

[67] Woods, T. M., Lopez, S. E., Long, J. H., Rahman, J. E., & Recanzone, G. H. (2006). Effects of stimulus azimuth and intensity on the single-neuron activity in the auditory cortex of the alert macaque monkey. Journal of Neurophysiology, 96, 3323–3337.

[68] Lomber, S., & Malhotra, S. (2008). Double dissociation of 'what' and 'where' processing in auditory cortex. Nature Neuroscience, 11, 609–616.

[69] Thiran, A. B., & Clarke, S. (2003). Preserved use of spatial cues for sound segregation in a case of spatial deafness. Neuropsychologia, 41, 1254–1261.

[70] Duffour-Nikolov, C., Tardif, E., Maeder, P., Thiran, A. B., et al. (2012). Auditory spatial deficits following hemispheric lesions: Dissociation of explicit and implicit processing. Neuropsychological Rehabilitation, 22, 674–696.

[71] Fritz, J. B., Shamma, S. A., Elhilali, M., & Klein, D. J. (2003). Rapid task-related plasticity of spectrotemporal receptive fields in primary auditory cortex. Nature Neuroscience, 6, 1216–1223.

[72] Fritz, J. B., Elhilali, M., & Shamma, S. A. (2007). Adaptive changes in cortical receptive fields induced by attention to complex sounds. Journal of Neurophysiology, 98, 2337–2346.

[73] Yin, P., Fritz, J. B., & Shamma, S. A. (2014). Rapid spectrotemporal plasticity in primary auditory cortex during behavior. The Journal of Neuroscience, 34, 4396–4408.

[74] Lee, C.-C., & Middlebrooks, J. (2011). Auditory cortex spatial sensitivity sharpens during task performance. Nature Neuroscience, 14, 108–114.

[75] Ding, N., Chatterjee, M., & Simon, J. Z. (2013). Robust cortical entrainment to the speech envelope relies on the spectro-temporal fine structure. NeuroImage, 88, 41–46.

[76] Stein, B. E., & Meredith, M. A. (1993). The merging of the senses., Cognitive Neuroscience Series Cambridge, MA: MIT Press.

第 7 章

人类听觉神经科学与鸡尾酒会问题

尤纳森·Z. 西蒙（Jonathan Z. Simon）

摘要： 实验神经科学在人类被试上研究听觉系统如何解决鸡尾酒会问题，这是一个新兴、活跃的研究领域。使用传统神经生理学方法研究人类被试受到了非常严格的限制，但在人类上的全脑监测技术要比在动物上的先进得多。后一种方法特别允许在人类执行对动物来说非常困难的复杂听觉任务时对其神经活动进行常规记录。本章回顾的实验发现涵盖了通过各种实验方法获得的研究结果，包括脑电图（ElectroEncephaloGraphy，EEG）、脑磁图（MagnetoEncephaloGraphy，MEG）、脑皮层电图（ElectroCorticoGraphy，ECoG）和功能磁共振成像（functional Magnetic Resonance Imaging，fMRI）。本章将详细讨论的主题包括人类空间听觉的神经基础、简单声音的听觉流分离、语音的听觉流分离以及注意力的神经功能的研究。一个关键的概念性进展是，解释重点从基于注意力的神经增益这一特定概念转变为注意力在神经听觉场景分析和声音分离中所起的通用角色。同样，研究已逐渐将其重点从对听觉表征如何忠实反应刺激声学特征的解释，转变为神经处理如何将其转换为与听觉场景感知相对应的新表征。另一个重要的方法学进展是，将通常用于单个单元记录的线性系统理论分析技术成功地推广应用到全脑非侵入式记录中。

关键词： 注意增益（Attentional Gain），听觉场景分析（Auditory Scene Analysis），双耳整合（Binaural Integration），脑皮层电图（Electrocorticography），脑电图（Electroencephalography），功能磁共振成像（Functional Magnetic Resonance Imaging），赫氏回（Heschl'S Gyrus），人类听觉系统（Human Auditory System），耳间强度差（Interaural Level Difference），耳间时间差（Interaural Time Difference），脑磁图（Magnetoencephalography），掩蔽声（Maskers），颞平面（Planum Temporale），正电子发射断层扫描（Positron Emission Tomography），选择性注意（Selective Attention），语音（Speech），颞上回（Superior Temporal Gyrus）

7.1　引言

对大脑如何解决"鸡尾酒会问题"[1]或一般情况下的听觉场景分析[2]的研究通常是由人类心理物理学研究引领的，本书的大部分内容佐证了这一点。基础神经科学上也取得了重大进展，这些进展主要是在动物方面的（参见第 6 章）。然而，对人类的基础神经科学研究仍是一个相对较新兴的领域。尽管人类研究在许多方面都落后于动物研究，它仍是神经科学中不断发展且充满活力的领域。

该领域的进展主要是受两方面问题约束。由于明显的伦理问题，在人类被试中使用侵入式神经生理学方法受到了严格限制，并且几乎完全限于患有神经功能疾病的患者人群。因此，在人类被试中通常不可能进行动物模型中的常规研究。从这个意义上来讲，人类的神经生理学研究不可避免地落后于动物。

同时，在全脑监测技术的使用上，人类被试要比动物被试先进得多。这些方法可以记录人类执行复杂听觉任务时的神经响应，对于动物来说这些任务即使是可能的，也是非常困难的。这使得人类神经生理学和神经影像学研究的一个子领域的意义实际上超过了动物上的研究可能带来的意义。因此，尽管方法上的局限性严重影响了该领域的研究结果，而与此同时，该领域也因令人兴奋的新发现而生机勃勃。

7.1.1　常用实验方法

人类神经科学中使用的功能性神经生理学和神经影像学方法分为两大类，主要由它们的时间尺度和驱动它们的生物学和物理学所定义。一类是直接测量神经元电磁输出的方法。非侵入式的测量只能测量整个区域（通常为厘米级）电磁输出的总和，这限制了对潜在神经活动源的详细分析。此类别包括脑电图（EEG）和脑磁图（MEG）的技术，它们分别直接测量头皮外由神经活动产生的电势和磁场。幸运的是，颅外电磁场的神经动力学在通过大脑、颅骨和头皮时不会受到阻碍，因此这些技术可用的神经时间尺度相对较快，其范围上至几百赫兹，下至零点几赫兹。

同一类方法中，侵入式电生理技术是可以对临床治疗中已经需要类似侵入式方法的患者使用的。这包括使用颅内电极以及更常见的是使用硬膜下表面电极的脑皮层电图（ElectroCorticoGraphy，ECoG），也称为颅内脑电图（intracranial EEG，iEEG）。理论上，这些技术允许以与动物模型中类似实验相同的精细时空分辨率进行电生理测量。实际上，尽管少数被试研究中可以达到这一理论极限，但是这些方法也有一些约束其使用的实际限制。这些约束条件包括：可以记录哪些大脑区域的活动（必须与患者的临床需求一致），仅限于需要特殊治疗的一小部分患者以及患有常常会导致认知障碍的神经系统疾病的患者能否参与实验。

在人类神经科学实验中，另一大类经常使用的功能方法是血液动力学测量。这些通常是非侵入式的方法，不直接测量神经反应，而是通过代谢密集的神经活动后发生的血流变化（和/或血液含量）间接测量。由于神经活动固有的缓慢的血液动力学变化，这些方法通常局限于1赫兹或更慢的时间尺度范围。不过因为这些技术的空间分辨率通常优于无创电磁技术，所以它们被大量使用。这些方法包括功能磁共振成像（functional Magnetic Resonance Imaging，fMRI）、正电子发射断层扫描（Positron Emission Tomography，PET）、单光子发射计算机断层扫描（Single-Photonemission Computed Tomography，SPECT）和功能近红外光谱（functional Near-Infrared Spectroscopy，fNIRS）。

关于人脑如何解决鸡尾酒会问题或一般的听觉场景分析的神经基础研究最早至少可以追溯到希尔亚德（Hillyard）等人的脑电图研究[3]。在该基础研究中，被试听到一个由呈现给每只耳朵的短音（Tone Pip）流组成的简单听觉场景（两耳分听），但在此过程中被试执行了一项困难的任务：要求他们只注意一只耳朵的音调。将对单个短音响应的平均作为脑电图的响应，表明对注意的听觉场景分量（即与任务相关的短音）的响应与对未注意的听觉场景分量（即任务无关的短音）的响应表现出明显的差异。差异表现为，相比未注意的场景成分，对注意的场景成分有（大约）100毫秒延迟的负响应（Negative Response，N1）的显著增强。历史上这种增强被描述为选择性注意的神经关联，但它也可以很容易地被描述为成功实现听觉场景分离的神经关联。

7.1.2   本章主题

本章是根据听觉系统水平或听觉认知水平来组织的，人们认为在该水平上会发生特定的神经计算，这与神经活动记录的方式无关（例如，通过功能磁共振成像与脑电图）。此外，我们尽力强调与本书其他章节最直接相关的特定主题。因此，这里并未涵盖人类神经科学的听觉场景分析的所有领域（相当广泛）。例如，本章没有包括失匹配负波（MisMatch Negativity，MMN）范式，该范式利用了脑电图和脑磁图中对离散刺激反应的变化，这些变化在其他离散听觉刺激形成的流中是可识别的。失匹配负波确实用于听觉场景分析的研究[4]，但由于文献的庞大规模而被忽略了，这一点在其他论文中得到了很好的综述[5]。由于视野和篇幅空间的原因，对其他此类相关研究也有明显的遗漏，读者可以直接参考不同但有交集的其他综述，包括听觉场景分析[6-7]、听觉选择性注意[8]、掩蔽语音[9]以及声音定位[10]。

7.2   人类空间听觉的神经基础

有助于解析听觉场景的关键因素之一是听觉目标和非目标掩蔽者之间的空间分隔。用于在空间中分离声源的主要声学线索包括声音到达两只耳朵的时间差异（耳间时间差（Interaural Time Difference，ITD））和声音强度的差异（耳间强度差（Interaural Level Difference，ILD））。这些对声音定位至关重要的低级双耳线索的人类神经处理研究已取得一定进展。文献[10]综述了更广泛的空间听觉的人类神经科学研究。

与其他哺乳动物一样，人脑中第一个接受双侧听觉输入的听觉核位于脑干的上橄榄复合体（Superior Olivary Complex）中。内侧上橄榄核（Medial Superior Olive，MSO）和外侧上橄榄核（Lateral Superior Olive，LSO）在哺乳动物声音定位的早期神经计算发挥着重要作用，它们计算和编码从声源相对于头部和耳朵的空间位置产生的耳间时间差和耳间强度差。通常假设内侧上橄榄核和外侧上橄榄核在人类中的功能作用是相同的，但对此我们知之甚少[11]，也很少有人研究人类上橄榄复合体中的声音定位计算。

接下来，中脑的下丘脑（Inferior Colliculus，IC）是获得人脑中与声音定位相关的双耳处理的直接证据的第一阶段。汤普森（Thompson）等人[12]使用功能磁共振成像来证明人类的左右两侧下丘脑对耳间时间差的敏感性。他们展示了自然的耳间时间差（0 微秒或 ±500 微秒）和非自然耳间时间差（±1 500 微秒）的低频带通噪声（远大于自然遇到的大约 700 毫秒的最大值）。正如许多模型所预测的那样，自然的耳间时间差条件在对侧下丘脑中产生的神经活动要比同侧（相当于感知的偏侧化）多得多。此外，正如许多模型所预测的那样，发现非自然耳间时间差的活动少于自然耳间时间差。可能违反直觉的是，与对侧相比非自然耳间时间差在同侧下丘脑中产生更多的活动。该结果仅与一个更小范围的模型（通过加权交叉相关图计算耳间时间差的模型）相一致[12]。

冯·克里格斯坦（Von Kriegstein）等人[13]分析了相同数据集以寻找皮层处理耳间时间差的证据。与下丘脑的结果一致，在较高阶的听觉皮层区域颞平面（图 7-1），在自然耳间时间差条件下再次在对侧产生了比同侧更多的活动。然而，与下丘脑结果相反，在任何听觉皮层区域，对于非自然的耳间时间差在对侧和同侧的听觉活动之间几乎没有区别。由于非自然的耳间时间差在感知上仍然被偏侧化，因此该结果切断了神经偏侧化与感知偏侧化的联系。他还发现了非自然的耳间时间差的活动在核心听觉皮层[14]的赫氏回（Heschl's Gyrus）中的活动要比自然的多（图 7-1）。

两组研究人员分别使用脑磁图[15]和脑电图[16]研究了耳间时间差表征在听觉皮层中的分布情况，这可能继承了大部分皮层下的空间定位处理过程。两组都提出的问题是，耳间时间差表征的空间分布的更好的描述方式可以是通过耳间时间差调谐神经元的细粒度地形阵列（如类似杰弗里斯（Jeffress）所采用的位置编码模型（Place-Code Model））[17]，或者是一种空间分布被粗略地调谐到大脑左半球感受野或右半球感受野[18-19]的对立通道模型（Opponent-Channel Model）。两组使用了不同但相关的刺激模式，都在一个耳间时间差呈现初始的"适配器"声音，然后在感兴趣的耳间时间差呈现"探针"声音。两组的结果均与对立通道模型一致而不是地形模型：两组均发现对向外耳间时间差变化（从零耳间时间差）的响应大于对向内耳间时间差变化（从强单侧耳间时间差）的响应，这仅与对立通道模型一致。细粒度的地形编码模型需要更高密度的最佳耳间时间差接近零的神经元，并且将预测相反的结果。这些结果已在更广泛的相似刺激下得到了推广[20]，并且使用一种无关的刺激范式的慢速双耳节拍的脑磁图也获得了更多对立通道模型的证据[21]。但是，这些整合的结果不一定与相关的心理物理实验的结果一致（参见第 6 章）。例如，越来越多的行为学证据，甚至脑电图证据[22]支持包含左、右和中群体的三通道模型[23-24]。

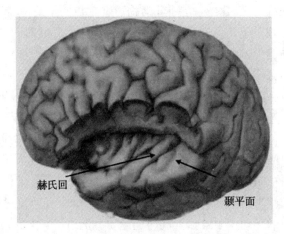

图 7-1　大脑图（已除去颞后上叶和部分额顶叶），图中显示左侧颞上回（Left Superior Temporal Gyrus），包括听觉核心（Auditory Core）、外侧带（Lateral Belt）和副带区（Parabelt Region）。特别突出的是赫氏回（Heschl's Gyrus）和它后面的三角形区域——颞平面（Planum Temporale）（图片来自文献[25]图 3，并获得许可）

　　大脑计算耳间时间差的能力完全取决于耳朵和听觉神经准确捕获和传达耳朵之间信号的相对定时能力。蔡特（Chait）等人[26]使用脑磁图通过记录皮层对双耳产生的哈金斯音高（Huggins Pitch）的反应来测量这一点[27]。哈金斯音高是通过向两只耳朵呈现几乎相同的白噪声而产生的，唯一的区别是在一个狭窄的频带中，耳间相位相反而不是相同。伴随的感觉是在噪声背景中具有与相位反转频带的中心相同频率的连续音调。只要出现这种感觉，就足以证明双耳相位差已成功整合到耳朵上，因为仅在每只耳朵上的单声道刺激就是普通的白噪声。在这项研究中，在 200～1 000 赫兹的所有相位反转频带（即感知的音高）上检测到了针对哈金斯音高起始的强健起始响应。由于脑磁图对皮层下神经源不敏感，因此观察到的皮层区域的脑磁图响应来自于已继承的皮层下所计算的大量双耳处理信息。尽管如此，它是一个对听觉系统所发生的双耳整合的真正的神经测量。

　　罗斯（Ross）等人[28]也使用脑磁图来更详细地测量双耳神经整合发生的频率范围。他们使用了双耳调幅音调，载波频率（Carrier Frequency）从 500～1 500 赫兹不等，在瞬时振幅为零的特定时刻，他们反转了耳间载波相位。耳间载波相位的突然改变会引起皮层反应，从而证明皮层下双耳整合是成功的，但只有在 1 000 赫兹及以下的频率下才会发生。相比之下，当相位在较高的载频 1 500 赫兹改变时，没有一个被试会引起这种皮质反应。作者估计成功的双耳整合频率上限为 1 250 赫兹，这与他们在行为实验发现的 1 200 赫兹相一致。此外，罗斯等人[29]也在相关研究中发现，当调查对象的年龄范围扩大时，双耳整合的阈值随着年龄的增长而逐渐降低，中年人降至 940 赫兹，老年人降至 760 赫兹。

与动物研究中常规进行的侵入式测量类似的对人类大脑直接进行耳间时间差和耳间强度差敏感性的测量具有更大难度。迈克劳林（McLaughlin）等人[30]利用功能磁共振成像观察到耳间强度差的反应调谐在听觉皮层对侧到阳性耳间强度差的半视野中的直接测量。调谐发生在沿赫氏回（即核心听觉皮层）从内侧到外侧的范围以及颞上回的后部包括颞平面（即高阶关联听觉皮层）的区域。这些现象在两个半球都存在，而在左半球效果更明显。不同皮层区域对被试任务参与的反应强度依赖性不同，赫氏回的影响最小，但颞上回后部的激活显著增加，至少在右半球是这样。

与耳间强度差相比，人类皮层中的耳间时间差直接测量往往被认为是比耳间强度差对人类方位定位更强的行为线索，但其敏感性较弱。迈克劳林等人[30]发现颞上回后部对耳间时间差的虽小但显著的依赖性（但赫氏回中没有），这仅仅发生在左半球（当处于声源处的对侧时）。被试的任务参与程度也会调节他们的反应。观察这些直接依赖关系的困难可能来自于从对比了有或没有竞争空间声音的空间调谐的单节点记录中观察到的类似结果[31-32]。在那里，单个神经元对单个声音的空间调谐范围非常广，但当存在来自其他空间位置的竞争声音时，调谐范围就会急剧缩小。迈克劳林和同事的耳间时间差结果为马吉兹（Magezi）和克鲁姆霍兹（Krumbholz）的一个模型[16]提供了证据，在该模型中右半球听觉皮层同时编码对侧和同侧的耳间时间差信息，而左半球听觉皮层仅编码对侧的耳间时间差信息。

简而言之，对人类低水平双耳线索的神经处理机制的研究仍然落后于对非人类的动物中的类似研究。尽管如此，它仍然取得了重大进展。其中一些研究与相关的动物研究和人类心理物理学文献相一致，但远非全部。

7.3　人类听觉流分离的神经基础：简单的声音

本节和下一节都将讨论听觉流分离的神经关联，两节使用不同类别的刺激：本节中的简单声音（例如，短音）和 7.4 节中的语音。但与 7.2 节不同的是，在缺乏有信息的空间线索时，重点转移到听觉场景分析。听觉场景元素的空间分离，特别是与双耳听觉相结合时，可以极大地提高听者分离这些元素的能力，但这并不是必须的[33-34]。通过使用缺乏这种空间线索的刺激，研究人员可能会发现更普遍的功能性（而不是特别基于解剖学的）神经机制，这些机制是听觉流分离神经计算的基础。当然，这种分离需要一些线索来区分不同的元素，因为没有这样的线索，普通的元素就会简单地融合成一个单一的感知。由于这个原因，不可能有任何单一的实验找到一个真正通用的构成听觉流分离的功能性机制，研究人员需要各种各样的方法。对于更明确地依赖空间线索来区分听觉场景元素的人类神经科学研究，读者可以参考第 2 章。

在这里所综述的许多研究中所采用的神经生理学测量方法是平均不同次实验或一次实验中连续多次呈现的对一个简短声音（例如，一个短音）的响应幅度。研究人员测量具有不同神经源的不同响应分量（例如，同一组响应中的不同延迟）的独立的量级。常用的神经测量包括刺激后延迟约为 50 毫秒的响应分量，脑电图中称其为 P1，脑磁图中称其为 P1m（或M50）和刺激后延迟约为 100 毫秒的响应分量，脑电图中称其为 N1，脑磁图中称其为 N1m（或 M100）。研究人员研究过其他种类的分量，其中的大多数甚至有更长的延迟。较早的延迟 P1/P1m 的空间起源与赫氏回即核心听觉皮层一致[35]。较晚的延迟 N1/N1m 的空间起源与颞平面即更高阶的听觉皮层一致[36]。

7.3.1　使用有限注意力操控的研究

1. 单音模式

阿兰（Alain）等人[37]获得了听觉场景分离的神经关联的一些最早证据，他们测量了有或无失调谐波的谐波复合音的诱发脑电图反应。一个谐波的失调会导致感知到两个不同的（分离的）声音元素，相对地，所有谐波都正确地调音时会产生统一的（融合的）感知。通过比较对分离和融合条件下的反应，以及关键的是，在有注意力参与和无注意力参与条件下的反应，研究人员发现了一种额外的电负性响应分量，他们称之为对象相关负性。在这种情况下，"对象"是由失调谐波引起的分离元素。阿兰和他的同事后来证明，这个结果也可以普遍推广到特定地使用失调谐波来诱导听觉场景元素的分离的情况之外[38]。然而，这种一般实验方法的一个问题是，使用刺激变化来诱导感知变化。这就造成了神经反应变化是由于刺激变化还是由于知觉变化的困惑。这种困惑是可以解决的，但只能间接地通过比较在听觉注意和听觉不注意条件下对相同刺激的反应来解决。然而，通过改变实验范式可以完全避免这种混乱，在本节的后面部分将看到这一点。

接下来的几项研究都采用了一个共同的刺激范式：范·诺登（van Noorden）[39]的 ABA 三连短音。取决于 A 与 B 两个短音的频率分离以及刺激间距，这些刺激的感知可以表现为激增模式（A 和 B 融合到单个频率升降变化的声音流），或在单个频率上的一对独立的有规律的重复模式（一个 A 音调和另一个 B 音调），或者在更长的时间范围内出现双稳态，听者可能会在这两种感知间缓慢地来回漂移。

古特沙尔克（Gutschalk）等人[40]使用这些刺激进行了两个相关的实验，实验时使用脑磁图记录听者的皮层活动。在第一个实验中，频率分离在同时允许融合和分离感知的范围内变化。正如预期的那样，行为上，刺激被视为两个分离的流的可能性随着频率分离的增加而增加。神经上，P1m 和 N1m 振幅的大小也有类似的增加，因此 P1m 和 N1m 的大小与流分离的概率有很强的相关性。这与如下观点是一致的——这种神经反应产生的机制和允许在感知上分开两个流的机制相同，但刺激声学和感知同时变化的困惑仍然存在。第二个实验只采用了窄频域分离。刺激参数保持不变，但感知可以采取两种模式——融合或分离。在任何给出的试验中，听者都会报告融合或分离，然后独立分析来自每个集合的神经响应。重要的是，尽管刺激保持不变，但可以看到 P1m 和 N1m 的大小与感知值共同变化，这与第一个实验相一致：即感知分离音调下的神经响应大于感知融合音调下的神经响应。通过这种方式，神经测量遵循（感知的）听觉场景分析而不仅仅是物理声学。

斯奈德（Snyder）等人[41]使用类似的刺激范式，在脑电图中发现一致和互补的结果。他们的 ABA 刺激使用与古特沙尔克及其同事相同范围内变化的频率分离，并且当他们指示被试注意刺激时发现了相似的行为结果。但在第二个实验中，他们通过让被试观看有字幕的无声电影，使被试的注意力从声学刺激中转移了出来。他们对神经响应幅度的分析与古特沙尔克及其同事的分析相似，但包括了在每次试验内（约 10 秒）时间的函数作为对响应幅度的额外探讨，旨在分析在整个实验的几秒钟内感知缓慢发展的响应时间过程（"构建"）。神经构建活动表现为神经响应幅度随时间的增加而增加，这仅在听觉注意条件下发生，而在其他情况下则没有。在依赖于频率分离的响应和依赖于注意力的构建响应之间，还观察到了差异很大的神经激活的空间模式，存在不同的潜在神经源的表现。这些互补的发现支持了注意力依赖构建和注意前声源分离是两种不同分离机制的想法。

希尔（Hill）等人[42]也使用了 ABA 范式，记录了当听者对刺激的感知自发地在单个成组信息流和一对分离的信息流间来回切换时他们的脑电图反应。他们的分析集中在只与刺激相关的听觉处理和只与感知相关的处理之间的差异。研究发现只与刺激相关的差异确实对神经响应的差异做出了巨大而显著的贡献。这些效应在脑电图响应模式中相对较晚，与预期的在外周有很好代表性的声学差异相比延迟在 200~300 毫秒之间。相比之下，只与感知相关的处理差异是独立的，并且开始得早，持续得久。作者在分析中还提出了一个重要的技术要点，即对于这种特殊的范式，对每个时期进行基线校正这一通常的脑电图分析步骤实际上会消除跨状态分析的基础。

戴克斯特拉（Dykstra）等人[43]利用脑皮层电图对癫痫患者进行研究，并采用类似的 ABA 刺激模式，在这些病人中证实了上述基于频率分离的行为学结果。他们还在大范围的脑区（使用覆盖大范围的皮层区域的电极阵列）中发现频率分离的神经关联，其中大多数远超听觉皮层，包括额叶、顶叶和非听觉颞叶皮层。在其他脑皮层电图研究中也发现了这种几乎覆盖大脑的听觉处理（参见 7.4.1 节第二小节中描述的研究）。

遗憾的是，使用功能磁共振成像对类似刺激模式的研究得出了看似矛盾的结果。库萨克（Cusack）[44]没有观察到在 ABA 范式中改变频率分离对听觉皮层区域（仅在顶叶内沟）的影响。相比之下，其他两项研究[45-46]确实在听觉皮层中观察到这种效应，但只是在修改刺激范式以避免习惯化之后才发现的（即使用 ABAB 或 ABBB 短音模式，而非 ABA 短音模式）。

2. 音调和掩蔽

与 ABA（或相关的）刺激相反，古特沙尔克等人[47]使用了一种更复杂的基于最初用于信息掩蔽的特定研究的刺激[48]，但用一种特殊的方式进行了修改。这个变体刺激（图 7-2a）也用于 7.4 节中讨论的其他研究中，它由几秒钟短音的有规律重复节奏组成，并添加到在频谱和时间上随机竞争因而不同步的短音云（基德最初的刺激采用同步的短音云）。刺激的信息掩蔽方面源自受保护的频谱区域的使用，该频谱区域没有竞争的短音，并且具有足够的带宽以确保云无法能量性地掩蔽节奏规律的音调流。尽管有保护区，云对有节奏的声音流的掩蔽作用确实是感知上发生的，所以掩蔽作用必然是信息掩蔽而不是能量掩蔽（参见第 3 章）。

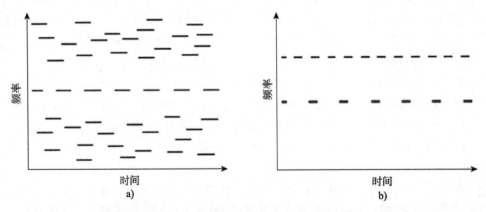

图 7-2　由一对竞争的简单听觉流组成的刺激的示意图。a）在这种情况下，一个听觉流是恒定音高（中间）的有节奏地重复的音调，而另一个是不相关的音调（上下）组成的时频域上随机的没有节奏的云。有节奏的听觉流的重复频率在实验中变化，包括在大约 1.25 赫兹和 5 赫兹[47]、在 4 赫兹[49]和在 7 赫兹[50]。b）在这种情况下，两个听觉流都是以恒定频率有节奏地重复的流，但是具有不一致的速率使得感知融合是困难的。频率对在不同实验里变化，包括在 21 赫兹和 29 赫兹[51]、在 4 赫兹和 7 赫兹[52]

　　使用脑磁图扫描受到这些刺激的被试，被试被指示在有干扰音调云的情况下检测到有节奏的成分时按下按钮。这项任务相当困难，以至于被试只在他们参与的 60% 的实验中检测到有节奏的音调。这使得研究人员能够分别分析在两种情况下在稳定的节奏中对单个音调的脑磁图反应：当节奏短音被检测到的情况和当即使它们仍然存在也未被检测到的情况（图 7-3）。脑磁图对检测到的音调的反应在延迟和神经源上与 N1m 反应（对孤立地呈现的短音）相似，因此与高阶听觉皮层区颞平面的起源是一致的。当未检测到节奏短音时，无法检测到脑磁图响应。由于这两种情况下的刺激是相同的，所以对检测到音调的响应必须来自与音调的听觉感知相关联的表征，而不仅是它们在听觉场景中的听觉存在。进一步的控制实验证实，无论是否被感知到，有节奏的音调确实总是表征在听觉皮层的某个地方，但是只在一个较早的延迟里出现。这证明了音调的声学（非感知）存在的神经表征形式与听者对听觉场景中存在的感知的神经表征形式是分离的。

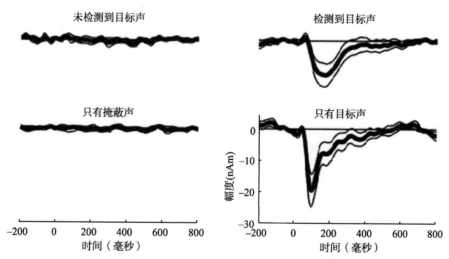

图 7-3　（顶部）对单个有节奏音调的平均响应，但是根据它们有没有在行为上被检测到而分别进行平均。（底部）为进行比较，没有音调处的平均响应（左）和没有竞争音调云时的平均响应（右）[图片来自文献[47]图 1]

韦根（Wiegand）和古特沙尔克（Gutschalk）[53]将功能磁共振成像引入到类似的脑磁图研究中，他们利用功能磁共振成像增强的空间分辨率来更好地确定这些神经反应的来源。检测到的目标音调导致整个听觉皮层大范围地激活，但是，令人惊讶的是，赫氏回是唯一显示出检测到的和未检测到目标音调两种情况之间产生对比的区域。对这一结果的简洁解释是，目标的检测和加工不仅限于高级脑区，初级听觉皮层在其中也很重要。

总而言之，这些研究表明在声学场景中存在声音的多层次皮层表征。核心听觉皮层中的早期表征更多地是由声音的声学特性而不是其感知决定的。高阶听觉皮层中的后期表征倾向于跟踪声音的感知（或者更可能在声音的感知之前）。早期的研究存在由于改变声学特性从而导致感知改变的困惑，但是此后的研究能够解决这个困惑。

7.3.2　使用显式注意力操控的研究

下一组研究在保持声学场景不变的情况下，采用与 7.3.1 节不同的范式显式地操控听者的注意力状态。通过这种方式可以在不同的、可控的场景解析下探究相同声学场景的神经表征。

1. 音调和掩蔽

艾希拉里（Elhilali）等人[49]使用刚刚描述的信息掩蔽刺激的一种变体（图 7-2a），用脑磁图扫描听者的同时让其聆听有节奏的短音流（在这种情况下以更快 4 赫兹速率呈现）或时频域上随机的音调云。在关注节奏流时，听者感知节奏流的能力是通过听者是否可以检测到音调流中的异常来衡量的。除此之外，研究人员通过要求听者检测音调云中的异常来引导听者注意随机音调云。研究人员通过检测在 4 赫兹频率下节奏流的脑磁图响应，来测量和比较两个任务中对节奏流的响应。值得注意的是，听者在两项任务中都采用了选择性的听觉注意，但是是对同一听觉场景的不同组分进行选择。

与古特沙尔克及其同事的研究结果一致，节奏流的表征与颞平面中 N1m 源的位置一致，当听者的注意力集中在该流上时，其表征要比聚焦于随机音调云时要强得多。此外，研究人员还注意到知觉（通过行为反应）和神经反应之间的联系，既有自上而下的性质，也有自下而上的性质。一个关键的自上而下的结果是，在每次实验的过程中发现了流的感知构建和在同一时间过程中神经表征的构建之间具有正相关关系。相应的自下而上的结果是，听者检测和频率有关节奏流的能力（高频音调更容易被检测）与其神经表征的强度之间存在显著的相关性。研究人员发现了一种与脑半球相关并且基于任务的不对称性，其中注意（即在前景中）时左半球对节奏流的表征更强，未注意（即在背景中）时右半球的表征更强。这与杰伊克（Deike）和他的同事的功能磁共振成像结果是一致的，他们在定向注意流研究中也看到了偏向左半球的不对称性[54-55]。

为了研究这些结果是否由 4 赫兹这个特定节奏频率（δ 频带和 θ 频带之间的近似频率边界）引起，阿克拉姆（Akram）等人[50]使用 7 赫兹的频率进行了平行实验，并发现大部分原始结果仍然保持一致。然而，该频率几乎是上个频率的两倍，并且还存在处理和感知的差异[56]，因此并非所有之前的结果都在更快的频率上成立。特别地，研究人员没有观察到与脑半球相关的不对称性。

阿维宁（Ahveninen）等人[57]还使用脑电图、脑磁图和功能磁共振成像研究了在噪声声学场景中简单声音的神经表征。它们的刺激是由有 1/3 个八度音节陷波（即保护区域）的噪声掩蔽下缓慢变化的短音组成，从而确保掩蔽主要是信息的而不是能量的。N1/N1m 对被掩蔽音调的响应表明它已从适应过程中释放，但仅在听者正在注意音调的情况下出现（检测音调间的频率异常）。除了任何音调神经表征的注意相关强化之外，这还可以解释为对纯音频率的频谱调谐的注意尖锐化。

2. 竞争性的简单模式

接下来的几项研究采用了不同的刺激范式：竞争性的简单节奏流，每个节奏流的节奏不同并且频率不可通约（图 7-2b）。由于频率不可通约，两条流始终保持分离状态，并且永远不会融合。这种刺激范式的好处是研究人员可以指示听者只关注其中一个流，该流成为听觉场景中的前景元素，此时剩余的流会转为背景。这允许两种情况，既具有相同的简单刺激，又具有聚焦的听觉注意力，唯一的区别是注意力的焦点所在。从这个意义上讲，这些研究是 7.4 节中描述的将竞争性语音流作为严格节奏流的更复杂但更自然的概括的研究的更简单先驱。

比岱-科莱（Bidet-Caulet）等人[51]记录了被试听竞争性的幅度调制刺激的状态，一个调制刺激为 21 赫兹，另一个调制刺激为 29 赫兹。每个流具有不同的（谐波复合音）载体，并且被试认为这两个流是不同的。被试是具有耐药性癫痫的患者，这些患者通过立体定位植入了多触点的深部电极。电极用于计划手术，但也可用于记录颞叶皮层的局部电位。研究人员引导被试关注两个流中的一个或另一个，同时使用深部电极记录其反应，深部电极的具体位置因被试而异。在整个赫氏回都观察到了对幅度调制呈时间锁定的响应，但在其他听觉区域却没有。结果证明了对注意流的神经表征具有向上调制，并且相应地，对未注意流的神经表征具有向下调制。在非初级皮层区域观察到类似的注意调制，但仅对于瞬时和非时间锁定的响应。这些在初级和非初级区域中注意力的影响与在 7.2 节中描述的功能磁共振成像结果[53]大体一致。

向（Xiang）等人[52]采用类似实验范式，但使用慢得多的幅度调制频率，4 赫兹和 7 赫兹，进行实验，用脑磁图记录研究了选择性注意在健康被试中的作用。与前面的情况一样，流在前景时（即研究人员引导被试注意该流时）的响应要比流在背景时的响应大得多。此外，如 7.3.2 节第一小节中所述的信息掩蔽相关的研究所示[49-50]，所注意的神经表征强度还与被试根据注意流所执行异常检测任务的行为相关。但是，与上述任何一项研究的结果不同，无论振幅调制频率或任务如何，神经反应中均存在右侧半球的不对称性。该结果与杰伊克等人使用功能磁共振成像发现的偏左半球不对称性形成对比[54-55]。

3. 抑制的注意力

相较于那些采用引导主动注意一个或另一个听觉场景元素的研究不同，蔡特等人[58]研究了主动地忽略听觉场景元素的影响。在听取"ABA"范式下排列的短音时，被试在进行脑磁图扫描的同时被赋予了一项任务（检测"A"流中的异常），这在"B"音不与"A"音融合到同一流中时要容易得多。这种方式激发听者抑制（忽略）"B"流中的短音。而没有激励注意或忽略"B"流的控制任务用于进行比较。主要结果是，与控制任务相比，主动忽略"B"流时对"B"流短音的神经反应明显较小。换句话说，不仅主动注意可以增强（向上调制）特定声音的神经表征，而且主动忽略可以抑制（向下调制）声音的神经表征。

总而言之，在两种截然不同的行为和感知条件下呈现相同刺激的范式允许人们将感知从声学特性完全分离开，从而也将声音感知的神经表征与声学特性的神经表征区别开来。声音感知的神经表征肯定会受到注意的向上调制，但或许更重要的是，只有特定声音处于前景时才向上调制，而不仅是因为采用了选择性注意。这个区别很重要，因为正如神经构建的存在所证明的那样，当尚未感知到声音（因此不能成为前景的一部分）时，即使被试的注意力集中在要获取的声音上，它也不会被注意力向上调制。此外，主动忽略声音抑制了该声音的神经表征，甚至让表征低于基线。

7.4　人类听觉流分离的神经基础：语音

与 7.3 节所述的研究中使用的简单信号相反，连续自然语音是高度复杂的信号。尽管其具有内在的复杂性，但是它令人惊奇地适合于鸡尾酒会问题的神经研究。语音的突出特征是其动态性质和特有的节奏性。这些特性都有助于研究时间编码[59]，在包括脑电图[60-61]、脑磁图[62-63]和脑皮层电图[64-65]在内的多种不同的方式中被证明确实是卓有成效的。可以看出，听觉皮层中语音的时间编码表现为锁定在语音节奏上的神经反应时间，对于来自同一听觉场景中的其他听觉刺激（包括但不限于其他语音刺激）的干扰具有鲁棒性。这些基于时间的语音神经表征既可以通过它们预测对给定刺激的神经反应的能力来表征，也可以通过从神经反应中重构刺激特征的能力来表征（图 7-4a）。由于其强大功能和灵活性，研究人员经常使用线性系统理论中的方法研究这些表征（尽管有仅限于关系的线性部分的明显缺点），但研究这些表征并不局限于此类方法[66,62]。还应注意的是，在这种情况下使用线性系统方法得到的结果是足够可靠的，该方法已被证明可用于脑机接口（Brain-Computer Interface，BCI）应用[67-68]。

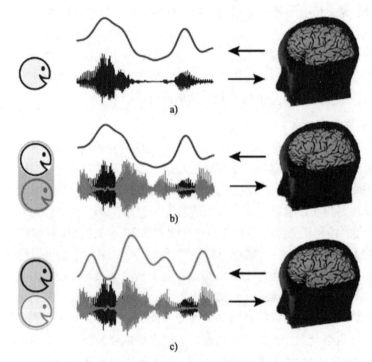

图 7-4   a）单个说话人语音的神经表征示意图。（"a"的滤波版）神经响应相位锁定到语音流的低频包络。b）和 c）在存在竞争性语音流的情况下，所注意的语音流的神经表征示意图。这两种情况下的刺激是相同的，只有听者的注意力焦点发生了变化。在这种情况下，示例说明了（"a"的滤波版）神经响应相位主要锁定到注意的语音流的包络，而不是未注意的。这两种情况下都应用了相同的滤波器；在两个注意状态之间发生变化的是神经响应本身[图片参见文献[71]图 1]

7.4.1   在固定噪声中使用语音的研究

将语音作为更大听觉场景中的一个元素进行处理的最简单情况是语音被固定噪声掩蔽

时的情况，因为语音是动态的但噪声背景不是。丁（Ding）及其同事[69-70]使用脑磁图研究了此情况。

在上述研究的第一个[69]中，被试去听被频谱匹配固定噪声掩蔽的语音，信噪比（SNR）在一个较大的范围内线性地变差。语音（尽管有噪声）神经表征的保真度是根据对噪声中语音的低频时间锁定脑磁图响应的语音包络可重构性来衡量。语音的范围从很容易理解到几乎完全难以理解。可懂度（Intelligibility）（在 0%～100% 的范围内自我报告）以非常非线性的方式降低到约 −3 分贝的信噪比之前，可懂度几乎没有降低，信噪比为 −3 分贝时被试间的平均值降至约 50%（被试间具有很高的可变性），然后继续下降到接近 0%。但是，语音的神经表征仅随着信噪比的降低而略有下降，仅在大约 −9 分贝的信噪比时突然下降至接近底限。该结果表明，语音包络的神经表征在很大程度上不受中等甚至较差信噪比的固定噪声的影响，但是当信噪比非常差时，最终还是会受影响。因为语音的神经表征和（基于语言的）可懂度的转变信噪比不同，所以神经表征不能直接反映语音的语言基础。此外，因为神经表征的转变信噪比比可懂度的转变信噪比差，所以还可以得出结论，神经表征是语言前的，因为它成功地以足够高的、使得语音可听但不可懂的噪声水平表征了语音。重要的是，对于单个信噪比水平而言，语音神经表征的保真度（通过刺激重建性来衡量）与可懂度之间也存在很强的相关性，因为在被试间已经表现出足够的可变性来允许进行这样的分析。

在一项补充研究[70]中，使用声带编码（Band Vocoding）技术进一步降解声学信号。这种声学操作既消除了精细的时间声学结构，又以可控的方式降低了频谱结构，同时保持了完整的慢速声学包络。研究表明，尽管语音的神经表征对噪声保有鲁棒性，但语音编码所产生的频谱失真会对其产生干扰。这表明对语音包络的神经反应的时间锁定不能仅通过被动包络跟踪机制来解释，因为声带编码不会直接影响刺激包络。相反，尽管神经表征仅反映了刺激包络，但神经表征特别地需要语音的时频域精细结构以从噪声中神经提取语音。这项研究还报告了多刺激条件下的语音神经表征的鲁棒性和可懂度之间的强烈相关性。令人惊讶的是，神经反应和感知之间的这种相关性仅适用于神经反应的 δ 频带（1～4 赫兹），而不适用于较高的频带。

相比脑磁图，使用功能磁共振成像可以以时间为代价显著提高空间分辨率。然而在同时使用了语音的能量掩蔽和调制掩蔽的情况下，他们在功能磁共振成像研究的结果中发现在安静语音与噪声中语音的皮层处理机制之间有很大的不同[10]。

7.4.2 使用竞争性语音流的研究

人类听者区分并分离两个演讲者的能力与将单个演讲者从噪音中区分并分离的能力有很大的不同，这是大脑如何解决原始鸡尾酒会问题的核心[1]。目前实验中已使用多种模态来研究这个问题，包括脑电图[72,69]、脑磁图[73,71]、脑皮层电图[74-75]、正电子发射断层扫描[76]和功能磁共振成像[77]。使用基于电磁的扫描记录方法（脑电图、脑磁图和脑皮层电图）进行的研究通常强调声学信号的时间表征，而使用基于血液动力学的扫描记录方法（正电子发射断层扫描和功能磁共振成像）进行的研究通常强调神经处理步骤的解剖位置。前者由于强调时间表征，因此特别适合研究如何在大脑的不同区域依次表征声学场景的不同元素，这将在此处进行更详细介绍。

还应该注意的是，尽管这些研究中的许多结果彼此之间非常吻合，但结果的解释方式通常存在明显差异。例如，这些研究通常发现，对于那些听了两种语音流的混合但只关注一种流的对象来说，所关注语音的神经表征要比未关注语音的神经表征强。一些研究将其解释为简单的"注意增益"：注意客体的神经表征被放大了。这种解释对于简单的听觉场景可能就足够了，例如，当竞争的听觉流被双耳分离[3,73]或在频谱上分离[49,57]。但是，当竞争流具有强烈重叠的声学特性时，它就显得有些不足。在这些更一般的（和现实的）情况下，由于竞争性语音流在外周是不可分离的，因此它们的表征必须在大脑从头开始重新构造。因为从注意力中受益的神经表征直到它与听觉场景的其余部分"分离"（实际上是构造）之后才存在，所以将其描述为从注意力增益中受益是值得怀疑的。在这种情况下，注意力增益解释绕开了可能更重要的问题，即首先如何创建神经分离客体的神经表征以及注意力在此过程中起什么作用（参见第 5 章）。

科林（Kerlin）等人[72]使用脑电图研究了倾听两个同时且相互竞争的语音流的情况，但被试听到的单句来自于不同虚拟位置（通过单独获得的头部相关传输函数）。使用从对单个句子的响应构建的响应模板来分析对每个语音流的神经响应。其主要发现是注意语音的表征（以电势记录测量）比未注意语音的表征更强。汉布鲁克（Hambrook）和塔塔（Tata）[78]也在 θ 频带（4～8 赫兹）发现了最大的差异。θ 频带也被认为对可理解语音的神经处理至关重要[62,79]。

丁（Ding）和西蒙（Simon）[73]使用脑磁图在更长的双耳语音刺激（持续 60 秒）实验中发现了相似的结果，但强调了注意力效应的时间特性。他们使用听觉神经生理学中常用的线性系统方法进行分析[80]，使用时频域响应函数（SpectroTemporal Response Function，STRF）将听觉刺激的动力学与神经反应联系起来。时频域响应函数也可以解释为对任何声音特征的一般响应曲线[81]，因此，它也可以用于估计更传统的响应度量，例如响应分量的强度和延迟。在这种情况下，基于语音的时频域响应函数在大约 100 毫秒的延迟（即时间过程与 N1m 相似）上具有响应峰值，对于关注语音流而言，其响应强度要比未关注语音流强得多。

鲍尔（Power）等人[82]通过使用具有相似双耳范式的脑电图和线性系统方法也发现了注意力差异，但注意力差异的延迟要长得多（大约 200 毫秒的延迟）。但是，由于脑电图和脑磁图对具有不同深度和方向的声源具有不同的敏感性，因此，这两个结果可以解释为是互补的而不是冲突的。鲍尔及其同事还发现了较早延迟（例如，大约 50 毫秒和 100 毫秒）的神经源，这些神经源以未分化的强度处理不同的语音流。霍顿（Horton）等人[83]使用脑电图和相关的刺激范式，确实发现注意引起的差异化早在 100 毫秒延迟就出现，但使用的分析方法没有考虑到语音包络的时间自相关。

在丁和西蒙[71]进行的第二个研究中，听觉场景变成了一对来自不同说话者（相同或不同性别）的相互竞争的、独立冗长的语音流，但现在混合进了单个声音通道，并呈现给双耳（即给每个耳朵呈现的相同）。听者的任务是关注两名说话人中的一位，这对于年轻的正常听力者来说并不困难。但是，这项任务的神经机制现在只能使用未在外周编码的衍生（非显式）听觉特性，包括瞬时音调（Pitch）、音色（Timbre）、节奏（Rhythmicity）和韵律（Cadence）。即使在单个连续语音信号中，这些衍生的属性以及它们随时间的变化在算法上也都不重要，更不用说在混合语音信号中了，但它们是鸡尾酒会听觉范式中唯一可用的线索。使用这样双耳信号的实验优势在于它避免了由于空间上的信号源分隔而可能引起的一些潜在的困惑。例如，脑半球偏侧化的发现可能与同侧/对侧竞争性处理的发现相混淆。但是，即使在这些算法上困难的条件下，也发现关注语音流（图 7-4b、c）的神经表征很容易与未关注语音流的神经表征（图 7-5）分开。对预测来自刺激的神经反应和根据神经反应来重建刺激来说，注意的语音流的表征都比未注意的表征更强。就像在空间上分离语音流的情况一样，这种差异主要来自刺激后的延迟约 100 毫秒的神经源。刺激后约 50 毫秒延迟的时候也观察到了神经源，但这并没有区分注意和未注意的语音流，这与鲍尔等人[82]的早期延迟脑电图结果一致。神经源定位显示，较晚的（100 毫秒延迟）声源对注意语音的表征的强度比对未注意语音的要大得多，其起源与颞平面中 N1m 的起源一致。较早的（50 毫秒延迟）声源不区分注意的语音

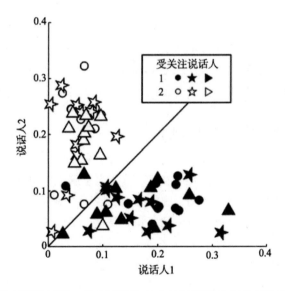

图 7-5　单次试验中语音表征的解码。单个试验和单个被试测得的相关系数的散点图，位于单个解码刺激包络和实际单个包络之间。听者的注意力焦点由标记颜色表示，单次试验由标记形状表示。可以看出，即使是在一次试验的基础上，关注语音也可以从对两者的响应中分离解码（图片参见文献[71]补充材料）

和未注意的语音，其起源与赫氏回中 N1m 的起源一致。一个合理的解释是，初级听觉皮层区域可处理整个听觉场景，仅对选择性注意敏感性弱，但是到颞平面的高阶听觉脑区接收到其处理过的神经信号时，语音流便被分离了。在这个水平上，更多的神经资源用于处理注意的语音流，而不是未注意的语音流，从而产生更强的神经信号。

梅斯加拉尼（Mesgarani）和常（Chang）[74]发现了注意说话人的语音表征的增强，研究人员利用可以极大提高空间分辨率优势的脑皮层电图，从而可以获得语音的更细粒度的神经表征。这些表征足够详尽，神经响应不仅可以用于解码语音流的全局时间包络，而且可以用于解码详细的时频域包络（即，声谱图）。这样可以以更高的保真度重建注意的语音[64]。此外，这种重建仅在被试能够正确回答有关注意的语音的问题的试验中成功，而在错误试验中没有成功，这表明通过被试的神经响应识别被试的注意目标比通过任务分配的目标识别被试的注意目标更好。研究的皮层位置受临床电极放置的限制，但还是包括后颞上叶的非初级听觉区域。在这些区域内，只有颞上回和颞中回对听觉刺激做出可靠的反应，并且没有观察到注意效应引起的空间模式。

在该项研究中，仅通过分析高频（75～150赫兹）γ 频带（gamma band）的低频包络来确定分离语音流的神经表征。锡安（Zion）等人[75]也使用脑皮层电图观察到两种不同类型的语音皮层表征，一种也来自 γ 频带包络，另一种直接来自低频（δ 和 θ）频带。正如梅斯加拉尼和常[74]所见，只有关注语音在 γ 频带的表征是可测量的，而丁和西蒙[73,71]在脑磁图中所看到的是，关注语音和未关注语音都会在低频波段上表征。研究人员再次在听觉皮层附近的区域发现 γ 频带的表征。较低频率的表征展现出两种不同的分布，θ 频带占主导的表征最接近听觉皮层的区域，而 δ 频带占主导的表征分布较广。这种空间分布的差异与和 7.4.1 节中描述的在脑磁图[69-70]和脑电图[84]实验中的感知相联系的 θ/δ 差异相似，并且可能表明分布更广泛的 δ 频带在本质上可能更加多样化（包括例如表征可能受语言影响）。

7.4.3 噪声中语音处理的神经解剖学

脑皮层电图研究表明，嘈杂背景下（包括其他语音源）的语音神经表征在整个听觉皮层广泛存在[74-75,67]。即使这样，从解剖学的角度来看，由于脑皮层电图电极的覆盖范围有限以及由于他们专注于动态诱发的神经活动，这些研究仅限于对其敏感的大脑区域。正电子发射断层扫描和功能磁共振成像可以研究更大的区域，并且对足以产生血液动力学变化的任何类型的神经活动都非常敏感。斯考特（Scott）和麦盖蒂根（McGettigan）[9]对该专题进行了综述，尽管他们发现有关哪些皮层区域加工掩蔽语音（尤其是加工能量掩蔽语音）的报道有很多种，但它们还是体现出一些共同的活动模式。研究人员普遍认为，在颞上叶尤其是颞上回通常有相当大的双侧激活[85-86]。另外，噪声中语音的皮层处理发生在整个前额叶和顶叶皮层中[76-77]。

与这里讨论的其他测量技术相比，脑电图和脑磁图的空间分辨率明显较差，但仍对神经解剖学研究有帮助。它们的最大贡献可能是通过延迟间接实现的：在核心/初级听觉皮层中发现了通常对感知不太敏感的低延迟皮层表征；在较高阶的听觉皮层中发现了通常对感知更敏感的高延迟皮层表征。具体来说，较短的延迟表征通常定位在赫氏回，而较长的延迟表征则通常定位在颞上回较远的区域[57]。"早期/声学"与"晚期/感知"的二分法可能会有例外，因为刺激设置和刺激背景的统计期望也会影响早期反应[87]。

　　总之，在复杂听觉场景中使用语音作为元素提供了令人惊讶的丰富而一致的实验结果。尽管语音具有复杂性，但它仍具有鲁棒的时间上的神经表征，这非常适合对鸡尾酒会问题进行神经研究。随着处理水平的不同，语音有不同的时间表征。早期表征与整个听觉场景的表征是一致的，相对不受选择性注意的影响，并且定位于赫氏回的初级皮层区。后期表征与整个声学场景中特定元素的表征一致，其中注意的元素产生的神经活动比未注意的元素要多得多。此外，以 θ 频带中频率为主的表征与语音流的声学特征关系更紧密，而以 δ 频带中时间锁定频率为主的表征与语音流的感知（包括可懂度）关系更紧密。

7.5　其他方面

　　并非所有适用于鸡尾酒会问题的人类听觉神经科学研究都能容易地归入前述章节的特定类别。本节涵盖其他一些此类研究。

7.5.1　时间相干性

　　时间相干性是一类声学场景分析模型的名称，该模型指定了大脑如何整合来自常见物理来源的常见信息，并将感兴趣的声音与其他声源分离。该理论认为，当神经元群体在声源的各个特征之间具有时间相干性时，它们可以与其他声源分开并作为统一的感知客体绑定在一起(见文献[88-89]以及第 5 章)。使用注意选择和门控的时间相干性模型同时涉及前馈成分和反馈成分。奥沙利文（O'Sullivan）等人[90]通过记录听随机"图形–背景"（Figure-Ground）刺激[91]的被试的脑电图，研究了时间相干性的可能用途。通过调节刺激使"图形"本身的时间相干性动态变化，可以使用线性系统方法来确定时间相干性神经处理的短时程过程。使用被动和主动听觉条件允许研究人员分别分析前馈和反馈成分。被动听觉从大约 115～185 毫秒的相干后延迟中显示出时间相干性的神经表征，也就是说，它比 N1 发生得更晚。主动听觉产生更大的时间相干性的神经表征，它和被动情况下的同时开始但比被动情况下的多持续近 100 毫秒。这些结果揭示了时间相干性处理中的早期和注意前阶段的成分，但是它会通过主动听觉和选择性注意得到增强和扩展。

7.5.2　自下而上与自上而下的注意

　　本章所述的研究中大部分选择性注意是由"自上而下"效应所驱动的，例如，听者执行实验者设计的任务。有些选择性注意是"自下而上"的,这是由显著的声音事件驱动的,这些声音事件诱导注意集中在与该事件相关的听觉客体上。一些研究尽管没有设计成这样,但发现这两效应之间存在相互作用[49-50]。其他研究通过有意地分散听者对听觉刺激的注意力,将注意力集中在设计自下而上驱动的处理上[91]。率(Shuai)和艾希拉里(Elhilali)[92]使用脑电图研究了自下而上显著性的神经基础及其在整体选择性注意中的作用。被试在不同的注意状态下,在有或无竞争性听觉流的情况下,偶尔听到出现显著事件的有节奏的听觉流。对高显著性事件的效应主要有两种,第一种效应是对显著性声音事件的强烈诱发响应。在选择性注意的影响下,此响应的强度随事件的显著性水平增强。第二种效应具有更深远的意义,它增大了包含偶发性显著事件的整个有节奏的听觉流的表征幅度。这种增加并不取决于注意力状态或场景复杂性。因此,自下而上的注意在场景的神经处理中的作用可以看作是双重的,既可以确保对显著性事件本身的关注,也可以确保对作为一个整体的听觉场景组成的关注,这些组件不仅包含显著事件还包含与它们相关但不相同的其他事件。

7.6   总结

对鸡尾酒会问题的人类神经科学研究虽然并非完全处于起步期,但已得到的成果与本书中探讨的许多其他领域相比要少得多。一个原因是难以在人类中进行传统的听觉神经生理学研究。另一个原因是该领域缺乏如何最好地利用全脑神经影像和非侵入式神经生理学方法解决感兴趣问题的经验。

但本章描述的进展表明,该领域不仅充满活力,而且充满潜力,而且实际上在几个方面处于领先地位。领域中的一项概念性进展是从忠实于刺激声学特征的听觉表征的研究发展到忠实于刺激感知的听觉表征以及允许这种转变机制的研究。感知与声学的差异越大(在典型的鸡尾酒会情景中达到顶峰),听觉处理的每个阶段就变得越关键,并且作为听觉认知基础的神经生理学过程就越重要。

其他的进展来自于使用自然的、长时持续语音作为刺激。使用语音作为非人类动物的刺激有明显的缺点(缺乏直接的行为相关性,刺激的量化有困难),并且在人类心理物理学实验中使用语音也是有问题的(例如,对于如何量化长时持续语音的可懂度缺乏共识)。但是,从人类听觉神经生理学和行为的角度来看,它具有值得注意的特性。行为相关性方面这也许是无与伦比的。此外,它还驱动强而可靠的听觉神经响应,并与听觉刺激特性、知觉刺激特性以及听者的行为状态共通。

尽管如此,该领域还很年轻,将来的发现应该可以使人们对听觉系统及其功能有更多的了解。缺乏既是全脑神经影像/神经生理学专家,又是心理物理学和行为专家的研究人员的问题现在也逐渐在缓解。尽管这也是非人类动物神经生理学和行为方面的重要问题,但对于人类研究而言,这一问题似乎尤为严重。人们对于通过实验可以从人类被试中获得的感知细节和复杂性抱有很高的期望。类似地，即使受功能磁共振成像的空间分辨率以及脑电图和脑磁图的时间分辨率的限制，一次实验记录整个人类大脑活动的能力也是非同寻常的，其最重要的用途可能还在未知的前方。

参考文献

[1]　Cherry, E. C. (1953). Some experiments on the recognition of speech, with one and with 2 Ears. The Journal of the Acoustical Society of America, 25(5), 975–979.

[2]　Bregman, A. S. (1990). Auditory scene analysis: The perceptual organization of sound. Cambridge, MA: MIT Press.

[3]　Hillyard, S. A., Hink, R. F., Schwent, V. L., & Picton, T. W. (1973). Electrical signs of selective attention in the human brain. Science, 182(4108), 177–180.

[4]　Sussman, E. S., Chen, S., Sussman-Fort, J., & Dinces, E. (2014). The five myths of MMN: Redefining how to use MMN in basic and clinical research. Brain Topography, 27(4), 553–564.

[5]　Naatanen, R., Paavilainen, P., Rinne, T., & Alho, K. (2007). The mismatch negativity (MMN) in basic research of central auditory processing: A review. Clinical Neurophysiology, 118(12), 2544–2590.

[6]　Snyder, J. S., Gregg, M. K., Weintraub, D. M., & Alain, C. (2012). Attention, awareness, and the perception of auditory scenes. Frontiers in Psychology, 3, 15.

[7]　Gutschalk, A., & Dykstra, A. R. (2014). Functional imaging of auditory scene analysis. Hearing Research, 307, 98–110.

[8]　Lee, A. K., Larson, E., Maddox, R. K., & Shinn-Cunningham, B. G. (2014). Using neuroimaging to understand the cortical mechanisms of auditory selective attention. Hearing Research, 307, 111–120.

[9]　Scott, S. K., & McGettigan, C. (2013). The neural processing of masked speech. Hearing Research, 303, 58–66.

[10]　Ahveninen, J., Kopco, N., & Jaaskelainen, I. P. (2014). Psychophysics and neuronal bases of sound localization in humans. Hearing Research, 307, 86–97.

[11]　Kulesza, R. J., Jr. (2007). Cytoarchitecture of the human superior olivary complex: Medial and lateral superior olive. Hearing Research, 225(1–2), 80–90.

[12]　Thompson, S. K., von Kriegstein, K., Deane-Pratt, A., Marquardt, T., et al. (2006). Representation of interaural time delay in the human auditory midbrain. Nature Neuroscience, 9(9), 1096–1098.

[13]　von Kriegstein, K., Griffiths, T. D., Thompson, S. K., & McAlpine, D. (2008). Responses to interaural time delay in human cortex. Journal of Neurophysiology, 100(5), 2712–2718.

[14]　Kaas, J. H., & Hackett, T. A. (2000). Subdivisions of auditory cortex and processing streams in primates. Proceedings of the National Academy of Sciences of the USA, 97(22), 11793–11799.

[15]　Salminen, N. H., Tiitinen, H., Yrttiaho, S., & May, P. J. (2010). The neural code for interaural time difference in human auditory cortex. The Journal of the Acoustical Society of America, 127(2), EL60–65.

[16]　Magezi, D. A., & Krumbholz, K. (2010). Evidence for opponent-channel coding of interaural time differences in human auditory cortex. Journal of Neurophysiology, 104(4), 1997–2007.

[17]　Jeffress, L. A. (1948). A place theory of sound localization. Journal of Comparative and Physiological Psychology, 41(1), 35–39.

[18]　McAlpine, D. (2005). Creating a sense of auditory space. Journal of Physiology, 566(Pt 1), 21–28.

[19]　Stecker, G. C., Harrington, I. A., & Middlebrooks, J. C. (2005). Location coding by opponent neural populations in the auditory cortex. PLoS Biology, 3(3), e78.

[20]　Briley, P. M., Kitterick, P. T., & Summerfield, A. Q. (2013). Evidence for opponent process analysis of sound source location in humans. Journal of the Association for Research in Otolaryngology, 14(1), 83–101.

[21]　Ross, B., Miyazaki, T., Thompson, J., Jamali, S., & Fujioka, T. (2014). Human cortical responses to slow and fast binaural beats reveal multiple mechanisms of binaural hearing. Journal of Neurophysiology, 112(8), 1871–1884.

[22]　Briley, P. M., Goman, A. M., & Summerfield, A. Q. (2016). Physiological evidence for a midline spatial channel in human auditory cortex. Journal of the Association for Research in Otolaryngology, 17(4), 331–340.

[23]　Dingle, R. N., Hall, S. E., & Phillips, D. P. (2010). A midline azimuthal channel in human spatial hearing. Hearing Research, 268(1–2), 67–74.

[24]　Dingle, R. N., Hall, S. E., & Phillips, D. P. (2012). The three-channel model of sound localization mechanisms: Interaural level differences. The Journal of the Acoustical Society of America, 131(5), 4023–4029.

[25]　Hugdahl, K. (2005). Symmetry and asymmetry in the human brain. European Review, 13(Suppl. S2), 119–133.

[26]　Chait, M., Poeppel, D., & Simon, J. Z. (2006). Neural response correlates of detection of monaurally and binaurally created pitches in humans. Cerebral Cortex, 16(6), 835–848.

[27]　Cramer, E. M., & Huggins, W. H. (1958). Creation of pitch through binaural Interaction. The Journal of the Acoustical Society of America, 30(5), 413–417.

[28]　Ross, B., Tremblay, K. L., & Picton, T. W. (2007a). Physiological detection of interaural phase differences. The Journal of the Acoustical Society of America, 121(2), 1017–1027.

[29]　Ross, B., Fujioka, T., Tremblay, K. L., & Picton, T. W. (2007b). Aging in binaural hearing begins in mid-life: Evidence from cortical auditory-evoked responses to changes in interaural phase. The Journal of Neuroscience, 27(42), 11172–11178.

[30]　McLaughlin, S. A., Higgins, N. C., & Stecker, G. C. (2016). Tuning to binaural cues in human auditory cortex. Journal of the Association for Research in Otolaryngology, 17(1), 37–53.

[31]　Maddox, R. K., Billimoria, C. P., Perrone, B. P., Shinn-Cunningham, B. G., & Sen, K. (2012). Competing sound sources reveal spatial effects in cortical processing. PLoS Biology, 10(5), e1001319.

[32]　Middlebrooks, J. C., & Bremen, P. (2013). Spatial stream segregation by auditory cortical neurons. The Journal of Neuroscience, 33(27), 10986–11001.

[33]　Brungart, D. S., Simpson, B. D., Ericson, M. A., & Scott, K. R. (2001). Informational and energetic masking effects in the perception of multiple simultaneous talkers. The Journal of the Acoustical Society of America, 110(5 Pt 1), 2527–2538.

[34]　Hawley, M. L., Litovsky, R. Y., & Culling, J. F. (2004). The benefit of binaural hearing in a cocktail party: Effect of location and type of interferer. The Journal of the Acoustical Society of America, 115(2), 833–843.

[35]　Makela, J. P., Hamalainen, M., Hari, R., & McEvoy, L. (1994). Whole-head mapping of middle-latency auditory evoked magnetic fields. Electroencephalography and Clinical Neurophysiology, 92(5), 414–421.

[36]　Lutkenhoner, B., & Steinstrater, O. (1998). High-precision neuromagnetic study of the functional organization of the human auditory cortex. Audiology and Neuro-Otology, 3(2–3), 191–213.

[37]　Alain, C., Arnott, S. R., & Picton, T. W. (2001). Bottom-up and top-down influences on auditory scene

analysis: Evidence from event-related brain potentials. Journal of Experimental Psychology: Human Perception and Performance, 27(5), 1072–1089.

[38]　Alain, C., Reinke, K., He, Y., Wang, C., & Lobaugh, N. (2005). Hearing two things at once: Neurophysiological indices of speech segregation and identification. Journal of Cognitive Neuroscience, 17(5), 811–818.

[39]　van Noorden, L. P. A. S. (1975). Temporal coherence in the perception of tone sequences. PhD dissertation, Eindhoven University of Technology.

[40]　Gutschalk, A., Micheyl, C., Melcher, J. R., Rupp, A., et al. (2005). Neuromagnetic correlates of streaming in human auditory cortex. The Journal of Neuroscience, 25(22), 5382–5388.

[41]　Snyder, J. S., Alain, C., & Picton, T. W. (2006). Effects of attention on neuroelectric correlates of auditory stream segregation. Journal of Cognitive Neuroscience, 18(1), 1–13.

[42]　Hill, K. T., Bishop, C. W., & Miller, L. M. (2012). Auditory grouping mechanisms reflect a sound's relative position in a sequence. Frontiers in Human Neuroscience, 6, 158.

[43]　Dykstra, A. R., Halgren, E., Thesen, T., Carlson, C. E., et al. (2011). Widespread brain areas engaged during a classical auditory streaming task revealed by intracranial EEG. Frontiers in Human Neuroscience, 5, 74.

[44]　Cusack, R. (2005). The intraparietal sulcus and perceptual organization. Journal of Cognitive Neuroscience, 17(4), 641–651.

[45]　Gutschalk, A., Oxenham, A. J., Micheyl, C., Wilson, E. C., & Melcher, J. R. (2007). Human cortical activity during streaming without spectral cues suggests a general neural substrate for auditory stream segregation. The Journal of Neuroscience, 27(48), 13074–13081.

[46]　Wilson, E. C., Melcher, J. R., Micheyl, C., Gutschalk, A., & Oxenham, A. J. (2007). Cortical FMRI activation to sequences of tones alternating in frequency: Relationship to perceived rate and streaming. Journal of Neurophysiology, 97(3), 2230–2238.

[47]　Gutschalk, A., Micheyl, C., & Oxenham, A. J. (2008). Neural correlates of auditory perceptual awareness under informational masking. PLoS Biology, 6(6), e138.

[48]　Kidd, G., Jr., Mason, C. R., & Richards, V. M. (2003). Multiple bursts, multiple looks, and stream coherence in the release from informational masking. The Journal of the Acoustical Society of America, 114(5), 2835–2845.

[49]　Elhilali, M., Xiang, J., Shamma, S. A., & Simon, J. Z. (2009a). Interaction between attention and bottom-up saliency mediates the representation of foreground and background in an auditory scene. PLoS Biology, 7(6), e1000129.

[50]　Akram, S., Englitz, B., Elhilali, M., Simon, J. Z., & Shamma, S. A. (2014). Investigating the neural correlates of a streaming percept in an informational-masking paradigm. PLoS ONE, 9(12), e114427.

[51]　Bidet-Caulet, A., Fischer, C., Besle, J., Aguera, P. E., et al. (2007). Effects of selective attention on the electrophysiological representation of concurrent sounds in the human auditory cortex. The Journal of Neuroscience, 27(35), 9252–9261.

[52]　Xiang, J., Simon, J., & Elhilali, M. (2010). Competing streams at the cocktail party: Exploring the mechanisms of attention and temporal integration. The Journal of Neuroscience, 30(36), 12084–12093.

[53]　Wiegand, K., & Gutschalk, A. (2012). Correlates of perceptual awareness in human primary auditory cortex revealed by an informational masking experiment. NeuroImage, 61(1), 62–69.

[54]　Deike, S., Gaschler-Markefski, B., Brechmann, A., & Scheich, H. (2004). Auditory stream segregation relying on timbre involves left auditory cortex. NeuroReport, 15(9), 1511–1514.

[55] Deike, S., Scheich, H., & Brechmann, A. (2010). Active stream segregation specifically involves the left human auditory cortex. Hearing Research, 265(1–2), 30–37.

[56] Patel, A. D. (2008). Music, language, and the brain. New York: Oxford University Press.

[57] Ahveninen, J., Hamalainen, M., Jaaskelainen, I. P., Ahlfors, S. P., et al. (2011). Attention-driven auditory cortex short-term plasticity helps segregate relevant sounds from noise. Proceedings of the National Academy of Sciences of the USA, 108(10), 4182–4187.

[58] Chait, M., de Cheveigne, A., Poeppel, D., & Simon, J. Z. (2010). Neural dynamics of attending and ignoring in human auditory cortex. Neuropsychologia, 48(11), 3262–3271.

[59] de Cheveigne, A. (2003). Time-domain auditory processing of speech. Journal of Phonetics, 31(3–4), 547–561.

[60] Lalor, E. C., & Foxe, J. J. (2010). Neural responses to uninterrupted natural speech can be extracted with precise temporal resolution. European Journal of Neuroscience, 31(1), 189–193.

[61] Di Liberto, G. M., O'Sullivan, J. A., & Lalor, E. C. (2015). Low-frequency cortical entrainment to speech reflects phoneme-level processing. Current Biology, 25(19), 2457–2465.

[62] Luo, H., & Poeppel, D. (2007). Phase patterns of neuronal responses reliably discriminate speech in human auditory cortex. Neuron, 54(6), 1001–1010.

[63] Ding, N., Melloni, L., Zhang, H., Tian, X., & Poeppel, D. (2016). Cortical tracking of hierarchical linguistic structures in connected speech. Nature Neuroscience, 19(1), 158–164.

[64] Pasley, B. N., David, S. V., Mesgarani, N., Flinker, A., et al. (2012). Reconstructing speech from human auditory cortex. PLoS Biology, 10(1), e1001251.

[65] Mesgarani, N., Cheung, C., Johnson, K., & Chang, E. F. (2014). Phonetic feature encoding in human superior temporal gyrus. Science, 343(6174), 1006–1010.

[66] Ahissar, E., Nagarajan, S., Ahissar, M., Protopapas, A., et al. (2001). Speech comprehension is correlated with temporal response patterns recorded from auditory cortex. Proceedings of the National Academy of Sciences of the USA, 98(23), 13367–13372.

[67] Dijkstra, K. V., Brunner, P., Gunduz, A., Coon, W., et al. (2015). Identifying the attended speaker using electrocorticographic (ECoG) signals. Brain-Computer Interfaces, 2(4), 161–173.

[68] O'Sullivan, J. A., Power, A. J., Mesgarani, N., Rajaram, S., et al. (2015b). Attentional selection in a cocktail party environment can be decoded from single-trial EEG. Cerebral Cortex, 25(7), 1697–1706.

[69] Ding, N., & Simon, J. Z. (2013). Adaptive temporal encoding leads to a background-insensitive cortical representation of speech. The Journal of Neuroscience, 33(13), 5728–5735.

[70] Ding, N., Chatterjee, M., & Simon, J. Z. (2014). Robust cortical entrainment to the speech envelope relies on the spectro-temporal fine structure. NeuroImage, 88, 41–46.

[71] Ding, N., & Simon, J. Z. (2012b). Emergence of neural encoding of auditory objects while listening to competing speakers. Proceedings of the National Academy of Sciences of the USA, 109(29), 11854–11859.

[72] Kerlin, J. R., Shahin, A. J., & Miller, L. M. (2010). Attentional gain control of ongoing cortical speech representations in a "cocktail party". The Journal of Neuroscience, 30(2), 620–628.

[73] Ding, N., & Simon, J. Z. (2012a). Neural coding of continuous speech in auditory cortex during monaural and dichotic listening. Journal of Neurophysiology, 107(1), 78–89.

[74] Mesgarani, N., & Chang, E. F. (2012). Selective cortical representation of attended speaker in multi-talker speech perception. Nature, 485(7397), 233–236.

[75] Zion Golumbic, E. M., Ding, N., Bickel, S., Lakatos, P., et al. (2013). Mechanisms underlying selective

neuronal tracking of attended speech at a "cocktail party". Neuron, 77(5), 980–991.

[76] Scott, S. K., Rosen, S., Wickham, L., & Wise, R. J. S. (2004). A positron emission tomography study of the neural basis of informational and energetic masking effects in speech perception. The Journal of the Acoustical Society of America, 115(2), 813–821.

[77] Scott, S. K., Rosen, S., Beaman, C. P., Davis, J. P., & Wise, R. J. S. (2009). The neural processing of masked speech: Evidence for different mechanisms in the left and right temporal lobes. The Journal of the Acoustical Society of America, 125(3), 1737–1743.

[78] Hambrook, D. A., & Tata, M. S. (2014). Theta-band phase tracking in the two-talker problem. Brain and Language, 135, 52–56.

[79] Peelle, J. E., Gross, J., & Davis, M. H. (2013). Phase-locked responses to speech in human auditory cortex are enhanced during comprehension. Cerebral Cortex, 23(6), 1378–1387.

[80] Depireux, D. A., Simon, J. Z., Klein, D. J., & Shamma, S. A. (2001). Spectro-temporal response field characterization with dynamic ripples in ferret primary auditory cortex. Journal of Neurophysiology, 85(3), 1220–1234.

[81] Simon, J. Z., Depireux, D. A., Klein, D. J., Fritz, J. B., & Shamma, S. A. (2007). Temporal symmetry in primary auditory cortex: Implications for cortical connectivity. Neural Computation, 19(3), 583–638.

[82] Power, A. J., Foxe, J. J., Forde, E. J., Reilly, R. B., & Lalor, E. C. (2012). At what time is the cocktail party? A late locus of selective attention to natural speech. European Journal of Neuroscience, 35(9), 1497–1503.

[83] Horton, C., D'Zmura, M., & Srinivasan, R. (2013). Suppression of competing speech through entrainment of cortical oscillations. Journal of Neurophysiology, 109(12), 3082–3093.

[84] Kayser, S. J., Ince, R. A., Gross, J., & Kayser, C. (2015). Irregular speech rate dissociates auditory cortical entrainment, evoked responses, and frontal alpha. The Journal of Neuroscience, 35(44), 14691–14701.

[85] Nakai, T., Kato, C., & Matsuo, K. (2005). An FMRI study to investigate auditory attention: A model of the cocktail party phenomenon. Magnetic Resonance in Medical Sciences, 4(2), 75–82.

[86] Hill, K. T., & Miller, L. M. (2010). Auditory attentional control and selection during cocktail party listening. Cerebral Cortex, 20(3), 583–590.

[87] Szalardy, O., Bohm, T. M., Bendixen, A., & Winkler, I. (2013). Event-related potential correlates of sound organization: Early sensory and late cognitive effects. Biological Psychology, 93(1), 97–104.

[88] Elhilali, M., Ma, L., Micheyl, C., Oxenham, A. J., & Shamma, S. A. (2009b). Temporal coherence in the perceptual organization and cortical representation of auditory scenes. Neuron, 61(2), 317–329.

[89] Shamma, S. A., Elhilali, M., & Micheyl, C. (2011). Temporal coherence and attention in auditory scene analysis. Trends in Neurosciences, 34(3), 114–123.

[90] O'Sullivan, J. A., Shamma, S. A., & Lalor, E. C. (2015a). Evidence for neural computations of temporal coherence in an auditory scene and their enhancement during active listening. The Journal of Neuroscience, 35(18), 7256–7263.

[91] Teki, S., Chait, M., Kumar, S., von Kriegstein, K., & Griffiths, T. D. (2011). Brain bases for auditory stimulus-driven figure-ground segregation. The Journal of Neuroscience, 31(1), 164–171.

[92] Shuai, L., & Elhilali, M. (2014). Task-dependent neural representations of salient events in dynamic auditory scenes. Frontiers in Neuroscience, 8, 203.

第 **8** 章

鸡尾酒会中婴幼儿与儿童的听觉加工

琳恩·沃纳 (Lynne Werner)

摘要: 尽管大多数儿童需要在嘈杂的环境中去学习语言, 但他们仍然能够完成语言学习这件事。本章讨论的问题是儿童在应用尚未成熟的听觉神经系统进行听觉场景分析的局限条件下, 如何能够从相互干扰的竞争声音中分离出包含有用信息的声音。不成熟的听觉-视觉同步表示以及可能不成熟的双耳加工能力可能会限制儿童甚至学龄期听者利用信息源来解析听觉场景的程度。相比之下, 婴幼儿时期已具备相对成熟的声谱 (Sound Spectrum)、周期性 (Periodicity) 和时间调制 (Temporal Modulation) 的表示。虽然婴幼儿和儿童能够使用这些声学线索, 但他们的听觉场景分析效率要低于成年人。这种效率的欠缺可能是由于专门参与听觉场景分析机制的不成熟所带来的局限性。然而, 选择性注意发育方面的研究也为听觉场景分析的发展做出了重要贡献。

关键词: 注意 (Attention), 听觉发育 (Auditory Development), 儿童 (Children), 听觉 (Hearing), 婴幼儿 (Infant), 掩蔽 (Masking)

8.1 引言

尽管成年人有显著的能力可以在几个谈话中去倾听某一个对话, 但很少有人会认可嘈杂的鸡尾酒会是正在进行通用声音 (特别是口语) 学习的年幼听者的支持性环境 (Supportive Environment)。尽管如此, 最近的研究表明, 发达社会中的儿童经常处于类似于鸡尾酒会的复杂听觉场景中。例如, 美国人时间使用情况调查 (American Time Use Survey) 表明成年看护人平均每天花费一个到两个小时全身心投入地照顾 6 岁以下的儿童, 而每天另外的五个小时是一边照顾儿童, 一边从事其他工作, 比如做家务、与另一个成年人交谈、听音乐或者看电视等[1]。之前的研究已经表明, 课堂上相互竞争的声音, 特别是 "联合的嘈杂人声" (Joint

Babble），会对儿童的语音感知产生不利影响[2]。甚至为婴幼儿提供服务的日托中心也可能是声音嘈杂的地方[3]。因此，儿童在大多数清醒时间，都将处于持续的嘈杂声音环境中。

听觉场景分析是我们分析复杂声音进行组合，并且能够区分每个声源频谱分量的过程。这个过程可能涉及专门的机制来识别声音在听觉通道和时间跨度上的相干性，这些机制的不成熟会限制婴幼儿或儿童对混合声音进行分离的能力。然而，声音的频谱、时间和空间属性的表示为听觉场景分析过程提供了基本的依据。因此，听觉编码的准确性是该过程的一个关键方面。此外，尽管选择性注意在听觉场景分析中起到的精确作用仍然存在争议，但它的作用不能被忽视。因此，选择性注意的研究进展将有助于听觉场景分析的发展。在下面的章节中将给出相关研究依据来详细讨论这些加工过程的贡献。

8.2 听觉编码的发育

8.2.1 频谱分辨率与能量掩蔽

声音幅度谱（Amplitude Spectrum）的表示是听觉中许多方面的基础。在竞争声音的分离任务中，它起着两个主要作用。首先，频谱分辨率决定了当前能量掩蔽的程度。能量掩蔽是当相同的外周神经组织对目标声音和竞争声音产生反应时的掩蔽类型（参见第 3 章）。因此，两个声音频谱表示的重叠程度决定了能量掩蔽产生的程度。其次，频谱分辨率限制了声音幅度谱的形状表示的准确性。频谱形状是音色（Timbre）的一个主要决定因素，并且有助于进行声音定位。而音色和空间位置都是听觉场景分析的潜在线索。

从施耐德（Schneider）等人[4]的开创性研究开始，许多研究工作已经表明，从婴幼儿时期到上学时期，能量掩蔽的阈值会逐渐降低[5-6]。6 个月婴儿的掩蔽阈值要比年轻人高 10～12 分贝。成长到 4 岁时，儿童与成年人之间的掩蔽阈值差不会超过 8 分贝，而成长到 8 岁时，儿童和成年人之间的掩蔽阈值差会在 3 分贝以内。

对于掩蔽阈值随年龄改善的可能解释有听觉频谱分辨率、强度分辨率以及其他相关处理能力的逐渐成熟，其中不成熟的频谱分辨率仅在婴儿时期存在。在婴儿 3 个月大的时候，对其进行心理物理[7]和听觉脑干反应（Auditory Brainstem Response，ABR）[8-9]的实验测量均表明，婴儿对 4 000 赫兹以上频率的频谱分辨率是不成熟的，而对较低频率反应正常。一些研究表明，脑干发育的不成熟似乎是儿童早期频谱分辨率的限制因素[10-12]。

对于年龄较大的婴幼儿和儿童，心理物理调谐曲线（Psychophysical Tuning Curve）[7,13]、临界带宽（Critical Bandwidth）[14]和听觉滤波器宽度（Auditory Filter Width）[15]的研究一致表明，成长到 6 个月时可以达到类似成年人的频谱分辨率水平。尽管有一些证据表明强度分辨率的成熟度可能在掩蔽阈值的发育中起到作用[16]，但是一些研究观点认为在处理过程中，这种与年龄相关变化的"注意"机制也很重要。尽管频谱分辨率在 6 岁左右时已经比较成熟，但是实验显示对于这个年龄的儿童，纯音会被中心频率比其高三个八度音的噪音带掩蔽[17-18]。随后的研究支持一种观点，认为婴幼儿和年龄较小的儿童不会像成年人那样在预期的频率上有选择地倾听以改善他们对信号的检测能力[19-20]。这种影响确定性地涉及未能将目标声音从竞争声音中分离，并且反映在某种信息掩蔽上，具体内容将在后续章节中讨论（或者参见第4章）。

尽管频谱分辨率似乎在生命早期就已经发育，但是婴幼儿和儿童对频谱形状进行辨别的能力却不够成熟。婴儿似乎能够辨别频谱倾斜（Spectral Tilt）的差异[21]，但学龄前儿童和许多学龄儿童仍然表现出不成熟的频谱形状辨别能力[22-23]。研究表明，12～18岁的听者已经具有成熟的频谱形状辨别能力[23]。因此，提取频谱形状所需的机制可能在生命早期就已经出现，但需要数年才能发育达到成年人的状态。可是，频谱形状辨别的研究需要不断地去尝试各种不同水平的刺激，在这个任务上的糟糕表现或许不应该用不成熟的频谱形状处理进行解释，而可以用这么一个事实来解释，许多儿童在刺激同时在多个不同维度上相异的时候对究竟听什么感到困惑。

8.2.2 基频

虽然基频背后的机理尚未完全清楚，但大家一致认可的是，在相互竞争的复杂声音中基频（Fundamental Frequency，F0）对听者分离混合声音的能力提升有所帮助[24]。一般认为，听觉系统使用谐波性对来自同一个声源的分量进行组合[25]。在经典的"并发元音"（Concurrent Vowel）实验范例中[26]，在两个元音的基频差异性很小的情况下，如果听者能够获取元音的低频分解分量，则他们能够更好地识别这两个元音。如果只能获取到两个元音的高频的未分解分量，则需要比较大的基频差异才能识别这两个元音[24]。与复杂音高感知的相似性表明它们可能依赖于共同的机制，即对时间的周期性表示。

虽然许多研究表明婴幼儿对音高的变化比较敏感[27]，但克利夫顿（Clifton）和他的同事[28]首次在研究中发现，婴儿感知复杂音高的一个标志是对"基频缺失"（Missing Fundamental）音高的感知。他们发现在谐波成分的频谱不断地变化情况下，7个月大的婴儿在基频分量缺失的情况下依然能够从混合音中识别出不同的音调。

最近研究婴儿音高感知的工作揭示了一个在电生理学和心理物理学测量之间的有趣对比。何（He）等人[29]发现2个月大的婴幼儿对钢琴音调基频变化有失匹配反应⊖（MisMatch Response，MMR），但随后又确认为只有4个月以上的婴儿能够对基频缺失的音高变化方向表现出MMR[30]。这一结果似乎与之前的两个观察现象一致：第一个现象是发现灵长类次级听觉皮层中存在一个专门的音高区[31-32]。第二个现象是婴儿早期时的听觉皮层明显发育不成

⊖ 失匹配反应是某一声音频繁出现时对该声音的反应和该声音是声音序列中的异常声时对其反应的差异。对于成年人，这种差异波形被称之为失匹配负波（MisMatch Negativity，MMN）。然而，年龄较小婴幼儿的反应极性是正的，并且许多作者在对这些婴幼儿的实验记录中将这种差异性波形称之为失匹配反应（MMR）。为简单起见，在本章中统一将此反应称为MMR。

熟[33]。然而，劳（Lau）和沃纳（Werner）[34-35]发现 3 个月龄的婴儿能够对混合音，甚至是只有未分解谐波的混合音中基频缺失的变化做出行为上的反应。目前尚不清楚为什么 3 个月龄的婴儿对这种改变不会表现出 MMR。可能是因为皮层下处理已经能够满足音高感知。婴幼儿早期的失匹配反应形态也有变化，这可能使得我们难以理解婴幼儿的反应[33]。无论如何，心理物理学方面的结果表明，谐波是婴幼儿早期对声音进行组合的可利用线索。

8.2.3　时间分辨率

时间线索，包括频谱分量上的相对起始和相干时间调制，是听觉场景分析的有力线索[36]。事实上，时间相干性是许多听觉场景分析模型的核心（可参见文献[37]或第 5 章）。

婴幼儿在音高感知方面比电生理反应的预测更好，与其不同的是婴幼儿和年幼儿童对声音随时间变化的检测远要比他们电生理反应的预测要差很多。听觉稳态反应（Auditory Steady-State Response，ASSR）是随振幅调制（Amplitude Modulated，AM）声音包络的诱发电位。婴幼儿期 ASSR 振幅逐渐增加，而反应阈值逐渐减少，并且在大约 12 个月龄时接近成人值[38]。相比之下，早期的研究表明婴幼儿与 4 岁儿童均表现出较差的间隙检测性能[39-40]。振幅调制检测的研究呈现出相似的结果，相比成人，年轻的听者往往需要更大的调制深度来检测振幅调制[41-42]。

而霍尔（Hall）和格罗斯（Grose）[41]测量了 4 岁儿童的感知时间调制传递函数（Temporal Modulation Transfer Function，TMTF）。结果表明，虽然 4 岁儿童需要比成人更大的调制深度来检测振幅调制，但调制频率对振幅调制阈值的影响与成人没有区别。关于婴幼儿 TMTF 方面的研究结果还不太确凿。虽然在 TMTF 的形状方面，成人和 3～6 个月大的婴幼儿并无显著差异，但由于婴幼儿的 AM 检测不佳使得难以对其进行评估[43]。然而，采用稍微不同的阈值估计技术开展的后续的工作表明，婴儿的时间分辨率在 3 个月龄时基本达到成年人的水平[44]。此外，6 个月龄的孩子似乎能够使用相对较高的包络频率来区分编码语音中的语音事件[45]。

8.2.4　空间听觉

空间位置可能是鸡尾酒会问题解决方案中最常提到的声音分离线索。它在听觉场景分析模型中占有突出的地位[46]。在所有基本的听觉能力中，人们普遍认为空间听觉会表现出最显著的发育改变：因为婴幼儿的头部比较小，可获取的双耳听觉线索会被压缩到一个狭窄的范围内，从而限制了对声音客体定位的准确性。随着头部和耳朵的发育，声音定位相关的双耳和单耳声学线索会不断地变化。因此，随着婴幼儿的持续发育，他们的听觉系统很可能需要重新校准声学线索与空间的映射关系。当然，即使耳间差异与空间位置的关联不够准确，采用该耳间差异用于声音流的分离也是有可能的[47]。

声音定位的准确性会在婴幼儿出生之后到 5 岁前快速提升。最小可听角度（Minimum Audible Angle，MAA）的行为测量是用来度量人们对来自不同空间位置声音辨别能力的指标，对婴幼儿的行为测量工作表明在刚出生时他们的 MMA 会超过 25 度角。随后不断得到改善，他们的 MMA 会在 2 岁左右时降到 5 度角以内[48]。成长到 5 岁时，他们的 MAA 基本达到成人水平。然而，应该注意的是，通过随机性设置声音强度、增加模拟反射或带通滤波等措施增加任务复杂性会导致儿童的 MAA 测量结果与成人相比不成比例地增加[49-50]。

　　婴幼儿对耳间声音时间或强度线索尚未成熟的敏感性在某种程度上会导致声音定位准确性的早期不成熟表现，而这种影响程度目前还不清楚。这方面问题的实验数据是比较稀缺的。阿什米德（Ashmead）等人[51]测量了 16～28 周龄婴儿的耳间时间差（Interaural Time Difference，ITD）辨别阈值。ITD 辨别阈值介于 50 和 75 微秒之间，这与年轻成年人的报告值比较接近[52-53]。最近，范·登（Van Deun）等人[54]报告了 4～9 岁儿童和成人相比的不成熟 ITD 辨别阈值结果，但是儿童的阈值并没有随年龄增长而得到明显改善。由于缺乏耳间强度差（Interaul Level Difference，ILD）灵敏度的数据以及 ITD 灵敏度的数据很少，因此对于听觉场景分析的耳间线索可用性难以得出任何结论。

8.2.5　听觉–视觉对应关系

　　增加视觉信息能够改善仅基于听觉信息的掩蔽语音感知[55-56]。在当前场景下更重要的是，在具有挑战性的复杂听觉场景分析中这种视觉信息的影响会更加明显[57-58]。视觉信息也影响听觉分流[59-60]。为了较好地使用视觉信息，人们必须能够识别听觉和视觉信息之间的对应关系。

　　2 个月龄大的婴幼儿似乎可以注意到听觉和视觉的异步[61]，而在发育过程中婴幼儿的听觉–视觉"绑定"（Binding）过程所需的时间窗口持续时间会减少。卢科维奇（Lewkowicz）的研究工作[62]表明当听觉事件在视觉事件之前时，成年人能够检测到 65 毫秒的听视觉异步，而当听觉事件在视觉事件之后时，成人检测听视觉异步的阈值为 112 毫秒。婴幼儿在相同设置条件下听视觉异步检测的阈值分别为 350 毫秒和 450 毫秒。有趣的是，没有观测到年龄对于 2 个月龄到 8 个月龄之间的婴幼儿在听视觉的异步检测方面有所影响。婴幼儿的电生理学研究结果与上面这些行为结果是一致的[63-64]。他们在时序听视觉绑定窗口方面的后续发育过程相当地长，会延续到青春期[65-66]。因此，对听视觉异步的不成熟敏感性可能很大程度上限制了儿童在听觉场景分析中使用听视觉对应关系作为一个线索的能力。

8.3　听觉场景分析的发育

　　当前的听觉场景分析模型区分同时分组（Simultaneous Grouping）和序列分组（Sequential Grouping）这两个过程[46]。当人耳把一个复杂的声音分解成其频率分量，来自同一个声音源的分量就会被分组到一起。这个过程被称为同时分组，它可以被认为是形成听觉目标的过程。然而，一旦听觉目标被识别后，听者就可以持续倾听声音随时间变化的目标。这个过程被称为序列分组，它可以被认为是形成听觉流的过程。由于听觉场景分析的这两个方面基于不同的声学线索和不同的处理机制，因而它们可能会沿着不同的轨迹进行发育。

8.2 节的相关文献综述表明 6 个月龄婴幼儿的神经系统已经可以获得相对成熟的频谱、周期性和时间调节的表征。然而，儿童在 5 岁前似乎无法获得一个相对成熟的空间位置表征，并且跨模态的时间相干性也要到青春期之后才会表征得更准确。因此，在声音某些方面的神经表征不够精准可能是限制听觉场景分析的一个因素。

研究人员通常会倾向于相信，如果在生命早期听觉场景分析不成熟的话，那么在对来自共同来源的声音的成分进行组合，并去倾听单个随时间变化的声源信号的中央处理机制可能会出现局限性。正如本节将要讨论的，必然存在一些观察现象能够看到儿童听觉系统中基于精确表示的声学线索进行听觉场景分析还不够成熟，这与上面的观点一致。然而遗憾的是，目前能够获取的数据非常有限，尚未能论证未成熟的声音表征对听觉场景分析发展的可能贡献。

对于研发人员来说，使用听觉皮层诱发电位（Cortical Auditory Evoked Potential，CAEP）作为婴幼儿和儿童感知的测量手段并不罕见，由于行为会受到许多非感觉变量的影响，因而诱发电位比行为能够更好地反映儿童的听觉感知。然而，婴幼儿和儿童对某些刺激操作产生神经反应的可呈现影响往往不够清楚。神经反应的某些发育变化可能反映了神经回路的改善，这将有助于成年人的听觉场景分析。至少在某些情况下，产生反应的神经元和导致该反应的输入在发育过程中会发生变化[33]。因此，很难断言特定听觉客体或听觉流改变的神经反应反映了成熟的神经回路执行过程。为了便于阐述，使用听觉皮层诱发电位（CAEP）作为依赖性测量的听觉场景分析研究包含了对当前场景相同刺激操作的行为反应。不过，建议在解释相关研究成果时要谨慎。

8.3.1　在讲话中倾听语音

婴幼儿和儿童在噪声中的语音检测能力不够成熟。婴幼儿需要比成人高约 10 分贝的目标–掩蔽比（Target-to-Masker Ratio，TMR）来检测或辨别宽带噪声背景中的音节或单词[67-68]。到学龄前或者学龄期，儿童的目标–掩蔽比阈值会得到改善，仅比成人差 3～4 分贝[67,69]。这些值与用于噪声中声调检测的结果大体一致[70]。

在多说话人语音混合的场景下，婴幼儿和儿童的语音感知更加不成熟。例如，纽曼（Newman）和朱斯楚克（Jusczyk）的研究工作[71]中称 7 个半月大的儿童在男女语音混合的场景中去识别一个由女声说出的自己熟悉的名词，需要有 5 或 10 分贝的目标–掩蔽比。在随后的研究中，纽曼的研究报告[72]表明 5 个月大的婴儿在两个女生语音混合并且有 10 分贝目标–掩蔽比的情况下依然不能识别到自己的名字。在相似的任务中，成年人在–5～–10 分贝的目标–掩蔽比（TMR）情况下表现出比偶然性更好的听觉感知。语音加工过程中年龄相关的不成熟会持续到小学时期：儿童在 5～10 岁时，识别两个谈话者音节的能力在逐渐提高，到

11 岁时会达到成人水平[73-74]。相比之下，5～10 岁的儿童在语音频谱噪声背景下的语音识别接近成人水平[73-74]。

怀特曼（Wightman）和他的同事测试了儿童在协调反应测量（Coordinate Response Measure，CRM）的表现[75]，这要求听者在竞争语音流存在的情况下去倾听由目标声源产生的语音流。怀特曼和基斯特勒（Kistle）发现当两个说话人都是男性时，在该任务中的表现与在正向 TMR 的音节或单词识别研究中观察到的性能演变轨迹比较类似[76]。在 6～13 岁期间，儿童在负向 TMR 下执行 CRM 任务的能力会逐步提高。因此，去倾听两个语音流中没那么强烈的语音流的能力需要更长的时间才能达到成人水平。

莱布尔德（Leibold）和巴斯（Buss）曾做过一个有趣的观察实验[74]，发现幼儿不成熟的掩蔽语音处理在竞争性噪音和竞争性语音场景下的信息来源是完全不同的。他们观察受试者识别噪音场景和两个说话人混合场景的音色来分析 5～7 岁儿童和成年人的辅音混淆现象，通过调节不同的 TMR 指标使得不同年龄段的受试者达到同等表现水平。在语音频谱噪声中，儿童和成人表现出相似的混淆模式，而信息来自于各种辅音特征（浊音、方式、位置）。然而，在两个说话人混合的场景中，相比成人，儿童的听觉模式就没有那么清晰。

相比之下，对儿童和成年人的错误样本进行错误分析得出这样一个结论：儿童和成年人受限于同样的处理过程，但是尚未清楚是何种原因导致儿童的这种处理过程比较低效。在布鲁加特（Brungart）的研究工作[77]之后，怀特曼和基斯特勒[76]认为，在 CRM 任务中成年人的表现不是主要受能量掩蔽的限制，这是由于成年人报告由干扰说话人产生的目标词的概率要比偶然预期频繁得多。一种解释是成年人的限制在于序列分组，而不是同时分组。当 6～8 岁的儿童在 CRM 任务（例如，在正向的 TMR 条件下）中表现出超出偶然性的结果时，他们同样倾向于报告干扰说话人所说的话。因此，有人可能会认为学龄儿童在完成这项任务的过程中与成人的性质相似。然而，在 0 分贝 TMR 条件下，发生听觉错误的成年人几乎不会去汇报干扰说话人产生词汇之外的词，而发生听觉错误的儿童有超过 20%的情况汇报了其他词汇。因此，儿童可能在混合听觉信号的同时分组和序列分组方面都存在困难。

8.3.2　听觉场景分析中的线索

婴幼儿、儿童和成年人可以用至少存在性质上相似的方式来分析声学场景。例如，使用高振幅吸吮习惯化程序[78]，麦克亚当斯（McAdams）和贝尔通奇尼（Bertoncini）[79]在两个条件下测试了新生儿区分序列中声音顺序的能力：一种条件是让成年人感知的听觉序列为两个在音色、音高和空间位置可分离的音符流；另外一种条件是让成年人感知的听觉序列为单个音符流。在这两种条件下，听觉序列中的声音分别是在婴儿左右两侧播放合成的颤音琴或小号音符。与成年人一样，新生儿对两个流序列中音符次序的变化有反应，而对单个流序列中音符次序的变化没有反应。根据成年人和婴儿表现之间的相似性，可以总结说新生儿的听觉流的组织方式和成人类似。

这些研究表明，听觉场景分析机制在生命早期就已经存在。然而，由于不知道哪些声学线索能够支撑婴幼儿和儿童在这些听觉任务中的表现，所以很难断定他们的听觉场景分析技能是否成熟。儿童和成年人可能使用不同的声学线索完成同时分组和/或序列分组。儿童可能需要比成年人更大的声学差异性。仔细研究年轻听者在听觉场景分析中使用的声学线索，或许可以帮助了解参与听觉场景分析的机制中可能的年龄相关变化。

1. 频率分离

听觉场景分析中，频率线索的作用在以下两个通用范式中进行评估。第一个是经典的听觉分流范式，即要求听者去识别听觉流的数量，其中序列中元素的频率分离以某种形式变化[80]。第二个是信息掩蔽范式，其中听者的任务是在变化频率的复杂音中去检测目标音调[81]。

几乎所有听觉分流机理发育的研究表明，基于频率的处理过程在幼儿时期是可执行的，但很少有直接定量的年龄组对照实验。麦克亚当斯和贝尔通奇尼的相关研究[79]表明在频率可区分的听觉流场景中[82-84]，婴儿对声音序列变化的反应与成人对听觉流的反应是一致的。电生理学证据同样表明基于频率的听觉分流机理在新生婴儿中是可执行的。温克勒（Winkler）等人的研究工作[85]表明新生婴儿和成人对单音层面相对稳定的失匹配反应取决于之前和之后的单音频率是否会使成人更倾向于将声音序列听成两个听觉流。在一项对 7～10 岁儿童的研究中，萨斯曼（Sussman）等人[86]使用和温克勒及其同事相同的单音序列来对比儿童行为上听觉分流判断的失匹配反应。失匹配反应仅在同年龄儿童能够在序列中识别出"两条听觉流"的情况下被观测到。

目前对儿童能够使用频率分离来形成听觉流的能力定量评估方法只有一个，并且其结果是非常有趣的。萨斯曼（Sussman）等人[87]研究了学龄儿童和成人在一系列频率分离上的听觉流判断。在标准的 ABA 分流范式[80]中，当两个听觉流在频率上的分离度有 11 个半音的情况下，9～11 岁儿童几乎总是能像成年人一样区分出这两个分离的听觉流。然而，5～8 岁儿童分离两个听觉流的可能性就要小很多，即使在频率上的分离度多达 23 个半音的情况下也是如此。这些结果表明，尽管听觉分流加工机制在婴儿出生时就是可执行的，但直到婴幼儿长大进入学年时期才变得成熟。

信息掩蔽范式是评估听者基于频率形成听觉流能力的另一种方式（参见第 4 章）。在这种情况下，听者的任务是在具有多个频率随机变化的音调分量掩蔽情况下检测出特定频率的目标音。掩蔽分量频率会被选择落在以目标频率为中心的听觉滤波器之外。信息掩蔽通常被认为是无法在感知层面将目标声音与掩蔽声音进行分离。促进听觉流形成的刺激加工可以减少信息掩蔽[88-89]。

之前的工作中已经对婴幼儿和儿童的信息掩蔽进行测量。这些研究一致地表明，年轻听者和成年人之间信息掩蔽的差异要比能量掩蔽的差异更大。在信息掩蔽中呈现的年龄差异依赖于掩蔽的细节程度，对婴幼儿和学龄前儿童的程度范围差不多从 20 分贝到 40 分贝[90-91]，而对学龄儿童则可下降到大约 12 分贝。对婴幼儿和儿童的研究呈现一个有趣的现象是，儿童和成人对信息掩蔽的差异敏感度大致是相同的，无论多频掩蔽分量在频率上如何变化[91-92]。

然而，在听觉分流范式的实验样例中，儿童在信息掩蔽范式的好几个方面都表现出与成人定性的相似。例如，观察到的信息掩蔽量是掩蔽分量数量的非单调函数，该函数峰值大约在 10～20 个分量[90]。随着掩蔽持续时间的增加，使得掩蔽在目标声音之前发生，这能够导致儿童和成人的信息掩蔽处理都被削弱，尽管儿童从中获得的益处要比成人少[92-93]。当目标音调重复地出现在重复随机频率的掩蔽脉冲背景声中时[89]，儿童和成人的信息掩蔽会削弱相同数量[94]。最后，信息掩蔽量的大规模个体差异在儿童和成人中都很明显[92-93]。

综上所述，当目标和掩蔽语音之间不存在频谱的重合，甚至掩蔽频率固定不变时，婴幼儿和儿童想要从多频掩蔽中分离目标音也是比较困难的。事实上，当掩蔽声是比目标频率高两个八度以上的固定频率噪音带时，婴幼儿能够表现出对纯音的掩蔽效应[17-18]。因此，听觉分流和信息掩蔽的研究都表明，基于频率分离的听觉流分离能力会慢慢发育并在学龄儿童时期变得成熟。

2. 音色

音色，或者说频谱形状，是能够被同时应用于同时分组[95]和序列分组[96,157]的声学线索。因为学龄前儿童和低学龄儿童对频谱形状的变化似乎比成人更不敏感，那么他们是否在听觉场景分析中使用音色线索是值得关注的研究课题。然而，遗憾的是目前只有一项工作研究使用音色作为听觉场景分析线索的能力发育情况。法斯宾德（Fassbender）[83]使用高振幅吸吮习惯化程序来测试 2～5 个月龄婴儿在同一频率范围内与第二单音序列交替时的序列中辨别单音次序颠倒的能力。当序列中的两个音调都是纯音时，婴幼儿不能辨别音调次序上的变化。当序列中音调为复杂音时，婴幼儿能够辨别音调次序上的变化。这意味着婴幼儿可以使用音色差异来形成听觉流。但他们是否能够使用音色中更细微的差异来作为分组线索还有待进一步研究。

3. 周期性

周期性是能够被同时应用于同时分组[95]和序列分组[97]的强声学线索。此外，即使是很小的婴儿对周期性的差异似乎也跟成年人一样敏感[34-35]。可以预测，在听觉场景分析中使用这一线索的能力可能出现在发育的早期阶段。

在同时分组中使用周期性的一种测量是检测复杂音中谐波失调的能力。佛兰德（Folland）等人[98]训练婴幼儿检测 200 赫兹 F0 复杂音中 8%的第三谐波失调，然后测试他们检测更小失调的能力。婴幼儿似乎可以检测到小到 4%的失调，而许多成人能够检测到小到 1%的失调。类似地，阿兰（Alain）等人[99]的研究表明 8～12 岁儿童在检测 200 赫兹 F0 复杂音调中的第三谐波失调时稍微逊色于成人的水平。这些小的年龄相关差异在多大程度上反应了性能差异而非不成熟的感知分组，现在尚未明确。无论如何，或许我们可以得出一个结论，即婴幼儿和儿童能够使用谐和性作为同时分组的线索。

尽管有一些工作[76]已经在研究儿童对由不同说话人同时说的语句进行分离的能力，但迄今为止，基频、声道长度以及它们的相互影响[97]对儿童听觉场景分析的相关贡献尚未得到评估。

4. 包络线索

时序包络，包括起始时间上的同步和过程中的幅度调制，都为同时分组提供了其中一个最强的声学线索（参见第 3 章）。作为听觉场景分析所需的声学线索，时序线索一直是发育过程中被研究最多的一项。

面向婴幼儿的研究主要集中在利用掩蔽调制来改善听觉检测或辨别的能力。例如，纽曼[72]将 5 个月龄和 8 个半月龄的婴幼儿置于单个说话人掩蔽和 9 个说话人掩蔽的两个不同的听觉场景中去识别自己的名字，并对这两种场景下的结果进行了对比。相比 9 个说话人语音，单个说话人语音的调制更高。这使得听者能够在较高 TMR 下，给单说话人掩蔽的低振幅部分更高的信息权重。同时，单个说话人语音中的频谱变化大于 9 个说话人语音，这样提高了对单说话人语音产生更大信息掩蔽的可能性。对于成年人，单个说话人场景下的语音接受阈值要低于多说话人掩蔽场景下的语音接受阈值[100]，这表明调制的优势要胜过频谱变化的不利影响。而婴幼儿表现出相反的结果模式。纽曼发现婴幼儿能够在 10 分贝 TMR 的 9 个说话人掩蔽中识别自己的名字，但在单个说话人掩蔽或者在时间反转的同一个说话人掩蔽的场景中都没有识别到自己的名字。纽曼认为掩蔽调制可能会分散婴儿的注意，但究竟是单个说话人语音的调制包络分散婴儿的注意还是频谱变化分散婴儿的注意，现在尚未弄清楚。然而，沃纳（Werner）[68]发现当元音以清晰可听的水平出现在听觉场景中时，7 个月龄婴幼儿在单个说话人有调制噪音场景下要比无调制噪音场景下的元音检测或辨别能力更差。因为频谱变化在这种情况下应该不是问题，因而结果表明竞争声音中的调制会分散婴幼儿的注意。显然，需要更多工作来确定这些效应如何转换到更真实声学环境的听觉场景分析中的。

之前的研究已经表明，在音调检测任务中 10 岁儿童利用掩蔽调制的效果要比成年人的效果差[101]。然而，大多数研究检测了儿童在调制噪声场景下的语音感知情况[102-103]。在调制掩蔽场景和未调制掩蔽场景下儿童的听觉感知在已有的研究结果中表现出较大的性能差异；研究对象中的掩蔽释放（Masking Release）接近成人水平的年龄段从小于 6 岁到大于 11 岁不等。结果中的易变性可能是由于所使用语音材料的难易度以及掩蔽调制的类型和频率差异导致的。在听觉场景分析中使用时序信息的能力可能不受听觉容量本身的限制，而是由认知过程（比如工作记忆）所限制。

如前所述，莱布尔德（Leibold）和聂夫（Neff）[92]的研究结果表明，目标和掩蔽之间的时间偏移能够减少儿童和成年人的信息掩蔽。然而，成年人比儿童更容易进行掩蔽释放。类似地，霍尔等人[93]发现在基德（Kidd）和他同事[104]所采用的信息掩蔽实验范式中添加领先的掩蔽脉冲声减少儿童的信息掩蔽程度要比成人的信息掩蔽程度少。因此，儿童似乎跟成年人一样会使用时序起始线索进行目标和掩蔽的分离，但在处理过程中儿童比成年人要低效一些。

共调掩蔽释放（Comodulation Masking Release，CMR）[105]是另一种实验范式，利用了

声音分离过程中使用时序信息的机理。简而言之，CMR 有助于调制噪音中的音调检测，这是由于加入的非频率噪音调制匹配频率掩蔽。通常情况下，面向 5～11 岁儿童的研究结果表明他们具有跟成年人类似的 CMR[106-107]。事实上，霍尔和同事的研究成果表明，通过添加两个噪音带，使得它们共享调制但又不同于原始"共同调制"噪音带上的调制，能够减少儿童和成年人相同数量的 CMR。然而，建立频率噪音和非频率噪音之间的异步，相比成年人，能够减少儿童更多的 CMR。该结果意味着在复杂环境中，听觉场景分析需要整合多种时序信息，而学龄儿童在这方面仍然比成年人表现得更差一些。

综上所述，在许多情况下，婴幼儿和儿童似乎都会使用时序信息来分离混合语音，但他们往往比成年人效率低。儿童在听觉场景分析中能够从时序线索中获益的程度取决于被要求处理材料的性质以及声学环境的复杂性。

5. 空间线索

空间线索是听觉场景分析中的重要信息来源，如在前面章节中所讨论的内容，特别是第 3 章、第 4 章和第 6 章。在婴幼儿期到学龄前的成长过程中，他们的空间敏锐度会逐渐成熟[48]，但在更加困难的听觉条件下可能使得空间敏锐度到学龄时期才成熟[108]。因此，有可能空间敏锐度限制了婴幼儿和儿童在听觉场景分析中使用空间信息的能力。然而，现有的文献表明，至少在某些场景中儿童能够跟成年人类似地从竞争声音的空间分离中获得帮助。双耳掩蔽级差（Masking Level Difference，MLD）、对侧声音掩蔽和声场空间去掩蔽的相关发育研究，均对儿童在听觉场景分析中使用空间线索的能力进行了研究。

掩蔽级差

掩蔽级差是两个阈值之间的差异：一个阈值是当单音和噪音同步地到达两个耳朵时（称之为 N_0S_0），单音在噪音中的阈值。另一个阈值是当单音或者噪音到达一个耳朵的相位相对于另外一个耳朵差 180 度时（称之为 N_0S_π 和 $N_\pi S_0$），单音在噪音中的阈值（参见第 3 章）。在 N_0S_π 的情况下，能够观察到当音调低于 1 000 赫兹时的最大 MLD 为 15 分贝。MLD 主要是由单音和噪音相关联的耳间相关性的差异导致的。之前的工作已经对 6 个月大的婴儿和学龄儿童的 MLD 进行了相关检测。

农扎（Nozza）[109]的研究表明当单音在 500 赫兹时，6～11 个月婴幼儿的 MLD 要比成年人的 MLD 小，分别约为 5 分贝和 10 分贝。对于这个结果的解释存在的一个问题是，很难匹配婴幼儿两个耳机中的声音等级，并且两耳之间的声音等级差异会减少 MLD 的数值[110]。然而，在声场空间的实验范式中，施耐德（Schneider）等人[111]证实了在检测宽带噪音时，耳间差异对 12 个月大婴幼儿的帮助要小于对成年人的帮助。

虽然之前有关 MLD 对听觉的影响还没有在 1～4 岁儿童中进行研究，但有很多研究检测了 MLD 对更大一些儿童的听觉影响。在宽带噪声场景下，有关研究结果表明 4 岁儿童对 MLD 的利用是不成熟的，然而 5 岁儿童对 MLD 的处理是跟成年人比较类似的[54,112]。霍尔和同事的研究结果表明，在窄带噪音场景中，儿童对 MLD 的处理能力一直到 8～10 岁左右时才跟成年人比较接近[113]。他们的研究结果表明，年幼的儿童无法像成年人一样利用发生在窄带噪音包络最小值的短时双耳去相关性，来在 N_0S_π 条件下获得更好的阈值[113]。其他研究结果表明，儿童利用 MLD 不足是由于其不成熟的双耳时间分辨率导致的[114]。

对侧掩蔽

如果成年人被要求去检测其中一个耳朵的单音或者语音，那么同时朝播放目标声音的对侧耳朵播放掩蔽声音对检测性能几乎没有影响。无论掩蔽声音是噪音、语音还是随机变化的多频复合音都是如此[76,115]。之前的工作已经以学龄前儿童和学龄儿童为对象研究了这些效应。怀特曼等人[116]发现，与成年人相比，4～5 岁儿童在随机变化的多频复合掩蔽声出现在目标音调的对侧耳朵时的表现与掩蔽声音出现在与目标音调相同的耳朵时几乎一致。在 6～16 岁之间，表现出对侧掩蔽声音相关的信息掩蔽的儿童数量在减少。没有听者表现出宽带噪音的对侧掩蔽（Contralateral Masking）。同样地，学龄儿童对掩蔽语音表现出明显的对侧语音掩蔽，而成年人则不会[76]。

掩蔽的空间释放

在听觉场景分析中使用空间线索能力的潜在最具信息量的研究类型是掩蔽的空间释放（Spatial Release from Masking，SRM）方面的研究，相关研究对掩蔽声音和目标语音处于相同空间位置与掩蔽声音来自不同空间位置时的语音感知进行了比较。在许多研究中，各式各样的结果表明 SRM 的发育至少要出现在学龄前儿童和较大的儿童。近期的一些文章对这些工作做了很好地综述和总结[117-118]。

鉴于在这些研究中使用声音素材和实验程序的不同，实验结果的多样性并不奇怪。儿童被要求在如下几种背景噪音场景中去识别单个词汇和句子：粉红噪声、语音频谱噪声、与频谱和包络匹配的噪声、单个说话人语音、两个说话人语音以及两个不同的四个说话人同时发出掩蔽声音的场景。在许多研究中，被试的年龄和年龄跨度也有很大的不同。

通常情况下，当要求听者在噪音或语音掩蔽中识别单个词汇时，研究结果倾向于表明 18 个月大的儿童就可以达到跟成年人比较一致的 SRM[118-120]。而当要求儿童复述句子时，研究结果倾向于表明 SRM 能力会随着年龄的增长而增加；在某些情况下，8 岁的儿童的 SRM 值能够达到成年人水平[121]，而在其他情况下需要到 12 岁才能达到成年人水平[122]。那么，一个假设是任务难度调节儿童使用空间信息区分目标语音和竞争声音的能力。

在这方面的一个有趣的趋势是，在某些情况下，儿童可以获得比成年人更大的 SRM。例如，利托夫斯基（Litovsky）[119]发现当要求 4～8 岁儿童在语音形状噪声或者单个说话人掩蔽场景下识别单词时，他们表现出与成年人一致的 SRM。而在两个说话人掩蔽场景下，4～8 岁儿童表现出比成年人更大的 SRM。相似地，约翰斯通（Johnstone）和利托夫斯基[123]发现当要求听者在单个说话人语音或者单个说话人反序语音中识别单词时，在同一年龄范围内的儿童也表现出比成年人更大的 SRM。一种可能的解释是，在信息掩蔽占主导地位的条件下，目标和掩蔽声音之间的空间分离是最有益的，并且因为儿童比成年人更容易受到信息掩蔽的影响，所以他们从空间分离中获得的帮助更大。

总结

可以看到，在儿童达到与成年人类似的空间敏锐度的同时，他们在使用双耳线索来区分声音和噪音方面也达到与成年人类似的水平，正如 MLD 发育研究的成果中所表明的。甚至，在这个年龄之前，儿童一样能够利用空间信息从各种竞争声音中分离一个单词。然而，当任务比较困难时，或许是因为语音分离的困难，比如 CRM 任务[76]，或许是因为需要他们汇报一个完整的句子[121-122]，儿童从空间信息中获得比成年人更少的益处。在这些情况下，诸如选择性注意和工作记忆等加工过程的不成熟可能会限制儿童的表现。

6. 视觉线索

和听觉语音一样，视觉信息能够显著地增强成年人的语音感知能力，特别是在嘈杂的环境中[55,124]。因为视听时序整合的窗口在青春期之前，会随着年龄的增长而一直持续缩小[65-66]，在听觉场景分析中使用视觉信息的能力可能会在类似的长时间内逐步改善。然而，也有可能是负责听视优势（AudioVisual Advantage，AVA）的机制在发育过程中改变。视觉语音提供关于时间和听觉语音振幅包络的信息，同时还携带可在某种语音水平和听觉信号整合在一起的发音信息[125]。时间效应和语音整合效应可能存在不同的视听整合持续时间窗口，并且这种差异在发育上尚未得到解决。

可能是婴幼儿的语音经验有限，能够从知道何时去听中受益[126]，却不能利用视觉信号提供的额外时间和语音信息中受益。卢科维奇（Lewkowicz）[127]发现婴幼儿对听觉和视觉声音起始点之间的同步比较敏感，而不是对听觉和视觉事件之间持续的时间相干性敏感。尽管有证据表明，对于 2 个月龄的婴幼儿，当一个人正在发元音并且被他们听到时，他们喜欢盯着说话人的头部看[128-129]，而他们对听到和看到的辅音发声进行匹配的相关证据是不足的[130]。因此，至少在婴幼儿早期，婴幼儿对听觉和视觉语音相关性的敏感度是有限的。因此，不足为奇的是，在婴幼儿语音感知中，视听觉整合的确凿证据是比较少的[131]。

霍利奇（Hollich）等人[132]对婴幼儿的视听优势进行了专门的研究。首先让 7 个半月龄的婴幼儿在 0 分贝 TMR 的单个说话人语音的场景下熟悉目标词，随后在安静场景中测试对该单词的识别情况。在熟悉目标词的过程中视觉信息可获取的情况下，只有当视觉和听觉刺激同步时，婴幼儿才能表现出识别目标词的迹象。这一结果表明，同步视觉信息有助于他们将目标词和掩蔽语音分开。基于卢科维奇[127]的结果，可以得出结论，这种效应主要是由于时序不确定性的减少。

另一方面，有证据表明较大儿童能够在一定程度上整合听觉和视觉语音信息。例如，马萨罗（Massaro）等人[133-134]的工作表明，4 岁儿童在辨别辅音时整合听觉和视觉信息的能力跟成年人类似，但是受视觉信息的影响要比成年人的影响少。在麦格克效应（McGurk Effect）的研究中，失匹配的听觉和视觉音节会产生一个既失匹配听觉也失匹配视觉语音的感知。与此观点一致的是：儿童报告"未听见和未看见"的音节要远比成年人的数目少，并且能够经常报告听觉和视觉刺激的不匹配[135]。一些证据表明，产生强烈的麦格克效应需要有丰富的语音生成经验[136]。如果整合听觉和视觉语音的能力在童年的过程中提升，那么在听觉语音被竞争声音降低的情况下，他们从视听觉整合中得到的益处也会有所增加。

在竞争声音存在的场景下，对年龄较大儿童利用 AVA 进行语音感知方面的研究出人意料得少。霍尔特（Holt）等人[137]发现 3 岁、4 岁和 5 岁儿童在语音频谱噪声中，在视觉和听觉模态皆存在的情况下复述句子中的关键词的表现比只有听觉模态存在时的表现要好。以汇报正确单词的百分比看，AVA 在 3～4 岁之间会持续提升。使用相同的刺激，拉隆达（Lalonde）和霍尔特（Holt）[138]的研究结果也表明 3～4 岁大的儿童能够利用视觉信息的优势，尽管只有在视觉上表现出显著的语音对比情况时，其优势才会比较显著。

罗斯（Ross）等人[139]对比了 5～14 岁儿童和成年人在粉色噪声条件下中的视听单音节词识别以及仅有听觉和仅有视觉条件下单音节词识别能力。AVA 会随着年龄的增长而提升，并在 12～14 岁的儿童接近成年人水平，尽管他们在仅有听觉条件下的表现并没有随年龄有较大变化。AVA 的重要性与儿童在仅有视觉条件下的表现相关，而与成年人在该条件下的表现无关，这表明视觉语音的表达质量是儿童时期 AVA 的一个重要限制。罗斯等人的研究还表明 TMR 在 AVA 优势方面的影响随年龄相关的变化，可能的迹象表明，整合过程的成熟度也涉及其中。

一项研究结果表明，在更复杂的听力场景下，儿童的 AVA 可能更不成熟。怀特曼等人[58]对比了成年人与 6～17 岁儿童在视听整合条件下完成 CRM 任务的效果，在该任务中将一个目标说话人和一个干扰说话人语音呈现在同一个耳朵中，同时设定两个场景分别呈现或未呈现目标说话人的视频。年龄最小的儿童，即 6～9 岁，几乎没有表现出 AVA。AVA 的大小也随着年龄的增长而增加；即使是年龄最大的儿童也没有表现出与成年人类似的 AVA 水平。至少在一个群体基础上，AVA 似乎与单独使用视觉刺激来执行任务的能力协同变化。

8.3.3　选择性注意的作用

无论选择性注意对于听觉流的形成是否必要，可以确定的是选择性注意会影响听觉流的形成[140-141]。因此，有必要探索选择性听觉注意的发育与听觉场景分析的发育有何相关性。

随意搜索可以看到许多关于听觉注意发育的研究工作。有趣的是，这些研究的大多数中使用的任务与本章前面章节中描述的任务没有区别：当多个声音流同时出现时，要求听者能够以某种形式汇报从其中某一个声音流中听到的内容。既然听者能够完成这样的任务，很明显他们有对声音足够的感官表示，可以正确地分组每一个声源分量，能够形成从目标声源发出的声音流，并可以集中注意在正确的声源上。如果一个听者不能完成这样的任务，那么不足的性质通常是不清楚的。对于一个在 CRM 任务中重复说话人所说内容出现错误的儿童，他的听觉流是否发生了交叉，或者他是否无法保持注意在正确的说话人语音上？

采用这种方法的研究工作几乎普遍表明，随着年龄的增长，某些情况下的听觉注意性能会持续提升到青春期阶段[142]。然而，大多数报告定量而不是定性的，并且与年龄有相关差异：儿童的表现比成年人差很远，但对刺激和任务的操纵方式对于每一个年龄的表现倾向于产生相同的影响[143-144]。这样的结果模式使得区分尚未成熟的注意机制与其他不成熟的加工机制变得困难。

近年来对注意组成部分进行表征的尝试，或许为探讨注意发育提供了一个有益的途径。彼得森（Petersen）和波斯纳（Posner）[145]总结了一个模型，其中注意有三个组成部分，每个部分都有独自的神经网络参与其中。警觉网络维持唤醒的最优水平以执行任务。定向网络对感官输入排出优先级并进行选择。执行控制网络在自上而下注意的调控下保持对给定输入的焦点注意。基于视觉任务上的表现，有人认为婴幼儿期的注意主要基于定向网络[146-147]。然而，面向年龄较大儿童的研究表明导向网络在 6 岁之后没有变化。执行控制网络出现在学龄前时期[147-148]，在 6～7 岁之间迅速发育，然后在童年之后会再次迅速发育[149]。警觉网络在 10 岁之后的某个时候之前都无法达到类似成年人水平[149]。然而，需要注意的是视觉和听觉注意的发育轨迹可能会有所差异[150]。

听觉注意发育的研究与向学龄期过渡时执行控制的改善保持一致。例如，巴特吉斯（Bartgis）等人[151]要求 5 岁、7 岁和 9 岁的儿童在一段较长持续时间、固定频率的较慢单音序列中检测出五个交替频率的单音，同时记录事件相关电位（Event-Related Potential，ERP）。单音被同时呈现到两个耳朵中，但是要求儿童只对一个耳朵中的目标序列做出反应。在该任务中的表现随着年龄的增长而变好，尽管即使是年龄最大的儿童也有可能对错误耳朵中的目标做出反应。然而，年龄较大的儿童对关注耳朵会表现出较大幅度的 P300 反应，而 5 岁儿童对关注和未关注耳朵表现出同等的反应。

至少一项研究表明，即使是学龄期儿童也难以控制注意的分配。蔡（Choi）等人[152]要求 7～14 岁儿童同时在噪声场景下报告听到的词汇，同时记住一个四个数字的序列。面向多数儿童的实验结果表明，没有证据能够说明儿童可以按照指令的要求优先处理一个任务，这与缺乏执行控制的情况一致。然而，7～10 岁儿童在双任务条件下的单词识别效果要比只执行单词识别任务时的效果好，这表明执行控制网络的参与能够带来一些益处。沿着相同的路线，戈麦斯（Gomes）[153]等人基于 ERP 的研究发现 8～12 岁儿童的 MMR 在注意异常音调时要比被动倾听时的数值大，但这种情况只有在异常音调难以与常规音调做出区分时发生。

一系列有趣的工作使用 ERP 和行为反应研究儿童和成年人在更加自然场景下的选择性注意能力，在这种实验场景下会涉及听觉场景分析[154-155]。分别对比关注故事中嵌入探针的 ERP 和同时未关注故事中嵌入探针的 ERP。对于成年人，相对于未关注故事，由探针诱发的 ERP 在关注故事中产生的振幅更大。在 3 岁儿童中也观察到了类似效果，尽管对于年龄偏小的儿童，极性、头皮分布和操纵探针类型的影响均表明儿童和成年人的潜在神经回路存在差异。值得注意的是，在这些研究中做出了特别的努力以提供额外的线索，比如提供伴随着关注故事的图片，以确保年龄偏小的儿童能够完成任务。因此，可能是提供额外的导向线索支持年龄偏小儿童能够有选择地注意。发育到成年人水平注意相关反应的过渡期发生在 10～13 岁年龄之间，但在青春期会观察到一个跨越年龄变化的复杂模式[155]。

萨斯曼（Sussman）和施泰因施奈德（Steinschneider）[156]对学龄期儿童和成年人的注意力在听觉流形成中的作用进行了最直接的评估。随着两个序列之间的频率差变化，记录了他们对于两个单音序列中其中一个的强度偏差的 MMR 和 P3b。分别记录被试被动地倾听单音序列和要求他们主动检测强度偏差两种情况下的反应。正如以前的研究[87]，儿童需要比成年人更大的频率分离来检测强度偏差。对于成年人，被动和主动倾听条件下的强度偏差的 ERP 是相同的；此外，ERP 对频率分离的依赖镜像反映了行为反应上的观察。对于儿童，主动倾听条件下的 ERP 也依赖于频率分离，并且以某种方式与他们的行为反应保持一致；但是在被动倾听条件下，只有当两个单音序列之间的频率分离非常大（如 31 个半音）时，才出现 ERP。这种结果的一种解释是，在听觉场景分析任务中，儿童比成年人更依赖于注意机制。

这些研究表明，选择性注意可能确实是听觉场景分析发育中的一个限制因素。此外，注意效应可能与声源分离的声学线索显著性、其他（例如，视觉）线索的可用性以及任务需求有着强烈的交互作用。

8.4　总结、综合和未来方向

儿童通常可以获得声音的感官表示，其足以支持听觉场景分析，或许在婴幼儿时期就可以做到，但很确定地不会晚于 5 岁。然而，在许多情况下，婴幼儿和年龄较小的儿童使用这些表示来分离竞争声音是比较困难的。虽然婴幼儿和儿童分析听觉场景所用到的声学线索尚未被完全划定，但现有文献表明他们对成年人所使用的已知声学线索均比较敏感。然而，当存在多于一对声源或当声音以某种方式排列造成某些声学线索减弱时，5 或 6 岁儿童可能会在加工单个听觉流时遇到巨大的困难。处理这些更复杂听力场景的能力在童年时期会逐渐提高，某些能力会持续提升到青春期。总而言之，致力于听觉场景分析发育的研究表明，这种能力的神经环路在出生时就以某种形式存在，尽管该系统的成熟过程会一直延伸至童年时期。

然而，很显然这方面的研究还远未完成。首先，虽然儿童使用的声学线索与成年人做声音分离的声学线索似乎一致，但缺乏系统性的工作来检验这一系列线索或者明确这些线索是如何加权应用到听觉场景分析过程中的。这个问题在婴幼儿期尚未得到很好的解决，而尚未成熟的感知表示可能会限制这方面的研究进程。其次，对声音环境的"复杂性"和要求听者执行任务的困难度方面的系统性操作将有助于理解儿童在这样的环境中遇到的局限性。是什么使声景变得复杂？又是什么导致感知任务困难？最后，在当前模型的背景下，有相当多关于视觉注意发育的信息可以获取。将这种方法扩展到听觉注意发育的研究中是相当必要的。这一领域的研究目标可能应该超越"儿童在嘈杂环境中有听力困难"这一说法往前进。

参考文献

[1] Bureau of Labor Statistics. (2014). American time use survey. Retrieved from http://www.bls.gov/tus/

[2] Prodi, N., Visentin, C., & Feletti, A. (2013). On the perception of speech in primary school classrooms: Ranking of noise interference and of age influence. Journal of the Acoustical Societ of America, 133, 255–268.

[3] Truchon-Gagnon, C. (1988). Noise in day-care centers for children. Noise Control Engineering Journal, 39, 57–64.

[4] Schneider, B. A., Trehub, S. E., Morrongiello, B. A., & Thorpe, L. A. (1989). Developmental changes in masked thresholds. The Journal of the Acoustical Society of America, 86, 1733–1742.

[5] Berg, K. M., & Boswell, A. E. (1999). Effect of masker level on infants' detection of tones in noise. Attention, Perception, & Psychophysics, 61, 80–86.

[6] Buss, E., Hall, J. W., Grose, J. H., & Dev, M. B. (1999). Development of adult-like performance in backward, simultaneous, and forward masking. Journal of Speech Language and Hearing Research, 42, 844–849.

[7] Spetner, N. B., & Olsho, L. W. (1990). Auditory frequency resolution in human infancy. Child Development, 61, 632–652.

[8] Abdala, C., & Folsom, R. C. (1995). Frequency contribution to the click-evoked auditory brain stem response in human adults and infants. The Journal of the Acoustical Society of America, 97, 2394–2404.

[9] Folsom, R. C., & Wynne, M. K. (1987). Auditory brain stem responses from human adults and infants: Wave v tuning curves. The Journal of the Acoustical Society of America, 81, 412–417.

[10] Eggermont, J. J., & Salamy, A. (1988). Maturational time course for the abr in preterm and full term infants. Hearing Research, 33, 35–48.

[11] Ponton, C. W., Moore, J. K., & Eggermont, J. J. (1996). Auditory brain stem response generation by parallel pathways: Differential maturation of axonal conduction time and synaptic transmission. Ear and Hearing, 17, 402–410.

[12] Abdala, C., & Keefe, D. H. (2012). Morphological and functional ear development. In L. A. Werner, A. N. Popper, & R. R. Fay (Eds.), Human auditory development (pp. 19–59). New York: Springer Science+Business Media.

[13] Olsho, L. W. (1985). Infant auditory perception: Tonal masking. Infant Behavior and Development, 8, 371–384.

[14] Schneider, B. A., Morrongiello, B. A., & Trehub, S. E. (1990). The size of the critical band in infants, children, and adults. Journal of Experimental Psychology-Human Perception and Performance, 16, 642–652.

[15] Hall, J. W., & Grose, J. H. (1991). Notched-noise measures of frequency selectivity in adults and children using fixed-masker-level and fixed-signal-level presentation. Journal of Speech Language and Hearing Research, 34, 651–660.

[16] Buss, E., Hall, J. W., & Grose, J. H. (2006). Development and the role of internal noise in detection and discrimination thresholds with narrow band stimuli. The Journal of the Acoustical Society of America, 120, 2777–2788.

[17] Werner, L. A., & Bargones, J. Y. (1991). Sources of auditory masking in infants: Distraction effects. Attention, Perception, & Psychophysics, 50, 405–412.

[18] Leibold, L. J., & Neff, D. L. (2011). Masking by a remote-frequency noise band in children and adults. Ear and Hearing, 32, 663–666.

[19] Bargones, J. Y., & Werner, L. A. (1994). Adults listen selectively; infants do not. Psychological Science, 5, 170–174.

[20] Jones, P. R., Moore, D. R., & Amitay, S. (2015). Development of auditory selective attention: Why children struggle to hear in noisy environments. Developmental Psychology, 51, 353–369.

[21] Clarkson, M. G. (1996). Infants' intensity discrimination; spectral profiles. Infant Behavior and Development, 19, 181–190.

[22] Allen, P., & Wightman, F. (1992). Spectral pattern discrimination by children. Journal of Speech Language and Hearing Research, 35, 222–233.

[23] Peter, V., Wong, K., Narne, V. K., Sharma, M., et al. (2014). Assessing spectral and temporal processing in children and adults using temporal modulation transfer function (TMTF), iterated ripple noise (IRN) perception, and spectral ripple discrimination (SRD). Journal of the American Academy of Audiology, 25, 210–218.

[24] Culling, J. F., & Darwin, C. J. (1993). Perceptual separation of simultaneous vowels: Within and across-formant grouping by f0. The Journal of the Acoustical Society of America, 93, 3454–3467.

[25] Deroche, M. L., & Culling, J. F. (2011). Voice segregation by difference in fundamental frequency: Evidence for harmonic cancellation. The Journal of the Acoustical Society of America, 130, 2855–2865.

[26] Summerfield, Q., & Assmann, P. F. (1991). Perception of concurrent vowels: Effects of harmonic misalignment and pitch-period asynchrony. The Journal of the Acoustical Society of America, 89, 1364–1377.

[27] Fernald, A., & Kuhl, P. (1987). Acoustic determinants of infant perception for motherese speech. Infant Behavior and Development, 10, 279–293.

[28] Clarkson, M. G. (1992). Infants' perception of low pitch. In L. A. Werner & E. W. Rubel (Eds.), Developmental psychoacoustics (pp. 159–188). Washington, DC: American Psychological Association.

[29] He, C., Hotson, L., & Trainor, L. J. (2007). Mismatch responses to pitch changes in early infancy. Journal of Cognitive Neuroscience, 19, 878–892.

[30] He, C., & Trainor, L. J. (2009). Finding the pitch of the missing fundamental in infants. The Journal of Neuroscience, 29, 7718–7722.

[31] Bendor, D., & Wang, X. Q. (2010). Neural coding of periodicity in marmoset auditory cortex. Journal of Neurophysiology, 103, 1809–1822.

[32] Hall, D. A., & Plack, C. J. (2009). Pitch processing sites in the human auditory brain. Cerebral Cortex, 19, 576–585.

[33] Eggermont, J. J., & Moore, J. K. (2012). Morphological and functional development of the auditory nervous system. In L. A. Werner, A. N. Popper, & R. R. Fay (Eds.), Human auditory development (pp. 61–105). New York: Springer Science+Business Media.

[34] Lau, B. K., & Werner, L. A. (2012). Perception of missing fundamental pitch by 3- and 4-month-old human infants. The Journal of the Acoustical Society of America, 132, 3874–3882.

[35] Lau, B. K., & Werner, L. A. (2014). Perception of the pitch of unresolved harmonics by 3-and 7-month-old human infants. The Journal of the Acoustical Society of America, 136, 760–767.

[36] Micheyl, C., Kreft, H., Shamma, S., & Oxenham, A. J. (2013). Temporal coherence versus harmonicity in auditory stream formation. The Journal of the Acoustical Society of America, 133, EL188–EL194.

[37] Shamma, S., Elhilali, M., Ma, L., Micheyl, C., et al. (2013). Temporal coherence and the streaming of complex sounds. In B. C. J. Moore, R. D. Patterson, I. M. Winter, R. P. Carlyon, & H. E. Gockel (Eds.), Basic aspects of hearing: Physiology and perception (Vol. 787, pp. 535–543). New York: Springer Science+Business Media.

[38] Casey, K. A., & Small, S. A. (2014). Comparisons of auditory steady state response and behavioral air conduction and bone conduction thresholds for infants and adults with normal hearing. Ear and Hearing, 35, 423–439.

[39] Wightman, F., Allen, P., Dolan, T., Kistler, D., & Jamieson, D. (1989). Temporal resolution in children. Child Development, 60, 611–624.

[40] Werner, L. A., Marean, G. C., Halpin, C. F., Spetner, N. B., & Gillenwater, J. M. (1992). Infant auditory temporal acuity: Gap detection. Child Development, 63, 260–272.

[41] Hall, J. W., & Grose, J. H. (1994). Development of temporal resolution in children as measured by the temporal-modulation transfer-function. The Journal of the Acoustical Society of America, 96, 150–154.

[42] Werner, L. A. (2006a). Amplitude modulation detection by infants and adults. The Journal of the Acoustical Society of America, 119, 3234.

[43] Werner, L. A. (2006b). Preliminary observations on the temporal modulation transfer functions of infants and adults. Abstracts of the American Auditory Society Annual Meeting.

[44] Horn, D., Werner, L. A., Rubinstein, J., & Won, J. H. (2013). Spectral ripple discrimination in infants: Effect of ripple depth and envelope phase randomization. Abstracts of the Association for Research in Otolaryngology, 37, 601.

[45] Cabrera, L., Bertoncini, J., & Lorenzi, C. (2013). Perception of speech modulation cues by 6-month-old infants. Journal of Speech Language and Hearing Research, 56, 1733–1744.

[46] Darwin, C. J., & Hukin, R. W. (1999). Auditory objects of attention: The role of interaural time differences. Journal of Experimental Psychology [Human Perception], 25, 617–629.

[47] Bronkhorst, A. W. (2015). The cocktail-party problem revisited: Early processing and selection of multi-talker speech. Attention Perception & Psychophysics, 77, 1465–1487.

[48] Litovsky, R. (2012). Development of binaural and spatial hearing. In L. A. Werner, A. N. Popper, & R. R. Fay (Eds.), Human auditory development (pp. 163–195). New York: Springer Science+Business Media.

[49] Grieco-Calub, T. M., & Litovsky, R. Y. (2012). Spatial acuity in 2- to 3-year-old children with normal acoustic hearing, unilateral cochlear implants, and bilateral cochlear implants. Ear and Hearing, 33, 561–572.

[50] Kuhnle, S., Ludwig, A. A., Meuret, S., Kuttner, C., et al. (2013). Development of auditory localization accuracy and auditory spatial discrimination in children and adolescents. Audiology and Neurotology, 18, 48–62.

[51] Ashmead, D. H., Davis, D., Whalen, T., & Odom, R. (1991). Sound localization and sensitivity to interaural time differences in human infants. Child Development, 62, 1211–1226.

[52] Wright, B. A., & Fitzgerald, M. B. (2001). Different patterns of human discrimination learning for two interaural cues to sound-source location. Proceedings of the National Academy of Sciences of the USA, 98, 12307–12312.

[53] Middlebrooks, J. C., Nick, H. S., Subramony, S. H., Advincula, J., et al. (2013). Mutation in the kv3.3 voltage-gated potassium channel causing spinocerebellar ataxia 13 disrupts sound-localization mechanisms. PLoS ONE, 8, 6.

[54] Van Deun, L., van Wieringen, A., Van den Bogaert, T., Scherf, F., et al. (2009). Sound localization, sound lateralization, and binaural masking level differences in young children with normal hearing. Ear and Hearing, 30, 178–190.

[55] Grant, K. W., & Seitz, P. F. (2000). The use of visible speech cues for improving auditory detection of spoken sentences. The Journal of the Acoustical Society of America, 108, 1197–1208.

[56] Grant, K. W., Tufts, J. B., & Greenberg, S. (2007). Integration efficiency for speech perception within and across sensory modalities by normal-hearing and hearing-impaired individuals. The Journal of the Acoustical Society of America, 121, 1164–1176.

[57] Helfer, K. S., & Freyman, R. L. (2005). The role of visual speech cues in reducing energetic and informational masking. The Journal of the Acoustical Society of America, 117, 842–849.

[58] Wightman, F., Kistler, D., & Brungart, D. (2006). Informational masking of speech in children: Auditory-visual integration. The Journal of the Acoustical Society of America, 119, 3940–3949.

[59] Rahne, T., Bochmann, M., von Specht, H., & Sussman, E. S. (2007). Visual cues can modulate integration and segregation of objects in auditory scene analysis. Brain Research, 1144, 127–135.

[60] Rahne, T., & Bockmann-Barthel, M. (2009). Visual cues release the temporal coherence of auditory objects in auditory scene analysis. Brain Research, 1300, 125–134.

[61] Lewkowicz, D. J. (1992). Infants' responsiveness to the auditory and visual attributes of a sounding/moving stimulus. Attention, Perception, & Psychophysics, 52, 519–528.

[62] Lewkowicz, D. J. (1996). Perception of auditory-visual temporal synchrony in human infants. Journal of Experimental Psychology-Human Perception and Performance, 22, 1094–1106.

[63] Kopp, F. (2014). Audiovisual temporal fusion in 6-month-old infants. Developmental Cognitive Neuroscience, 9, 56–67.

[64] Kopp, F., & Dietrich, C. (2013). Neural dynamics of audiovisual synchrony and asynchrony perception in 6-month-old infants. Frontiers in Psychology, 4.

[65] Hillock-Dunn, A., & Wallace, M. T. (2012). Developmental changes in the multisensory temporal binding window persist into adolescence. Developmental Science, 15, 688–696.

[66] Lewkowicz, D. J., & Flom, R. (2014). The audiovisual temporal binding window narrows in early childhood. Child Development, 85, 685–694.

[67] Nozza, R. J., Wagner, E. F., & Crandell, M. A. (1988). Binaural release from masking for a speech sound in infants, preschoolers, and adults. Journal of Speech Language and Hearing Research, 31, 212–218.

[68] Werner, L. A. (2013). Infants' detection and discrimination of sounds in modulated maskers. The Journal of the Acoustical Society of America, 133, 4156–4167.

[69] Elliott, L. L., Connors, S., Kille, E., Levin, S., et al. (1979). Children's understanding of monosyllabic nouns in quiet and noise. The Journal of the Acoustical Society of America, 66, 12–21.

[70] Werner, L. A., & Leibold, L. J. (2017). Auditory development in normal-hearing children. In R. Sewald & A. M. Tharpe (Eds.), Comprehensive handbook of pediatric audiology (2nd ed.,pp. 67–86). New York: Plural Publishing.

[71] Newman, R. S., & Jusczyk, P. W. (1996). The cocktail party effect in infants. Attention, Perception, & Psychophysics, 58, 1145–1156.

[72] Newman, R. S. (2009). Infants' listening in multitalker environments: Effect of the number of background talkers. Attention, Perception, & Psychophysics, 71, 822–836.

[73] Hall, J. W., Grose, J. H., Buss, E., & Dev, M. B. (2002). Spondee recognition in a two-talker masker and a

speech-shaped noise masker in adults and children. Ear and Hearing, 23, 159–165.

[74] Leibold, L. J., & Buss, E. (2013). Children's identification of consonants in a speech-shaped noise or a two-talker masker. Journal of Speech Language and Hearing Research, 56, 1144–1155.

[75] Bolia, R. S., Nelson, W. T., Ericson, M. A., & Simpson, B. D. (2000). A speech corpus for multitalker communications research. The Journal of the Acoustical Society of America, 107, 1065–1066.

[76] Wightman, F., & Kistler, D. J. (2005). Informational masking of speech in children: Effects of ipsilateral and contralateral distracters. The Journal of the Acoustical Society of America, 118, 3164–3176.

[77] Brungart, D. S. (2001). Informational and energetic masking effects in the perception of two simultaneous talkers. The Journal of the Acoustical Society of America, 109, 1101–1109.

[78] Siqueland, E. R., & Delucia, C. A. (1969). Visual reinforcement of nonnutritive sucking in human infants. Science, 165, 1144.

[79] McAdams, S., & Bertoncini, J. (1997). Organization and discrimination of repeating sound sequences by newborn infants. The Journal of the Acoustical Society of America, 102, 2945–2953.

[80] Van Noorden, L. P. A. S. (1975). Temporal coherence in the perception of tone sequences. PhD dissertation, Eindhoven University of Technology, The Netherlands.

[81] Neff, D. L., & Green, D. M. (1987). Masking produced by spectral uncertainty with multicomponent maskers. Attention, Perception, & Psychophysics, 41, 409–415.

[82] Demany, L. (1982). Auditory stream segregation in infancy. Infant Behavior and Development, 5, 261–276.

[83] Fassbender, C. (1993). Auditory grouping and segregation processes in infancy. Norderstedt, Germany: Kaste Verlag.

[84] Smith, N. A., & Trainor, L. J. (2011). Auditory stream segregation improves infants' selective attention to target tones amid distractors. Infancy, 16, 1–14.

[85] Winkler, I., Kushnerenko, E., Horvath, J., Ceponiene, R., et al. (2003). Newborn infants can organize the auditory world. Proceedings of the National Academy of Sciences of the USA, 100, 11812–11815.

[86] Sussman, E. S., Ceponiene, R., Shestakova, A., Naatanen, R., & Winkler, I. (2001). Auditory stream segregation processes operate similarly in school-aged children and adults. Hearing Research, 153, 108–114.

[87] Sussman, E. S., Wong, R., Horvath, J., Winkler, I., & Wang, W. (2007). The development of the perceptual organization of sound by frequency separation in 5–11-year-old children. Hearing Research, 225, 117–127.

[88] Neff, D. L. (1995). Signal properties that reduce masking by simultaneous, random-frequency maskers. The Journal of the Acoustical Society of America, 98, 1909–1920.

[89] Kidd, G., Mason, C. R., & Richards, V. M. (2003). Multiple bursts, multiple looks, and stream coherence in the release from informational masking. The Journal of the Acoustical Society of America, 114, 2835–2845.

[90] Oh, E. L., Wightman, F., & Lutfi, R. A. (2001). Children's detection of pure-tone signals with random multitone maskers. The Journal of the Acoustical Society of America, 109, 2888–2895.

[91] Leibold, L. J., & Werner, L. A. (2007). The effect of masker-frequency variability on the detection performance of infants and adults. The Journal of the Acoustical Society of America, 119, 3960–3970.

[92] Leibold, L. J., & Neff, D. L. (2007). Effects of masker-spectral variability and masker fringes in children and adults. The Journal of the Acoustical Society of America, 121, 3666–3676.

[93]   Hall, J. W., Buss, E., & Grose, J. H. (2005). Informational masking release in children and adults. The Journal of the Acoustical Society of America, 118, 1605–1613.

[94]   Leibold, L. J., & Bonino, A. Y. (2009). Release from informational masking in children: Effect of multiple signal bursts. The Journal of the Acoustical Society of America, 125, 2200–2208.

[95]   Assman, P. F., & Summerfield, Q. (1990). Modeling the perception of concurrent vowels: Vowels with different fundamental frequencies. The Journal of the Acoustical Society of America, 88, 680–697.

[96]   Cusack, R., & Roberts, B. (2000). Effects of differences in timbre on sequential grouping. Attention, Perception, & Psychophysics, 62, 1112–1120.

[97]   Darwin, C. J., Brungart, D. S., & Simpson, B. D. (2003). Effects of fundamental frequency and vocal-tract length changes on attention to one of two simultaneous talkers. The Journal of the Acoustical Society of America, 114, 2913–2922.

[98]   Folland, N. A., Butler, B. E., Smith, N. A., & Trainor, L. J. (2012). Processing simultaneous auditory objects: Infants' ability to detect mistuning in harmonic complexes. The Journal of the Acoustical Society of America, 131, 993–997.

[99]   Alain, C., Theunissen, E. L., Chevalier, H., Batty, M., & Taylor, M. J. (2003). Developmental changes in distinguishing concurrent auditory objects. Cognitive Brain Research, 16, 210–218.

[100] Drullman, R., & Bronkhorst, A. W. (2004). Speech perception and talker segregation: Effects of level, pitch, and tactile support with multiple simultaneous talkers. The Journal of the Acoustical Society of America, 116, 3090–3098.

[101] Grose, J. H., Hall, J. W., & Gibbs, C. (1993). Temporal analysis in children. Journal of Speech Language and Hearing Research, 36, 351–356.

[102] Stuart, A. (2008). Reception thresholds for sentences in quiet, continuous noise, and interrupted noise in school-age children. Journal of the American Academy of Audiology, 19, 135–146.

[103] Hall, J. W., Buss, E., & Grose, J. H. (2014). Development of speech glimpsing in synchronously and asynchronously modulated noise. The Journal of the Acoustical Society of America, 135, 3594–3600.

[104] Kidd, G., Mason, C. R., Deliwala, P. S., Woods, W. S., & Colburn, H. S. (1994). Reducing informational masking by sound segregation. The Journal of the Acoustical Society of America, 95, 3475–3480.

[105] Hall, J. W., Haggard, M. P., & Fernandes, M. A. (1984). Detection in noise by spectro-temporal pattern analysis. The Journal of the Acoustical Society of America, 76, 50–56.

[106] Hall, J. W., Grose, J. H., & Dev, M. B. (1997). Auditory development in complex tasks of comodulation masking release. Journal of Speech Language and Hearing Research, 40, 946–954.

[107] Zettler, C. M., Sevcik, R. A., Morris, R. D., & Clarkson, M. G. (2008). Comodulation masking release (CMR) in children and the influence of reading status. Journal of Speech Language and Hearing Research, 51, 772–784.

[108] Litovsky, R. Y. (1997). Developmental changes in the precedence effect: Estimates of minimum audible angle. The Journal of the Acoustical Society of America, 102, 1739–1745.

[109] Nozza, R. J. (1987). The binaural masking level difference in infants and adults: Developmental change in binaural hearing. Infant Behavior and Development, 10, 105–110.

[110] Egan, J. P. (1965). Masking-level differences as a function of interaural disparities in intensity of signal and of noise. The Journal of the Acoustical Society of America, 38, 1043–1049.

[111] Schneider, B. A., Bull, D., & Trehub, S. E. (1988). Binaural unmasking in infants. The Journal of the Acoustical Society of America, 83, 1124–1132.

[112] Moore, D. R., Cowan, J. A., Riley, A., Edmondson-Jones, A. M., & Ferguson, M. A. (2011). Development of auditory processing in 6- to 11-yr-old children. Ear and Hearing, 32, 269–285.

[113] Hall, J. W., Buss, E., Grose, J. H., & Dev, M. B. (2004). Developmental effects in the masking-level difference. Journal of Speech Language and Hearing Research, 47, 13–20.

[114] Hall, J. W., Buss, E., & Grose, J. H. (2007). The binaural temporal window in adults and children. The Journal of the Acoustical Society of America, 121, 401–410.

[115] Brungart, D. S., & Simpson, B. D. (2004). Within-ear and across-ear interference in a dichotic cocktail party listening task: Effects of masker uncertainty. The Journal of the Acoustical Society of America, 115, 301–310.

[116] Wightman, F., Callahan, M. R., Lutfi, R. A., Kistler, D. J., & Oh, E. (2003). Children's detection of pure-tone signals: Informational masking with contralateral maskers. The Journal of the Acoustical Society of America, 113, 3297–3305.

[117] Ching, T. Y. C., van Wanrooy, E., Dillon, H., & Carter, L. (2011). Spatial release from masking in normal-hearing children and children who use hearing aids. The Journal of the Acoustical Society of America, 129, 368–375.

[118] Yuen, K. C. P., & Yuan, M. (2014). Development of spatial release from masking in mandarin-speaking children with normal hearing. Journal of Speech Language and Hearing Research, 57, 2005–2023.

[119] Litovsky, R. Y. (2005). Speech intelligibility and spatial release from masking in young children. The Journal of the Acoustical Society of America, 117, 3091–3099.

[120] Murphy, J., Summerfield, A. Q., O'Donoghuea'c, G. M., & Moore, D. R. (2011). Spatial hearing of normally hearing and cochlear implanted children. International Journal of Pediatric Otorhinolaryngology, 75, 489–494.

[121] Cameron, S., & Dillon, H. (2007). Development of the listening in spatialized noise-sentences test (lisn-s). Ear and Hearing, 28, 196–211.

[122] Vaillancourt, V., Laroche, C., Giguere, C., & Soil, S. D. (2008). Establishment of age-specific normative data for the Canadian French version of the hearing in noise test for children. Ear and Hearing, 29, 453–466.

[123] Johnstone, P. M., & Litovsky, R. Y. (2006). Effect of masker type and age on speech intelligibility and spatial release from masking in children and adults. The Journal of the Acoustical Society of America, 120, 2177–2189.

[124] Sumby, W. H., & Pollack, I. (1954). Visual contribution to speech intelligibility in noise. The Journal of the Acoustical Society of America, 26, 212–215.

[125] Massaro, D. W. (1998). Perceiving talking faces: From speech perception to a behavioral principle. Cambridge, MA: The MIT Press.

[126] Werner, L. A., Parrish, H. K., & Holmer, N. M. (2009). Effects of temporal uncertainty and temporal expectancy on infants' auditory sensitivity. The Journal of the Acoustical Society of America, 125, 1040–1049.

[127] Lewkowicz, D. J. (2010). Infant perception of audio-visual speech synchrony. Developmental Psychology, 46, 66–77.

[128] Kuhl, P. K., & Meltzoff, A. N. (1982). The bimodal perception of speech in infancy. Science, 218, 1138–1140.

[129] Patterson, M. L., & Werker, J. F. (2003). Two-month-old infants match phonetic information in lips and

voice. Developmental Science, 6, 191–196.

[130] MacKain, K., Studdert-Kennedy, M., Spieker, S., & Stern, D. (1983). Infant intermodal speech perception is a left-hemisphere function. Science, 219, 1347–1349.

[131] Desjardins, R. N., & Werker, J. F. (2004). Is the integration of heard and seen speech mandatory for infants? Developmental Psychobiology, 45, 187–203.

[132] Hollich, G., Newman, R. S., & Jusczyk, P. W. (2005). Infants' use of synchronized visual information to separate streams of speech. Child Development, 76, 598–613.

[133] Massaro, D. W. (1984). Children's perception of visual and auditory speech. Child Development, 55, 1777–1788.

[134] Massaro, D. W., Thompson, L. A., Barron, B., & Laren, E. (1986). Developmental-changes in visual and auditory contributions to speech-perception. Journal of Experimental Child Psychology, 41, 93–113.

[135] McGurk, H., & MacDonald, J. (1976). Hearing lips and seeing voices. Nature, 264, 746–748.

[136] Desjardins, R. N., Rogers, J., & Werker, J. F. (1997). An exploration of why preschoolers perform differently than do adults in audiovisual speech perception tasks. Journal of Experimental Child Psychology, 66, 85–110.

[137] Holt, R. F., Kirk, K. I., & Hay-McCutcheon, M. (2011). Assessing multimodal spoken word-in-sentence recognition in children with normal hearing and children with cochlear implants. Journal of Speech Language and Hearing Research, 54, 632–657.

[138] Lalonde, K., & Holt, R. F. (2015). Preschoolers benefit from visually salient speech cues. Journal of Speech Language and Hearing Research, 58, 135–150.

[139] Ross, L. A., Molholm, S., Blanco, D., Gomez-Ramirez, M., et al. (2011). The development of multisensory speech perception continues into the late childhood years. European Journal of Neuroscience, 33, 2329–2337.

[140] Shamma, S. A., Elhilali, M., & Micheyl, C. (2011). Temporal coherence and attention in auditory scene analysis. Trends in Neurosciences, 34, 114–123.

[141] Akram, S., Englitz, B., Elhilali, M., Simon, J. Z., & Shamma, S. A. (2014). Investigating the neural correlates of a streaming percept in an informational-masking paradigm. PloS ONE, 9, e114427.

[142] Leibold, L. J. (2012). Development of auditory scene analysis and auditory attention. In L. A. Werner, A. N. Popper, & R. R. Fay (Eds.), Human auditory development (pp. 137–161). New York: Springer Science+Business Media.

[143] Doyle, A. B. (1973). Listening to distraction: A developmental study of selective attention. Journal of Experimental Child Psychology, 15, 100–115.

[144] Cherry, R. S. (1981). Development of selective auditory attention skills in children. Perceptual and Motor Skills, 52, 379–385.

[145] Petersen, S. E., & Posner, M. I. (2012). The attention system of the human brain: 20 years after. Annual Review of Neuroscience, 35(35), 73–89.

[146] Clohessy, A. B., Posner, M. I., & Rothbart, M. K. (2001). Development of the functional visual field. Acta Psychologica, 106, 51–68.

[147] Rothbart, M. K., Sheese, B. E., Rueda, M. R., & Posner, M. I. (2011). Developing mechanisms of self-regulation in early life. Emotion Review, 3, 207–213.

[148] Rothbart, M. K., Ellis, L. K., Rueda, M. R., & Posner, M. I. (2003). Developing mechanisms temperamental effortful control. Journal of Personality, 71, 1113–1143.

[149]   Rueda, M. R., Fan, J., McCandliss, B. D., Halparin, J. D., et al. (2004). Development of attentional networks in childhood. Neuropsychologia, 42, 1029–1040.

[150]   Gunther, T., Konrad, K., Haeusler, J., Saghraoui, H., et al. (2014). Developmental differences in visual and auditory attention: A cross-sectional study. Zeitschrift für Neuropsychologie, 25, 143–152.

[151]   Bartgis, J., Lilly, A. R., & Thomas, D. G. (2003). Event-related potential and behavioral measures of attention in 5-, 7-, and 9-year-olds. Journal of General Psychology, 130, 311–335.

[152]   Choi, S., Lotto, A., Lewis, D., Hoover, B., & Stelmachowicz, P. (2008). Attentional modulation of word recognition by children in a dual-task paradigm. Journal of Speech Language and Hearing Research, 51, 1042–1054.

[153]   Gomes, H., Molholm, S., Ritter, W., Kurtzberg, D., et al. (2000). Mismatch negativity in children and adults, and effects of an attended task. Psychophysiology, 37, 807–816.

[154]   Sanders, L. D., Stevens, C., Coch, D., & Neville, H. J. (2006). Selective auditory attention in 3- to 5-year-old children: An event-related potential study. Neuropsychologia, 44, 2126–2138.

[155]   Karns, C. M., Isbell, E., Giuliano, R. J., & Neville, H. J. (2015). Auditory attention in childhood and adolescence: An event-related potential study of spatial selective attention to one of two simultaneous stories. Developmental Cognitive Neuroscience, 13, 53–67.

[156]   Sussman, E. S., & Steinschneider, M. (2009). Attention effects on auditory scene analysis in children. Neuropsychologia, 47, 771–785.

[157]   Bey, C., & McAdams, S. (2003). Postrecognition of interleaved melodies as an indirect measure of auditory stream formation. Journal of Experimental Psychology-Human Perception and Performance, 29, 267–279.

第 9 章

鸡尾酒会中老年人的听觉加工

M. 凯瑟琳·皮奇奥拉–富勒（M. Kathleen Pichora-Fuller）

克劳德·阿兰（Claude Alain）

布鲁斯·A. 施耐德（Bruce A. Schneider）

摘要： 在鸡尾酒会情境中成功地交流和活动取决于个体的感知、认知和社交能力之间的复杂交互。老年人在相对理想的交流环境中的听觉处理功能可能还比较良好，但他们在嘈杂的情况（如鸡尾酒会场景）下，则在语音理解上会比较困难。然而，随着健康成年人年龄的增长，听觉和认知加工能力的下降可能会被使用语境和知识的代偿能力所抵消。从实用角度来看，在多说话人听觉场景下考虑老年化的听觉系统是很重要的，因为这些场景对老年人来说是最具挑战性的。从理论角度来看，研究听觉处理中的年龄相关变化为感知、认知和社交能力之间的相对贡献和相互作用提供了一个特别的研究视角。在声学嘈杂的场景中，年轻听者的听觉能力通常比年长听者表现得更好。实验证据表明，在安静或噪音中单词识别的简单测试任务中，由于年龄相关听觉上行效应（Bottom-Up Effect）的下降导致年龄相关的差异非常大。当调整听觉输入使得听者在安静或噪音中基线测量的表现水平相一致时，这种年龄相关的差异常常会被消除。值得注意的是，随着语境和知识的自上而下使用促进了听觉任务性能改善，老年人表现出增强的认知代偿。然而，当听觉任务有着更多的认知需求，并且涉及语篇理解、记忆和注意时，年龄相关的差异依然存在。在极端情况下，听力损失的老年人比听力好的老年人患认知障碍的风险更大。

关键词： 年龄相关的听力损失（Age-Related Hearing Loss），听觉场景分析（Auditory Scene Analysis），听觉空间注意（Auditory Spatial Attention），听觉时间加工（Auditory Temporal Processing），认知老化（Cognitive Aging），认知代偿（Cognitive Compensation），传播生态（Communication Ecology），语境支持（Contextual Support），

语篇理解（Discourse Comprehension），事件相关电位（Event-Related Potential），听配能（Listening Effort），老年性耳聋（Presbycusis），含噪语音听力（Speech-in-Noise Listening），语音基频（Voice Fundamental Frequency），工作记忆（Working Memory）

9.1　引言

当听者与听觉世界进行交互、监听自己的行为并与其他人进行交流时，外周听觉系统将声学输入编码成大脑使用的信号。应用生态生物学的概念，一个传播生态系统（Communicative Ecological System，参见文献[1]）的定义为："存在于一种社会和物理背景中与个体进行交流的系统，它们共同作用以传播信息和精神能量来创造知识和情感，并且系统的构成和功能会随着时间的推移而发生改变。"从生态学的角度看，成功地参与到社交活动的重要性促使听者在一系列的日常情景下分配注意资源进行听觉和认知信息处理[2]。鸡尾酒会情景就是这种最具挑战性的情景之一，但它也提供了一个潜在的最有价值的社交机会。

在一个鸡尾酒会上，声音向听者提供了他周围环境的信息；例如，门铃声提醒主人来客人了，而聚会者可能会听到窗外的雨声或背景音乐。声音提供了关于个体自身行为的反馈；例如，女主人走下大厅去开门的时候能够听到她自己的脚步声，吃芹菜的时候能够听到嘎吱嘎吱的声音，或是祝酒庆祝的时候能够听到酒杯撞击的叮当声。人际交流需要信息的发送者和接收者之间的交流，因为他们构建了酒会的社交和物理环境的意义。听力对于口语交流至关重要，因为它能使个体在当前酒会的交流过程中接收其他交流者发送的语音信号、监听自己的语音生成，并评估社交场景中的声学特征（例如，人们大笑）和物理环境（例如，在美术馆的混凝土中庭的混响）。在大多数情况下，听者的目标决定了他或她有意地从酒会声学场景的听觉盛宴中采集多少和哪些声音，但有时显著的声音（例如，听到自己的名字或电话铃响）可能会吸引听者的注意或从预期的听力目标或任务中分心。在鸡尾酒会中，听力也会受到一致或冲突的多感知输入和多任务需求的影响。在鸡尾酒会中成功的交流将取决于听者如何倾听、关注、理解和记住听觉场景中的相关信息。

在鸡尾酒会或其他复杂听觉场景中所需的听觉和认知加工能力在童年期变得成熟，并在步入成年期时达到巅峰（参见第 8 章）。然而，正如在其他章节中所描述的，即使是听力正常的年轻成年人在鸡尾酒会中也会产生听力上的挑战，因为这里对复杂的听觉和认知加工有着强烈的需求，包括听觉客体的形成和选择（参见第 2 章）、通用掩蔽（参见第 3 章）、信息掩蔽的释放（参加第 4 章）以及流分离（参见第 5、6 和 7 章）。第 10 章描述了在鸡尾酒会中听力损失的有害影响以及使用助听器或耳蜗植入等技术可能恢复或者有时进一步扰乱功能。本章探讨了听觉和认知加工方面年龄相关的变化可能会影响老年人在鸡尾酒会上的听力，特别是对那些纯音听力测定的听力阈值是正常或者接近正常的老年人。从实用的角度来看，考虑在鸡尾酒会上的听觉老化系统是很重要的，因为发现这种情况太苛刻或压力太大的老年人可能会选择退出社交来解决该问题，这对他们的生活质量和精神及身体健康都会产生长期负面的影响。从理论的角度来看，听觉加工的年龄相关变化，为研究感知、认知和社交能力在社交中的相对贡献提供了一个特别的研究视角。在声学嘈杂的场景中，年轻听者的听觉系统通常要比年长听者的听觉系统的加工能力更好，而实验室研究有助于确定听力的哪些具体方面会在成年时期被保留或减少。

9.2 听觉老化

9.2.1 外周

听力损失是老年人第三常见难以治愈的健康问题[3]。年龄相关的听力损失（Age-Related Hearing Loss，ARHL）的症状会在生命的第四十个年头开始出现。它的患病率随着年龄的增长而增加，年龄大于 65 岁的老年人差不多有一半会受其困扰，而对于 80 岁以上的老年人，则患病率高达 90%[4]。ARHL（有时也称为老年性耳聋）通常是以听力测定阈值定义的高频感音神经性听力损失为特征[5]。在标准的临床听力测试中，参考正常人听力水平（分贝 HL），在 250～800 赫兹的八度音节频率范围测量对纯音的分贝阈值。ARHL 阈值提升开始是在最高的频率段，然后逐渐地发展到较低频率段[142]。在听力老化的最早阶段，观察到临床上显著的异常阈值之前，在 8 000 赫兹以上升高的频率阈值（>25 分贝 HL）可能会降低耳间强度线索对定位的可用性，包括 10 000 赫兹左右重要的耳廓线索。随着 ARHL 发展到较低频率段（特别是在 500～4 000 赫兹的范围内），更多的语音信号变得听不见，并且即使在安静环境中的语音感知也会恶化。扩音器能够帮助恢复可听性，进而提高音素和单词识别准确度，特别是在安静环境下[6]。然而，老年人在噪音环境中理解语音的困难依然存在。值得注意的是，当提供扩音器时，噪声环境中的语音感知性能无法恢复到正常水平，尽管如果老年听者的困难只是被限制在削减的可听性上时将听到什么还是可预期的。在噪音环境中的语音理解不仅仅是要听得见声音，还取决于一些非听觉测定的因素，比如阈上听觉时间加工和认知加工[7]。

无论是年轻人还是老年人，高频感音神经性的听力损失常常与长期暴露于工业或娱乐噪音场景下而导致的耳蜗外毛细胞损伤有关。然而，在 ARHL 中，具有高频听力损失的年轻人，其耳蜗或中枢听觉系统存在一个或多个结构可能以某些非典型方式被破坏[8]。特别地，老年人的高频感音神经性听力损失可能归因于其与耳蜗纹脉管中耳蜗血液供给变化相关的耳蜗内电位的变化[9-10]。也可能是神经变化，不过不一定表现在升高的听力阈值上。逐步增加的生理学证据[11]和计算模型[12]表明外周神经同步的神经衰退和减少可能会加强阈上听觉和语音加工的年龄相关差异。

9.2.2 语音理解

重要的是，老年人的听力能力是各种各样的。他们在噪音环境中理解语音的困难有很大的不同，并且无法从听力敏度图（Audiogram）中做很好的预测[13]。事实上，理解噪音中语音的困难在临床上往往优先于安静环境中听力纯音阈值的显著升高[14]。通常情况下，老年人需要更高的信噪比（Signal-to-Noise Ratio，SNR）以达到年轻人在含噪语音测试中相同的水平，即使他们有正常或接近正常的听力敏度图。语音识别阈值（Speech Recognition Threshold，SRT）是噪声环境下听者词识别正确率达到50%时的SNR。许多研究表明，在一个比较大范围的条件下，安静环境下听力阈值正常的老年人在噪音环境下的SRT要比年轻人高2～4分贝[15]。

在噪声中语音理解的年龄相关差异可能是由于其他听觉能力的下降，与纯音阈值的升高无关，并且涉及中枢听觉或认知加工[16]。除了理解噪声中语音的困难，其他诸如旋律音调感知的年龄相关衰退[17]、声乐情感的识别[18]以及对噪声中的情感语音的理解[19]都会降低老年人听者在鸡尾酒会上的参与能力，因为在鸡尾酒会中享受音乐和识别情感可能与识别单词一样重要或者更重要。

9.2.3 时间加工的心理声学和语音加工的行为测量

在过去的30年中，心理声学和行为语音感知方面的研究积累了大量的知识来表征人类ARHL（全面的综述参见文献[20]）。与鸡尾酒会上的听力有特别相关性的是大量工作研究的听觉时间加工[21-22]和双耳听觉[23]的年龄相关差异性，这可能会削弱噪音环境中的语音理解[6]。这个研究方向的重点是提供依据表明听觉老化如何影响鸡尾酒会上的听力。

区分听觉时间加工水平[24]并考虑老化如何影响每个水平的听觉能力十分重要，因为它们可能会对在鸡尾酒会上倾听语音产生不同的结果。安静环境下，单耳时间线索与三个主要的语音加工水平相关[141]：亚音段（Subsegmental，发音（Phonetic）层面）、音段（Segmental，音素（Phonemic）层面）和超音段（Suprasegmental，音节和词汇句法（Syllabic and Lexico-Syntactic）层面）。亚音段语音加工依赖于精细结构线索，包括基于语音的基频和谐波结构的周期线索。一些类型的音段信息由局部间隙和持续时间线索以及语音包络的属性提供，这些信息有助于音素识别（例如，塞辅音的出现和语音起始时间）。超音段加工取决于一些线索，比如时间波形的振幅包络中的波动模式，其传达与语音速率和节奏相关的韵律信息，并且这些线索也服务于词汇和句法加工。使用心理声学和语音感知方法对老年人的每一个水平进行了调查。年龄对某些方法的影响表明，间隙和持续时间编码有损失或包络线索使用较差，而另一些影响表明同步或周期编码有被削弱。

1. 间隙和持续时间检测

在音段水平上，间隙和持续时间线索提供了一些音素对比（Phonemic Contrast）的时间信息，特别是基于对辅音发音方式差异形成的对比[25-26]。时间加工过程中最常见的心理声学测量指标是间隙检测阈值，即在声学刺激中听者能够检测到的最小间隙。只有在间隙明显大于年轻人能够检测到的间隙长度时，正常或接近正常听力敏感图的老年人才能检测到间隙，并且他们的间隙检测阈值与听力阈值没有显著相关性[27-28]。值得注意的是，当间隙前后的声音标记小于 10 毫秒时[29]，或者当间隙位置接近信号的开始或结束时[30]，与年龄相关的差异更显著。当频谱相同的声音出现在间隙（通道内标记）之前和之后时，间隙检测阈值很小（几毫秒左右）。通常认为，通道内间隙检测所需的感知操作涉及表征刺激神经通道中活动的简单加工。相比之下，当在引导和滞后间隙（通道间标记）的声音之间存在频谱差异时，间隙检测阈值会比通过信道内标记获得的间隙检测阈值高大约 10 倍。这表明可能涉及更复杂的加工，例如跨不同神经区域更中央的相对定时操作[31]。重要的是，语音加工可能依赖于通道内和通道间的处理过程，并且这两种类型标记的年龄相关差异已经被发现。

当使用更复杂的声音刺激时，正如之前一些检查间隙辨别阈值的研究所示，当引导标记的频率固定并且滞后标记的频率变化时[32]，或者当对比采用频谱动态标记和频谱稳定标记的合成语音刺激时[33]，或者当引导和滞后标记的谐波结构被操纵时[34]，年龄对间隙检测阈值的影响会加剧。在一项研究非语音和语音标记在频谱上对称（通道内条件下）或者频谱上不对称（通道间条件下）情况下间隙检测的年龄相关差异研究中，对比标记在频谱上对称的情况，标记在频谱上不对称情况下的两个年龄组的间隙检测阈值都更长，年龄相关的差异更加显著[35]。值得注意的是，当标记是非语音声音时，非对称标记的年龄相关差异要比在标记是语音声音时的年龄相关差异更弱一些。据推测，年长的听者能够进行听觉代偿，因为他们熟悉语音序列中的间隙能够提示无声塞辅音的存在（例如，在单词"spoon"中/s/和/u/之间塞辅音/p/的沉默间隙）。此外，用于区分是否存在无声塞辅音的不同词对（例如"spoon"和"soon"或者"catch"和"cash"）所需的间隙大小随语音的速率（即语音标记的持续时间）变化。但是相比年轻听者，年长听者总是需要更大的间隙才能进行区分[36]。有趣的是，在间隙检测期间与头皮相关的神经磁活动模式表明，年龄相关的差异与更高水平的客体形成有关，而不是与较低水平的听觉线索相关[37-38]。

持续时间辨别能力的年龄差异方面也有充足的研究。这一证据与间隙检测的结果在三个关键点上一致。首先，年龄相关差异在持续时间辨别方面与听力阈值方面没有显著的相关性[39]。第二，相比较长的参考信号（200 毫秒），当参考信号较短（20 毫秒）时辨别标记持续时间能力的年龄相关差异更为显著[39-40]。第三，通过增加刺激声音或任务的复杂性可以加剧持续时间辨别方面的年龄相关差异[41]。使用语音标记的类似结果也强调了持续时间辨别对服务于词汇辨别的音素对比感知的相关性[25]。与间隙检测的情况一样，根据标记性质的不同，可能有不同的机制作用于持续时间辨别的年龄相关缺陷。快速开始和结束的有缺陷编码似乎涉及使用简短标记时所看到的缺陷，而包含中央计时机制的更高水平听觉加工可能涉及在更长持续时间和更复杂刺激中观察到的年龄相关差异[39]。

2. 振幅包络的时间波动

在语音时间波形中的幅度调制模式可以被认为是一个间隙和持续时间的序列，其提供与皮层中词汇和句法分析所需的语音加工超音段或韵律水平有关的时间信息[42]。在调制检测的心理声学测量中已经发现年龄的显著影响，测量中的行为结果与包络跟随反应相关，这表明脑干和皮质子系统都参与了时间加工的水平[43]。语音的包络波动随说话者的说话速度和节奏而变化。当句子以快速度或时间压缩的形式进行述说时，年长的听者更难以理解这些句子[44-45]。当语音被加速时，语音理解可能会受到阻碍。因为此时声学语音线索被减少，并且/或者因为认知上处理语音信息的可用时间被减少。对于年轻人来说，加速语音对单词识别和句子理解的有害影响可以由用于认知加工的时间的下降来解释。而对老年人来说，似乎认知和听觉因素都起了一定作用[46-47]。当语速加快时，韵律和句法结构一致对年长听者的帮助要比年轻听者的帮助更多，但韵律和句法不一致时，对年长者更加不利[48]。当前面的句子语境被时间压缩而导致声学失真时，老年人的词汇判断反应时间要比年轻人慢一些。但是，当前面的句子语境与目标句子语义一致时，相比年轻人则更有利于促进老年人的反应时间[49]。一般来说，虽然年长的听者在时间门控任务中需要听到更多的语音信息来识别词汇，但他们能够像年轻的听者一样受益于韵律包络信息，即使是在精细结构线索不可用于音素识别时[50]。此外，通过使用不同数量频带的噪声编码（Noise-Vocoding）实验表明，老年人要比年轻人需要更多的时间包络信息（即，更多的频带）来识别词或音节[51-52]。总体而言，似乎年长的听者比较难理解加速语音，比年轻听者需要更多的包络信息在安静环境下去理解音节、词汇和句子。然而，他们可以通过使用语义语境和一致韵律对语音流进行语法分析以进行代偿。在嘈杂的鸡尾酒会上，老年人可能会被建议与说话缓慢的谈话者交谈，他们的说话节奏提供丰富的语言韵律线索。

3. 同步或周期编码

同步或周期编码涉及锁相（准）周期性低频声输入，如语音的基频和较低谐波。语音的这些精细结构成分在安静的单词识别中相对不重要，但是听者可以用它们来识别和跟随一群说话的人中某一个说话人的声音。例如，音高轮廓的连续性可以帮助听分离竞争的说话者的声音。音调线索对语言韵律有贡献，语音韵律帮助听者识别词和句子结构。这些线索也对情感韵律有贡献，情感韵律用来识别说话者的声音情感。同时它们还对音乐旋律或音调的感知有贡献。

由于心理声学的频率差阈（Difference Limen，DL）被认为依赖于低频锁相，周期编码的缺陷可以解释为什么低频段的频率 DL 与年龄相关的增加要比在高频段增加的更多[40]。周期编码或同步损失的缺陷也可以解释为什么老年人在低频段进行 FM 调制检测的年龄相关差异要比高频段更大[53]，以及为什么年长听者对噪音环境中的高强度低频音有比年轻听者更大强度的 DL[54]。此外，同步损失可能导致失调谐波检测[55]、旋律感知[17]，或并发元音识别[56-57]的年龄相关衰退。此外，通过在低频率（＜1 200 赫兹＝引入时间抖动来模拟年轻人的同步损失，会导致他们在嘈杂的人声中进行单词识别测试的准确度与老年人的表现相近[58-59]。值得注意的是，这些年龄相关差异影响了较低频段阈上声音的听觉加工，其中听力阈值是在典型老年性耳聋病例中的正常范围内。

4. 双耳加工

除了安静听觉条件下听觉时间线索对语音加工的贡献之外,听觉时间加工能力在鸡尾酒会中变得更为重要。在鸡尾酒会上,听者可以在噪声中消除语音掩蔽、分离并发语音流、定位声音并导向空间注意。除了单耳听觉时间加工的年龄相关变化,双耳加工的年龄相关衰退,即使对有正常或接近正常听力敏度图的老年人来说,也可能导致老年人在鸡尾酒会中沟通困难[23]。有趣的是,有证据表明,在检测噪音到达双耳耳间相关变化的能力[60]与使用耳间时间差对信号进行去掩蔽的能力[61]方面的年龄相关衰退与神经同步的年龄相关衰退表现一致。神经同步中的这种损失可能使老年人更难将听觉场景解析成其组成的声源,尤其是在多说话人场景下,声音线索有助于区分由不同的说话者产生的语音流。

9.3　听觉和认知老化的电生理学测量

在大多数情况下,心理声学和语音理解实验测量听者在听力或语音加工完成后的离线响应。其他一些方法需要研究随时间发生的动态在线变化,并评估涉及传入声波信号加工的脑操作和区域。神经电性脑活动或脑电图(ElectroEncephaloGraphy,EEG)的头皮记录使得描绘听觉加工多个阶段的正常和受损系统变得可能[62]。值得注意的是,这样的记录很好地补充了行为评估,并且允许科学家和临床医生在没有明显的行为反应的情况下评估具有高时间精度的听觉系统活动(参见第 7 章)。

9.3.1　脑干

脑干频率跟随反应(Frequency-Following Response,FFR)已被用来探测在皮层下水平听觉加工的神经配准(Neural Registration)和复杂声音的编码(比如谐波复合音、元音或者音素)[63-64]。值得注意的是,FFR 为皮层下水平声音的早期转录提供了深入的认识,包括初生感知表示如何影响和促进听觉感知的早期形成[65-66]。相比年轻的成年人,老年人降低了幅度和延迟语音诱发的脑干反应[67]。这种在皮层下水平进行语音声音编码的时间精度的年龄相关衰退可能会负面地影响语音在皮层上的表示[68]。

9.3.2　皮层

听觉事件相关电位(Event-Related Potential,ERP)可通过短促的声音、音调的开始和语音来诱发。P1-N1-P2 复合成分通常在发声后的 50~250 毫秒之间出现。该复合成分表示声学信息的加工和编码,并被认为反映了包括丘脑和初级/次级听觉皮质的早期前脑结构的激活[69]。先前的研究表明,这些 ERP 和脑干 FFR 一样,对与声学语音波形相关的感知特征的参数变化比较敏感,例如语音音高、共振峰转换、音色和谐波[70-71]。然而,脑干反应似乎是映射了声学细节,皮质反应似乎是反映了听觉客体的知觉组织。例如,在一个分类语音感知研究中，发现脑干的活动反映了语音波形的特性和语音声学的变化，而皮层诱发活动反映了与抽象音素语音边界相关的不同感知类别[72]。这些研究发现表明脑干和听觉皮层之间神经语音表示的关键转换类似于产生分类音素感知所需的声学语音映射。在一项对同一批年轻人和老年人听者进行的评估分类语音感知的行为测量和脑干与皮层语音诱发脑反应的研究中，老年人的语音分类表现比年轻人更慢和更多变。这与降低的脑干幅值、增加但延迟的皮质语音诱发反应是一致的[68]。在老年人脑干中语音的残缺表示似乎可以通过老年化大脑中增强的皮层反应，改变鲁棒语音理解所需要的声学–语音映射进行补偿。

相比年轻人，老年人对语音刺激往往产生更大的皮质反应。伍兹（Woods）和克莱沃思（Clayworth）[73]发现早期皮层诱发反应的幅度和延迟会随年龄增加(声音开始后约 30 毫秒)，即使在调整了听力阈值的年龄相关差异之后也是如此。老年人的 P1 波振幅往往比年轻人的更大[38,74]。在主动或被动倾听过程中使用纯音或语音的一些研究也表明了老年人比年轻人呈现出更大的 N1 波[75-76]，而其他研究报告表明老年人有更长的延迟[77-78]。对于 P2 波，使用纯音或语音的研究已经观察到跨年龄组的类似幅度，但通常老年人的延迟比年轻人更长[74,79]。这些与年龄相关的延迟增加可能是由知觉和认知加工的总体减慢导致的[80]，而年龄相关的听觉 ERP 振幅增加可能反映了传入和传出听觉通路内不同水平的抑制功能受损[76,81]。老年人也可能更难过滤出与任务无关的信息，使得他们相比年轻人需要分配更多的注意资源到听觉刺激的加工上[82]。重要的是，老年人在注意和非注意条件下响应幅度的差异要比年轻听者的差异大，这表明在倾听过程中老年人要比年轻人更多地利用注意机制。这种增强的皮层诱发反应也反映了刺激特异性的损失，使得老年人的大脑对于传入声音容易产生过度响应[83]。较大的 N1 和 P2 幅度可能表明传入声音在更深层次的编码中被加工，这可以解释后续记忆任务的扰乱[84]。也就是说，老年人可能在感知记忆中保存了语音表征，即使它们与当前任务不再相关。

9.3.3 调合年龄相关变化的行为和电生理学发现

行为研究揭示了许多阈上听觉加工的年龄相关衰退，包括在多个不同水平上的时序加工衰退。然而，尽管年龄对神经活动的影响是整体上的，已经考虑心理声学设计的 ERP 研究表明神经活动变化率作为信号持续时间[85]、谐波性[86]、基频[56]或第一共振峰转换（First Formant Transition）[68]的功能在年轻人和老年人之间通常是类似的。例如，在一项研究中，分别测量倾听各种不同持续时间声音的年轻人、中年人以及老年人的神经磁听觉诱发反应，测量结果发现在绝对响应幅度方面是存在年龄相关差异的，但声音持续时间的增加最终导致这三个年龄群体在皮层反应上产生相似的变化[37]。

这些电生理学研究的结果似乎与那些表明在听觉加工中存在年龄相关衰退的行为研究相矛盾。测量皮层诱发反应的研究结果与那些在安静环境下对复杂声音的脑干反应幅度和时间上呈现年龄差异的研究结果似乎也表现出不一致。行为和电生理数据之间的明显矛盾可以通过一种假设进行调和，这种假设是听者在获取或使用短期记忆中的感知表示时存在年龄相关下降，而不是最初时间信息编码的失败。另一种可能性是在听力过程中注意控制存在年龄差异。例如，有一项研究对受控和自动听音条件下（对间隙进行响应或观看无声电影）测量的间隙 ERP 进行了比较。当调节间隙大小使得年轻听者和老年听者在行为表现方面一致时，年轻听者在自动或受控听音条件下都能够检测到间隙，但老年人仅在受控条件下能够检测到间隙[82]。另一种可能是这些神经心理学发现和之前发布的行为数据之间存在的明显差异可以通过在行为和 EEG 研究中使用的实验方法差异来进行解释。具体而言，电生理测试（尤其是脑干测试）可能比典型的行为测试受认知因素如注意力和记忆的影响更少。此外，EEG 研究可能没有使用加速语音或语音掩蔽噪音等刺激来揭示听觉老化的行为研究中最显著的年龄相关差异。

越来越多的证据表明，在含噪听觉场景中理解语音的困难可能与将传入耳朵的声学信息解析为听觉客体的不同表示问题有关，尤其是在听觉需要将多个听觉客体同时地或顺序地呈现的语音流进行分离时的情况。例如，老年人使用双耳线索要比年轻人困难，这与源于听觉皮层的神经磁活动变化相一致[87]。老年人在分析和识别同时出现的两个元音时也表现不佳[56]，并且在使用第一共振峰转换对顺序地呈现的语音流进行组合时表现出比年轻人更大的难度[88]。总之，这些结果表明老年人在噪音场景下通常表现出的语音感知问题可能与在感知上将传入声学信号组织成时间一致的并发和顺序声音客体方面的缺陷有关[89]。当场景下有多个声源时，声音客体的声学特性越相似，听者尤其是老年听者，就越难以将它们分离，并难以将前景与背景声音流区分开来。

9.4 语音理解中掩蔽声类型依赖的年龄相关差异

在鸡尾酒会中，除了有许多声音可能是老年人想要听到的，还有许多声音可能是不希望听到的，并宁愿忽略掉这些声音。如果听者无法区分不同的声音并有选择性地关注对他们重要的声音，听者就会受到混乱杂音的困扰。通常，不管掩蔽声的类型，老年人在噪声中难以理解语音。重要的是，掩蔽音类型可能使得各种听觉和认知因素对语音理解的相对贡献产生变化，并且可能导致年龄相关差异也发生变化。

9.4.1 稳态掩蔽声

在鸡尾酒会上，听者能够相对容易把语音与无意义的稳态声音（例如，通风噪音）分离开。语音很容易成为受关注的前景声音，而通风噪声成为被忽视的背景声音。当听觉场景中主要存在能量掩蔽时，理解语音很大程度上取决于对信号的外周和自下而上（Bottom-Up）听觉加工（参见第 3 章）。在这种噪声背景下，年龄相关差异对具有正常听力阈值的老年人的影响是最小的。

9.4.2 复杂和波动的非语音掩蔽声

更复杂的非语音声音可能会令人恼火（例如，擦地板的声音、客人打乒乓球的声音、主人在酒会房间中展示一种新的火车模型）或令人愉快（例如，音乐），但这些声音通常与语音十分不同，因而将它们与目标语音流分离并将其归属于背景音是比较容易的。信息掩蔽效应会随着语音和背景声音之间相似性的增加而增加。随着信息掩蔽的增加，中枢听觉（Central Auditory）和认知能力的贡献也会增加，使得不同掩蔽声的具体性质导致的不同程度的年龄相关差异被观察到。一方面，随着掩蔽声变得复杂，认知需求可能会增加。另一方面，对复杂非语音声音结构的知识或对它们的熟悉度可以帮助听者在倾听的时候使用预期有效地进行注意力分配。例如，年轻人识别句末词的准确性会随着对背景声音的知识和熟悉度而变化，但老年人则不同[90]。具体而言，年轻听者在背景是熟悉音乐时识别句末词的表现最好，其次是在背景为不熟悉的音乐时的表现，而当背景是多说话人喋喋不休时的表现最糟糕。有趣的是，在一次意外记忆测试中，年轻听者能够回忆起背景音乐，尽管已经告知让他们忽视该背景音乐。然而老年听者记得音乐是在背景声音中，但是他们却无法回忆起演奏了哪些特定的音乐片段。这些研究结果表明，年轻听者能够有效地处理传入的语音和音乐流，并有足够的认知能力来听和记住目标和背景音乐。相比之下，更多的认知资源似乎被老年听者所消耗，使得他们把所有注意力集中在前景语音，而很少关注或记忆背景中，即便是熟悉的音乐[90]。

9.4.3 语音掩蔽声

与非语音信号相比，另一个说话人的干扰语音不是那么容易被消除，因为它与目标说话人的语音在频谱、时间波动、语言结构和意义方面都非常相似。当掩蔽声是有意义的语音时，信息掩蔽效应最大。当有竞争语音时，听的过程将涉及听觉外周和中枢听觉加工，并且依赖于大量的认知加工。对于听力正常的老年人，当掩蔽声是语音时，时间或中枢听觉加工的衰退可能会削弱听觉表现。然而，如果传入的语音信号与熟悉和预期的语言结构相匹配并且具有适合于语境的语义时，听者就更容易解析听觉流。相反，如果语音的声学特性有些不熟悉时（例如，说话者有口音），语音理解将变得更加困难[91]。值得注意的是，老年人更容易受到背景噪声和口音的影响[92]，但他们在这些充满挑战的听觉情景中往往比年轻人更精通于使用知识进行代偿。

9.5 前景与背景声音的感知组织中年龄相关差异的行为测量

已经有一些行为实验范式来比较年轻人和老年人在类似鸡尾酒会场景下理解语音的行为。通常，在进行实验以评估年轻人的听觉能力之后，会进行类似的实验以测量老年人的听觉能力，并确定是否存在年龄相关的性能差异。进行年龄相关差异的评估实验通常包括掩蔽的空间释放、流分离、听觉空间注意的分配、语篇理解以及记忆等方面。

9.5.1　掩蔽的空间分离与释放

在一个评估掩蔽释放的常用实验范式中，常在各种掩蔽条件下使用简短、语法正确但语义反常的句子，比如"玫瑰花可以画鱼"（A Rose Can Paint A Fish）来测量单词识别的性能[93-94]。听者的任务是逐字重复句子。正确重复的关键词数量会被用来打分评估。如果在一个 SNR 范围内进行测试的话，可以计算噪音环境中的 SRT。信息掩蔽的释放主要是通过能量掩蔽的场景（例如，稳态噪声）和掩蔽声具有高信息内容的场景（例如，竞争说话者语音）之间掩蔽性能的差异（参见第 4 章）来衡量。类似地，掩蔽的空间释放用目标语音与掩蔽声在空间分离场景和空间未分离场景之间的性能差异来衡量（参见第 3 章）。可以使用目标和掩蔽声之间真实或模拟的空间分离来确定空间分离在掩蔽释放方面的影响。重要的是，不同的听觉线索使得听者能够根据掩蔽声的性质和目标与掩蔽声之间是否存在真实或模拟的空间分离来实现掩蔽的释放。可以通过评估跨条件的掩蔽释放来评估这些线索如何被使用的年龄相关差异。

1. 真实的空间分离

通过将播放目标声音的扬声器和播放掩蔽声的扬声器放置在不同的位置，听者能够在实验中完成目标说话人语音和竞争掩蔽声的真实分离。在无回声环境中，只有来自每个扬声器的直达声波会到达听者的两只耳朵。当播放目标声音的扬声器放置在听者前方，而播放掩蔽声的扬声器放置在听者右方时，在高频段会出现耳间强度差，因为头部会在来自右侧的掩蔽声到达听者左耳之前投射阴影。因此，在较高频率段，在听者左耳的 SNR 要明显高于听者右耳的 SNR。此外，低频段的耳间时间差也是有帮助的，因为虽然目标声音不存在耳间时延但掩蔽声是存在的。使用这些耳间差异线索的组合，听者能够感知到目标说话人在前面而掩蔽声在右侧。因此，目标声音和掩蔽声之间的空间分离为听觉感知提供的帮助取决于高频段的耳间强度差和低频段的耳间时间差。通常，单独使用耳间强度差更有助于提升掩蔽的空间释放（8 分贝左右），单独使用耳间时间差有助于提升掩蔽的空间释放次之（5 分贝左右）。而当两者结合起来时，它们能提供更多掩蔽的空间释放（10 分贝左右），虽然增益效果不是线性叠加的[95]。

对于纯音阈值还没有明显升高的老年人，由头部阴影产生的耳间强度线索仍然是可用的。然而，对于那些高频阈值已经升高的人，在高频段由头部阴影产生的耳间线索可能会被削弱或消除。然而，即使这些线索是可用的，它们可能给年轻人带来的帮助要比带给老年人的帮助更多。之前提到过，在通常情况下老年人想要达到年轻听者相匹配的语音理解性能，需要高出 2~4 分贝的信噪比（参见 9.2.2 节），可能是由于在时间加工方面（特别是周期性编码）的年龄相关衰退。在时间和双耳加工方面的年龄相关衰退也降低了老年人基于竞争声音的时间精细结构的耳间差异来进行竞争说话人语音分离的能力。

在一项对听力正常或受损（通过听力敏感度图划分）年轻人和老年人的研究中，评估了高频和低频线索对掩蔽空间释放的相对贡献[96]。对语音形状噪声（主要是能量掩蔽声）中句子进行掩蔽空间释放，年轻人是 6.1 分贝，具有正常纯音调阈值的老年人是 4.9 分贝，而纯音听力损失的老年听者是 2.7 分贝。不足为奇的是，高频听力损失的老年人几乎难以从头部阴影引起的高频线索中获益。对比年轻听者，具有正常听力阈值的老年人从空间分离中获益较少，可能是因为缺少高频和低频线索的有效利用。

在最近的一项研究中[97]，评估了听力正常的年轻人和老年人在方向性噪声下聆听−句子测试（Listening in Spatialized Noise-Sentences，LiSN-S）中的表现[98-99]。在 LiSN-S 测试中，设定了四种信息掩蔽条件以确定目标句子的 SRT：目标语音和掩蔽语音分别由同一个女性或者不同的女性说出，并且将播放语音的扬声器分别放置在同一位置或者空间分离的位置以组合成多种掩蔽条件。分别计算在说话人差异、空间分离以及这两种因素结合条件下的听觉优势（掩蔽释放）得分。年轻人在所有 SRT 和听觉优势测量中都优于老年人。值得注意的是，年轻人的掩蔽空间释放是 14.1 分贝，而老年人则是 9.6 分贝。两个年龄组的掩蔽空间释放都是通过高频段（6～10 000 赫兹）纯音阈值来预测的。此外，语言因素会导致年轻听者在听觉任务中的个体差异，而认知因素会导致老年听者在听觉任务中的个体差异。

2. 模拟的空间分离

与真实空间分离条件下的实验测试相比，大多数日常听觉环境都是混响的。如果鸡尾酒会在室内举行，那么直达语音声波将在房间的所有墙面进行反射，并且随着时间推移会发生多次反射。墙面的吸声特性（Sound-Absorbing Property）可以影响混响时间，即经过一系列反射进行衰减的时间。当语音的强度水平相对较低或语音速度快时，长混响时间会对噪声中的语音理解产生有害影响，尤其是对老年人[100-101]。

直达波和第一次反射波之间的时间延迟取决于听者和房间墙面之间的距离。在典型房间中，直达波和第一次反射波之间的延迟相对较短（2～8 毫秒）。在这样的房间中，听者可以感知到在直达波声源的位置只有一种声音源，而不会感知到回声。换言之，即直达波优先（优先效应（Precedence Effect）[102]）。除非直达波和反射波之间的延迟变得非常长，比如在非常大的空间中的情况，否则听者将无法听到第二声源或回声。有趣的是，当在耳机中使用时间延迟的 2 000 赫兹短音来模拟优先效应时，听者在感知单个声源到感知两个声源的过程中的时间延迟并没有表现出年龄相关差异[27]。

通过引入来自两个扬声器的刺激声音出现的时间延迟，可以在消声室中模拟声波反射表面的存在。例如，当一条刺激声音从右侧扬声器播放的时间比相同刺激声音从前面扬声器播放的时间提前 4 毫秒时，听者会感知到这个刺激声音的声源位置是来自于右侧。类似于日常混响环境中的回声，来自前面扬声器相同的延迟刺激声音不会被感知为来自第二个声源的声音。值得注意的是，当空间分离以这种方式被模拟时，由头部阴影产生的高频耳间强度差线索被大大消除，并且两只耳朵间的 SNR 会被均衡。正如在真实的空间分离条件下一样，目标和掩蔽直达声波的低频耳间时间差线索仍然可用，但是对于模拟的反射声波会有额外的耳间差异线索。

　　当目标声和掩蔽声之间的空间分离是真实而不是模拟时，所有听者的语音理解都会更好，掩蔽的空间释放也都会更大。在对年轻人的一项开创性研究中，如果在目标和竞争语音之间引入真实的空间分离，听者能够实现 12 分贝的掩蔽空间释放，而在基于优先效应的模拟中引入空间分离，听者只能实现 3～9 分贝的掩蔽空间释放[93]。对于掩蔽空间释放至少减少 3 分贝的最可能解释是，在模拟的空间分离中，听者无法从高频段的耳间强度和 SNR 差异中获益。年轻人在使用耳间强度和 SNR 差异线索的出色能力可以解释在真实空间分离条件下观察到的年龄相关差异。如果是这样的话，那么在模拟空间分离条件并且两个耳朵的 SNR 被均衡时，掩蔽空间释放的年龄相关差异应该不会比听者在真实空间分离条件下的年龄相关差异明显。

　　在一项针对年轻人和老年人的掩蔽释放研究中，采用了与之前针对年轻人的开创性研究中相同的基本方法[93]。对于两个年龄组，通过比较使用优先效应模拟目标声和掩蔽声的不同位置，四种条件下获得的结果来评估信息掩蔽释放和掩蔽空间释放：（1）句子目标声和噪音掩蔽声在相同位置；（2）句子目标声和噪音掩蔽声在空间上可分离；（3）句子目标声和语音掩蔽声在相同位置；（4）句子目标声和语音掩蔽声在空间上可分离[103]。这里有三个值得注意的发现。首先，在四种条件下老年人的 SRT 差不多要比年轻人的 SRT 高出 3 分贝的 SNR。这一结果与更普遍的发现一致，即老年人需要更高的 SNR 以达到与年轻人水平相当的 SRT。其次，通过空间分离目标声和掩蔽声的掩蔽释放对两个年龄组的表现是一致的。当掩蔽声是两个说话人语音时，掩蔽释放大约为 5 分贝，当掩蔽声是稳态噪音时，掩蔽释放大约为 1.8 分贝。第三，当目标声和掩蔽声处于相同位置时，两个年龄组都表现出类似程度的信息掩蔽释放。当目标声和掩蔽声在空间上是可分离时，这两个年龄组都没有再表现出多少信息掩蔽释放，大概是因为掩蔽释放已经由空间可分离目标声和掩蔽声所赋予的优势进行了优化。

　　重要的是，尽管在如上各种条件下老年听者的 SRT 均高出 3 分贝，但当使用优先效应进行空间位置模拟并且耳间强度和 SNR 差异最小时，没有发现显著的年龄相关差异。综上所述，似乎在多说话者场景中理解语音的年龄相关差异应该主要归因于耳间强度和 SNR 线索的听觉加工困难，而不是认知加工的衰退[103]。

9.5.2　听觉流分离的形成速度

　　听觉流分离是指从竞争声源中理顺声音序列的能力，例如从两个或更多的说话人混合语音中形成各自不同语音流的任务。分离流的感知倾向于随着时间的推移而逐渐形成[104]。一些实验证据表明，老年人进行流分离的形成速度可能要比年轻人慢很多。对于年轻人，当掩蔽声开始时间和单词的发声起始时间之间的延迟增加，单词识别率也随之提升，无论掩蔽声是稳态噪声还是多说话者喋喋不休。当掩蔽声是稳态噪声时，年轻听者和老年听者在单词识别方面均表现出相似的提升，但是当掩蔽声是多个说话人喋喋不休时，老年人对于长达 1 秒的单词发声起始延迟也没有观察到改善[105]。这种缓慢的形成速度并不奇怪，有证据表明成年人在听觉时间加工方面存在年龄相关差异以及年龄相关的广义知觉和认知迟钝化[80]。

为了研究听觉流分离形成的年龄相关迟钝化是否会影响句子加工过程中的单词识别性能，9.5.1 节评估了掩蔽释放范式上的表现[93,103]以考虑关键词的位置[106]。对于年轻人，当句法正确但语义异常的句子被相同位置的两个说话人语音掩蔽时，单词的识别性能从句子中的第一个关键字到最后一个关键字依次得到改善。相反，当目标声和掩蔽声之间存在模拟的空间分离时，总体性能有可观的改善，但是随着句子的逐字展开没有改善。无论听者能否感知到目标声和掩蔽声在空间上分开，当掩蔽声是稳态噪声时，单词识别相对容易，并且没有证据能够表明识别性能会随着时间的推移而改善。在异常句子中进行单词识别的结果表明，语音流分离在比较简单的听力条件下（空间分离或能量掩蔽）相对较快（少于 1 秒）。在听觉条件更具挑战性的情况下（没有空间分离或者是信息掩蔽），语音流分离可能需要更长的时间（几秒钟），并且会持续在整条句子被说出来的过程中。

和年轻人一样，当掩蔽声是稳态能量噪音掩蔽声时，老年人的单词识别性能同样不会从第一个关键词到最后一个关键字的过程中有所改善[107]。对于年轻人，只有当目标声和掩蔽声是完好无损、高度相似并且处于相同位置的语音刺激时，听觉流分离才变得迟钝，但是老年人在更宽范围的信息掩蔽条件下会变得迟钝。当存在两个说话人掩蔽声时，老年人的听觉流分离是在整个句子持续的过程中形成的。这里的两说话人掩蔽声包括通过编码掩蔽声以减小精细结构线索的可用性或者通过空间分离它们目标声以使它们与目标音更不相似。当然，目标声和掩蔽声音被感知到的程度不同，因此，它们可以彼此分离的程度可能受到 ARHL 的影响（参见 9.2 节）。例如，时间加工中的年龄相关衰退或许可以解释当两个说话人掩蔽声被编码时年轻人的语音流分离比较快速而老年人的语音流分离迟钝的发现。此外，即使老年听者能够完成掩蔽的空间释放，听觉流分离依然比较迟钝（参见 9.5.1 节）。神经同步中的年龄相关损失很可能会降低听者在空间中定位听觉客体的耳间时间线索，从而减缓了目标声音和掩蔽声音之间存在空间分离（虚拟或真实）情况下的听觉流分离。

9.5.3　听觉空间注意

休姆斯（Humes）等人[108]研究了听者在关注和报告单通道情况下两个混合句子中的一条句子内容时，语音目标声和语音掩蔽声之间声学相似性的影响。测试句子来自协调反应测量（Coordinated Response Measure，CRM）语料库[109]，句子形式为"准备（呼叫符号），现在前往（颜色，数字）"。呼叫符号是个人的名字，颜色和数字来自一个封闭的集合（例如，"准备巴伦（Baron），现在前往绿色 2 区（Green 2）"）。在句子出现之前或之后，会告知参与者目标句子将从特定的呼叫符号开始。相比在目标句子出现之后告知听者呼叫符号，听者在目标句子出现之前被告知呼叫符号时的正确识别颜色-数字对的百分比要更高。大概是因为呼叫符号的先验知识帮助听者集中注意力并减少记忆负荷。相比目标说话人和掩蔽说话人之间没有性别差异，当存在性别差异时听者的表现更好，并且年轻人从声音基频对比中获得的帮助要多于老年人。在周期编码水平的听觉时间加工方面的年龄相关衰退有可能阻碍老年听者利用目标和掩蔽说话人声音的基频和谐波结构之间存在的性别相关差异的能力，从而减缓听觉流分离并且阻碍对目标语音流的注意力有效分配。

　　CRM 句子也被用来研究在三个说话人场景中的空间注意力是如何影响单词识别性能的，实验设置为目标说话人和两个竞争说话人之间存在真实的或模拟的空间分离[110]。对于一组试验，目标可能出现在三个可能位置中每一个位置的概率从确定性（100%）到偶然性（33%）进行变化，有两个中间概率（分别是80%和60%）。通常情况下，老年人在所有实验条件下都表现得比年轻人更差。然而，重要的是，年龄与以下这些因素没有相互影响：（1）目标说话人出现在特定位置的概率，（2）听者是否事先知道呼叫符号，或者（3）三个句子的分离是否是真实的（来自三个不同的扬声器）或模拟的（使用优先效应）。后续分析调查了当目标句子出现在一个不太可能的位置，而不是最有可能的位置时产生的识别性能损失[110]。正如预期的那样，将注意力从可能的位置重新分配到不太可能的位置时的损失在所有情况下都是巨大的，而对于年轻人和老年人而言，性能降低的程度是相同的。

　　在鸡尾酒会上，如果弗莱德（Fred）出乎意料地开始讲话（听者的注意力指向弗莱德）并宣布每个人都应该听玛丽（Mary）的发言，因为玛丽有一些重要的消息要告诉大家（弗莱德提示听者把注意力转移到玛丽），听者就需要重定向听觉空间注意力。为了将这种真实的注意力需求引入到 CRM 实验中[110]，研究人员使用了一种新的任务指令[111]。如前所述，当呼叫符号出现在预期的中心位置时，参与者被要求报告与之相关联的颜色和数字。然而，当呼叫符号出现在一个意想不到的位置（中心位置的左边或右边）时，参与者被要求报告来自其相反侧句子的颜色和数字（也就是说，他们必须重定向他们的注意力）。正如预期的那样，年龄和指令的复杂性（旧的简单指令与新的更复杂指令）之间存在显著的相互影响，当指令增加任务的复杂性时，老年人比年轻人的表现明显差很多。这些结果表明，当听觉任务像日常情况般需求更高时，老年人在注意力重定向方面不像年轻人一样敏捷。

9.5.4　词汇和句子之上的语篇

1. 调整信噪比以研究对独白的理解

　　老年人在噪声中理解语音的困难并不能用他们的听力阈值来充分解释。有可能可以用他们在噪音中的 SRT 来解释他们理解语音的困难。使用更复杂的语言材料开展的实验调查了噪音中的 SRT 可能如何影响需要理解的听觉任务，而不是简单的单词识别任务。当演讲被来自同一空间位置的多说话人的嘈杂语音掩蔽时，要求年轻和年长的参与者回答一系列与他们刚刚听到的演讲相关的问题[112]。当两个年龄组的 SNR（演讲的分贝水平/嘈杂声的分贝水平）相同时，老年人回答正确的问题比年轻人的少。然而，当调整 SNR 以考虑老年人个体在噪声中较高的 SRT 时，两个年龄组的表现一致。这些结果表明，在听觉理解方面明显的年龄相关差异可能归因于老年人在噪声中较高的 SRT。

2. 调整两人和三人对话中的空间分离

在 9.5.4 节第一小节所描述的实验中，将演讲者语音和嘈杂的掩蔽语音进行混合并以单声道呈现在同一耳机中（即共同定位条件）。在更为现实的日常听觉场景中，包括鸡尾酒会，说话人通常会在空间上可分并且谈话中可能会有两个以上的说话人。在后续的实验中[113]，年轻和年长的参与者被要求回答关于两人谈话的问题。谈话和掩蔽嘈杂声在一个中央扬声器中进行播放，或者三个声源之间存在真实的空间分离。考虑个体在 SRT 方面的差异进行 SNR 调整后，两个年龄组在相同位置条件下正确回答问题的数量相同，但在空间分离条件下年轻人的表现优于老年人。如前所述，当声源之间存在真实可分离时，老年听者从双耳线索可用性的收益似乎不像年轻听者收益那么多（参见 9.5.1 节第一小节）。双耳线索的收益减少会使老年听者更难以有效地分离和将注意力分配给这三个听觉流。使用双耳线索的能力可能受年龄相关差异的影响得到了一些无年龄相关差异方面研究发现的支持，这些研究实验反复使用优先效应来控制刺激声音的感知位置[114]。此外，无论是纯音阈值还是噪声中的 SRT 的不足，都充分解释了老年人的日常听力问题，这与他们在问卷上的自我报告一致[115]。假定听者必须要在鸡尾酒会中说话人的位置存在真实分离的条件下进行正常倾听，即使降低背景噪音的水平以改善 SNR，在群体情境的交谈中年长聚会者仍然会比年轻聚会者更吃力。

9.5.5 记忆

在大多数情况下，老年人理解语篇的保持能力（参见 9.5.4 节）似乎与那些表明老年人对听到内容的记忆比年轻人差的有关认知老化的研究相矛盾。然而，在大多数记忆实验中，没有对年龄相关的听词能力差异进行校正。此外，通常要回想的单词是随机列表产生的，而不是有意义的句子或语篇。从嘈杂声音中识别和记忆句子中的单词，老年人受益于语境支持要比年轻人的收益多[116]。在理解实验中使用的语篇材料提供了丰富的和社会相关的背景。老年人的语言和文化知识被保存下来，并且往往优于年轻人。老年人可能使用他们的专家知识，并且能够利用语篇中提供的丰富语境支持来补偿较差的基本记忆能力。或者，他们在倾听随机列表中呈现单词的记忆较差可能是因为他们不能像年轻人那样精确地编码这些单词，这要归因于听觉加工过程的年龄相关变化。

为了研究听觉老化对记忆方面年龄相关差异的影响程度，有些工作测量了年轻人和老年人在单词被嘈杂语音掩蔽但是根据个体听者在噪声中的 SRT 进行了 SNR 调整的情况下，进行配对联想记忆任务的单词回忆能力[117-119]。即使在调整 SNR 以使得个体在噪声中具有等同的 SRT 之后，老年人在各种掩蔽条件下都比年轻人更难回忆起单词。有趣的是，当掩蔽声伴随要被记忆的单词被打开和关闭时，年龄相关差异最大。但是当单词是在持续的掩蔽声中被听到的话，年龄相关差异则不太明显。当背景噪声和词汇同时开始时，老年人迟钝的听觉流形成可能会导致他们的记忆问题。总体而言，听觉加工过程中的年龄相关衰退似乎加剧了老年人的记忆问题。然而，在日常语篇中语境支持是丰富的，它可以帮助老年人把单词绑定成更容易记住的有意义序列（更详细的讨论参见文献[120-121]）。

9.6　认知老化与感觉认知之间的相互作用

9.6.1　认知老化

认知的某些方面随着年龄的增长而衰退，但其他方面在继续改善。一般来说，信息的动态或流动的加工有衰退，而静态或固化的语言和世界知识在健康老龄化的过程中会得到很好的保存。重要的是，老年人使用知识和语境支持的能力是一种优势，可以用来弥补在快速信息加工方面的弱点[122]。认知加工过程中可能会影响语言交流的年龄相关衰退包括信息加工速度变慢、工作记忆减少以及在抑制分心过程中难以划分注意力或选择性地关注相关信息[35]。

9.6.2　感觉认知之间的相互作用

1. 认知健康的老年人

越来越多的证据表明听觉和认知之间存在交互，即使是对于那些健康年长的交流者，他们临床表现正常或者有接近正常的听力图，并且没有临床上显著的认知障碍[15,123]。此外，对于临床上听力阈值显著升高的老年人，即使已经通过提升幅值来恢复可听性，在噪声中理解语音的个体差异仍然存在，并且与听觉时间加工和认知加工能力相关[7]。

一方面，听觉加工的衰退可能迫使要施加更多的需求在认知加工能力方面。另一方面，当涉及听觉的任务具有挑战性时，加大认知资源的分配和知识的使用是可以补偿的[124]。此外，脑活动方面的年龄相关变化和如何执行复杂任务所涉及的不仅仅是 ARHL 的影响。对于老年人，多任务的认知需求可能会影响姿势和步态[125]。当多模态的信息一致时，多感觉整合可以减少认知需求；而当多模态的信息不一致时，会增加认知需求[126]，包括在唇读（Speech Reading）时，也会增加认识需求[127]。此外，社会因素（比如自我效能感[128]、耻辱和年龄歧视）可能会与听觉和认知表现方面年龄相关衰退相互影响[139-140]。

听觉和认知老化之间的相互作用体现在听者如何与鸡尾酒会的挑战性听觉条件相抗衡。除了倾听的需求外，当老年人身处于宾客之中时，他们可能难以处理多任务或处理相互冲突的多感觉输入。尽管这些对他们的认知资源有需求，但是他们可能依然积极地进行社交互动。他们甚至可以从似乎是分心的事情中受益，只要信息足够一致以支持注意力的分配[129]。然而，当认知代偿不足并且需求超过社会交往中可能的获益时，老年人可能会从嘈杂的社交场合中退出。

2. 认知损失的老年人

激发性流行病学的调查结果表明，相比于具有良好听力的同龄人，听力损失的人存在更普遍的认知损失并且可能发展得更快，尽管支持这些相关性的机制尚不清楚[130-131]。然而，随着年龄的增长，感觉损失和认知损失越来越普遍地共同出现，表明这些症状的患病率增加不仅仅是随着年龄的增长，而是相互关联的[132]。当感觉输入减少时，对大脑功能可能会产生短期影响。加工过程中的长期损失或变化可能会影响大脑的神经可塑性。一种可能性是，在数十年的 ARHL 进程中，信息退化对记忆的影响可能会永久化[133]。有待确定的是可否通过听觉练习（如播放音乐[134]）减慢或阻止这些认知衰退，或者认知训练能否帮助老年人代偿感觉老化[135]。

9.6.3　脑可塑性与代偿

有不断出现的新证据表明，年轻人和老年人在语音加工时参与工作的神经网络是不同的[136]。也有行为证据表明，年轻人和老年人在倾听语音时参与自上而下过程的程度会根据听觉场景进行调节。随着听觉变得更具挑战性，知识的代偿使用也会增加。这些知识包括词汇级信息、句子级信息、语篇级信息和世界知识。

1. 词汇

在对两项研究结果的分析中[112-113]，听者在安静环境下对讲座的理解程度与听者的词汇量大小之间没有显著相关性[120-121]。然而，当同一批参与者在嘈杂背景下进行测试时，听力理解与词汇量得分之间有很强的相关性。这些结果表明，当听觉输入质量较差时，涉及语言知识使用的自上而下加工过程促进年轻人和老年人的词汇提取。然而，当语境有误读时，老年人比年轻人更易受影响[137]。

2. 句子与语篇

一旦完成了词汇提取，就需要额外加工来将单词整合成有意义的句子，将该信息与存储的知识相匹配，构造推断，并存储信息以供后续的回想。假设包含这些任务的后词汇加工是相似且模态独立（例如，听和读）是合理的。事实上，当聆听比较容易（安静场景）而阅读比较容易（大号字体）时，无论年轻人还是老年人，正确回答故事相关问题的数量在多种模态上是高度相关的。相反，当聆听比较困难（同一位置上存在噪音掩蔽）而阅读比较容易时，尽管年轻人仍然有较高相关性，老年人的听力理解和阅读理解不再具有相关性[138]。重要的是，在这些实验中根据个体参与者在噪声中的 SRT 调整 SNR，可以消除听力理解中的年龄相关差异。因此，即使在理解结果测量中没有年龄相关差异，结果表明年轻人和老年人进行语音理解时参与认知加工的方式仍然存在差异。

9.7　总结

总体而言，在鸡尾酒会场景下老年人的表现往往比年轻人差，但也并不总是如此。一般来说，涉及噪音环境下语音理解的任务，老年人需要高出年轻人 2～4 分贝的 SNR 才能达到一致的表现。根据个体参与者在噪声中的 SRT 调整 SNR，可以消除许多但并非所有的年龄相关差异。当目标声源和信息掩蔽声源之间存在真实空间分离时，年轻人能够更好地利用丰富的耳间线索。然而，当使用优先效应模拟空间分离时，两个年龄组都实现了类似的掩蔽释放。当讲话速度加快时，老年人的表现要比年轻人差一些，并且在更大范围的信息掩蔽条件下表现出迟钝的流分离形成。然而，当听觉目标在预期位置并且语音指令比较简单时，两个年龄组从空间注意分配中获益相近。老年人具有较差的回想能力，尤其是在可获得语境较少时。然而，当语境可获得时，老年人更善于使用它来代偿听力理解和回想任务中的听觉困难。

在过去的三十年里，人们对听觉老化有了很多了解。行为研究表明，语音加工中的年龄相关衰退在各种水平均与听觉时间加工的衰退相关。电生理研究已经深入地了解了年轻人和老年人在大脑加工复杂听觉和语音信息方式的相似性和差异性。未来的研究将进一步探讨听觉老化是如何相互影响认知和跨感觉运动功能的非听觉方面的年龄相关变化。需要研究这些多感觉、运动、认知和社会因素的相互作用以及它们在成年人老龄化过程中发生的变化，以充分了解在鸡尾酒会或日常生活中其他复杂听觉场景中老年人的听觉机理。

参考文献

[1] Borg, E., Bergkvist, C., Olsson, I.-S., Wikström, C., & Borg, B. (2008). Communication as an ecological system. International Journal of Audiology, 47(Suppl. 2), S131–S138.

[2] Pichora-Fuller, M. K., Kramer, S. E., Eckert, M., Edwards, B., et al. (2016). Consensus report on Eriksholm "Hearing Impairment and Cognitive Energy" workshop. Ear and Hearing, 37 (Suppl.), 5S–S27.

[3] Yueh, B., Shapiro, N., MacLean, C. H., & Shekelle, P. G. (2003). Screening and management of adult hearing loss in primary care: Scientific review. JAMA, 289(15), 1976–1985.

[4] Cruikshanks, K. J., Zhan, W., & Zhong, W. (2010). Epidemiology of age-related hearing impairment. In S. Gordon-Salant, R. D. Frisina, A. Popper, & R. R. Fay (Eds.), The aging auditory system: Perceptual characterization and neural bases of presbycusis (pp. 259–274). New York: Springer Science + Business Media.

[5] Kiessling, J., Pichora-Fuller, M. K., Gatehouse, S., Stephens, D., et al. (2003). Candidature for and delivery of audiological services: Special needs of older people. International Journal of Audiology, 42(Supp 2), S92–S101.

[6] Humes, L. E., & Dubno, J. R. (2010). Factors affecting speech understanding in older adults. In S. Gordon-Salant, R. D. Frisina, A. N. Popper, & R. R. Fay (Eds.), The aging auditory system: Perceptual characterization and neural bases of presbycusis (pp. 211–258). New York: Springer Science + Business Media.

[7] Humes, L. E. (2007). The contributions of audibility and cognitive factors to the benefit provided by amplified speech to older adults. Journal of the American Academy of Audiology, 18(7), 590–603.

[8] Schmiedt, R. A. (2010). The physiology of cochlear presbycusis. In S. Gordon-Salant, R. D. Frisina, A. Popper, & R. R. Fay (Eds.), The aging auditory system: Perceptual characterization and neural bases of presbycusis (pp. 9–38). New York: Springer Science + Business Media.

[9]   Mills, J. H., Schmiedt, R. A., Schulte, B. A., & Dubno, J. R. (2006). Age-related hearing loss: A loss of voltage, not hair cells. Seminars in Hearing, 27(4), 228–236.

[10] Saremi, A., & Stenfelt, S. (2013). Effect of metabolic presbyacusis on cochlear responses: A simulation approach using a physiologically-based model. Journal of Acoustical Society of America, 134(4), 2833–2851.

[11] Kujawa, S. G., & Liberman, M. C. (2009). Adding insult to injury: Cochlear nerve degeneration after "temporary" noise-induced hearing loss. The Journal of Neuroscience, 29(45), 14077–14085.

[12] Lopez-Poveda, E. A. (2014). Why do I hear but not understand? stochastic undersampling as a model of degraded neural encoding of speech. Frontiers in Neuroscience, 8, 348.

[13] Füllgrabe, C., Moore, B. C. J., & Stone, M. A. (2014). Age-group differences in speech identification despite matched audiometrically normal hearing: Contributions from auditory temporal processing and cognition. Frontiers in Aging Neuroscience, 6, 347.

[14] Bergman, M. (1980). Aging and the perception of speech. Baltimore: University Park Press.

[15] Schneider, B. A., Pichora-Fuller, M. K., & Daneman, M. (2010). The effects of senescent changes in audition and cognition on spoken language comprehension. In S. Gordon-Salant, R. D. Frisina, A. Popper, & R. R. Fay (Eds.), The aging auditory system: Perceptual characterization and neural bases of presbycusis (pp. 167–210). New York: Springer Science + Business Media.

[16] CHABA. (Committee on Hearing, Bioacoustics and Biomechanics). (1988). Speech understanding and aging. The Journal of the Acoustical Society of America, 83(3), 859–895.

[17] Russo, F. A., Ives, D. T., Goy, H., Pichora-Fuller, M. K., & Patterson, R. D. (2012). Age-related difference in melodic pitch perception is probably mediated by temporal processing: Empirical and computational evidence. Ear and Hearing, 33(2), 177–186.

[18] Dupuis, K., & Pichora-Fuller, M. K. (2015). Aging affects identification of vocal emotions in semantically neutral sentences. Journal of Speech, Language and Hearing Research, 58(3), 1061–1076.

[19] Dupuis, K., & Pichora-Fuller, M. K. (2014). Intelligibility of emotional speech in younger and older adults. Ear and Hearing, 35(6), 695–707.

[20] Gordon-Salant, S., Frisina, R. D., Popper, A. N., & Fay, R. R. (Eds.). (2010). The aging auditory system: Perceptual characterization and neural bases of presbycusis. New York: Springer Science + Business Media.

[21] Fitzgibbons, P. J., & Gordon-Salant, S. (2010). Behavioral studies with aging humans: Hearing sensitivity and psychoacoustics. In S. Gordon-Salant, R. D. Frisina, A. Popper, & R. R. Fay (Eds.), The aging auditory system: Perceptual characterization and neural bases of presbycusis (pp. 111–135). New York: Springer Science + Business Media.

[22] Walton, J. P. (2010). Timing is everything: Temporal processing deficits in the aged auditory brainstem. Hearing Research, 264(1–2), 63–69.

[23] Eddins, D. A., & Hall III, J. W. (2010). Binaural processing and auditory asymmetries In S. Gordon-Salant, R. D. Frisina, A. Popper, & R. R. Fay (Eds.), The aging auditory system: Perceptual characterization and neural bases of presbycusis (pp. 135–166). New York: Springer Science + Business Media.

[24] Phillips, D. P. (1995). Central auditory processing: A view from auditory neuroscience. American Journal of Otology, 16(3), 338–352.

[25] Gordon-Salant, S., Yeni-Komshian, G. H., Fitzgibbons, P. J., & Barrett, J. (2006). Age-related differences in identification and discrimination of temporal cues in speech segments. The Journal of the Acoustical

Society of America, 119(4), 2455–2466.

[26] Pichora-Fuller, M. K., Schneider, B. A., Benson, N. J., Hamstra, S. J., & Storzer, E. (2006). Effect of age on detection of gaps in speech and nonspeech markers varying in duration and spectral symmetry. The Journal of the Acoustical Society of America, 119(2), 1143–1155.

[27] Schneider, B. A., Pichora-Fuller, M. K., Kowalchuk, D., & Lamb, M. (1994). Gap detection and the precedence effect in young and old adults. The Journal of the Acoustical Society of America, 95(2), 980–991.

[28] Snell, K. B., & Frisina, D. R. (2000). Relationships among age-related differences in gap detection and word recognition. The Journal of the Acoustical Society of America, 107(3), 1615–1626.

[29] Schneider, B. A., & Hamstra, S. (1999). Gap detection thresholds as a function of tonal duration for younger and older listeners. The Journal of the Acoustical Society of America, 106(1), 371–380.

[30] He, N., Horwitz, R., Dubno, J. R., & Mills, J. H. (1999). Psychometric functions for gap detection in noise measured from young and aged subjects. The Journal of the Acoustical Society of America, 106(2), 966–978.

[31] Phillips, D. P., Taylor, T. L., Hall, S. E., Carr, M. M., & Mossop, J. E. (1997). Detection of silent intervals between noises activating different perceptual channels: Some properties of 'central'auditory gap detection. The Journal of the Acoustical Society of America, 101(6), 3694–3705.

[32] Lister, J., Besing, J., & Koehnke, J. (2002). Effects of age and frequency disparity on gap discrimination. The Journal of the Acoustical Society of America, 111(6), 2793–2800.

[33] Lister, J., & Tarver, K. (2004). Effect of age on silent gap discrimination in synthetic speech stimuli. Journal of Speech, Language, and Hearing Research, 47(2), 257–268.

[34] Heinrich, A., De la Rosa, S., & Schneider, B. A. (2014). The role of stimulus complexity, spectral overlap, and pitch for gap-detection thresholds in young and old listeners. The Journal of the Acoustical Society of America, 136(4), 1797–1807.

[35] Pichora-Fuller, M. K., & Singh, G. (2006). Effects of age on auditory and cognitive processing: Implications for hearing aid fitting and audiological rehabilitation. Trends in Amplification, 10 (1), 29–59.

[36] Haubert, N., & Pichora-Fuller, M. K. (1999). The perception of spoken language by elderly listeners: Contribution of auditory temporal processes. Canadian Acoustics, 27(3), 96–97.

[37] Ross, B., Snyder, J. S., Aalto, M., McDonald, K. L., et al. (2009). Neural encoding of sound duration persists in older adults. NeuroImage, 47(2), 678–687.

[38] Ross, B., Schneider, B., Snyder, J. S., & Alain, C. (2010). Biological markers of auditory gap detection in young, middle-aged, and older adults. PLoS ONE, 5(4), e10101.

[39] Fitzgibbons, P. J., Gordon-Salant, S., & Barrett, J. (2007). Age-related differences in discrimination of an interval separating onsets of successive tone bursts as a function of interval duration. The Journal of the Acoustical Society of America, 122(1), 458–466.

[40] Abel, S. M., Krever, E. M., & Alberti, P. W. (1990). Auditory detection, discrimination and speech processing in ageing, noise-sensitive and hearing-impaired listeners. Scandinavian Audiology, 19(1), 43–54.

[41] Fitzgibbons, P. J., & Gordon-Salant, S. (2001). Aging and temporal discrimination in auditory sequences. The Journal of the Acoustical Society of America, 109(6), 2955–2963.

[42] Peelle, J. E., & Davis, M. H. (2012). Neural oscillations carry speech rhythm through to comprehension. Frontiers in Psychology, 3, 320.

[43] Purcell, D. W., John, S. M., Schneider, B. A., & Picton, T. W. (2004). Human temporal auditory acuity as assessed by envelope following responses. The Journal of the Acoustical Society of America, 116(6), 3581–3593.

[44] Versfeld, N. J., & Dreschler, W. A. (2002). The relationship between the intelligibility of time-compressed speech and speech in noise in young and elderly listeners. The Journal of the Acoustical Society of America, 111(1I), 401–408.

[45] Wingfield, A., McCoy, S. L., Peelle, J. E., Tun, P. A., & Cox, L. C. (2006). Effects of adult aging and hearing loss on comprehension of rapid speech varying in syntactic complexity. Journal of the American Academy of Audiology, 17(7), 487–497.

[46] Wingfield, A., Tun, P. A., Koh, C. K., & Rosen, M. J. (1999). Regaining lost time: Adult aging and the effect of time restoration on recall of time-compressed speech. Psychology and Aging, 14(3), 380–389.

[47] Vaughan, N., Storzbach, D., & Furukawa, I. (2008). Investigation of potential cognitive tests for use with older adults in audiology clinics. Journal of the American Academy of Audiology, 19(7), 533–541.

[48] Wingfield, A., Wayland, S. C., & Stine, E. A. (1992). Adult age differences in the use of prosody for syntactic parsing and recall of spoken sentences. Journals of Gerontology, 47(5), P350–P356.

[49] Goy, H., Pelletier, M., Coletta, M., & Pichora-Fuller, M. K. (2013). The effects of semantic context and the type and amount of acoustical distortion on lexical decision by younger and older adults. Journal of Speech, Language and Hearing Research, 56(6), 1715–1732.

[50] Wingfield, A., Lindfield, K. C., & Goodglass, H. (2000). Effects of age and hearing sensitivity on the use of prosodic information in spoken word recognition. Journal of Speech, Language, and Hearing Research, 43(4), 915–925.

[51] Souza, P. E., & Boike, K. T. (2006). Combining temporal-envelope cues across channels: Effects of age and hearing loss. Journal of Speech, Language, and Hearing Research, 49(1), 138–149.

[52] Sheldon, S., Pichora-Fuller, M. K., & Schneider, B. A. (2008). Effect of age, presentation method, and learning on identification of noise-vocoded words. The Journal of the Acoustical Society of America, 123(1), 476–488.

[53] He, N., Mills, J. H., & Dubno, J. R. (2007). Frequency modulation detection: Effects of age, psychophysical method, and modulation waveform. The Journal of the Acoustical Society of America, 122(1), 467–477.

[54] MacDonald, E., Pichora-Fuller, M. K., & Schneider, B. A. (2007). Intensity discrimination in noise: Effect of aging. In Proceedings of the 23rd Annual Meeting of the International Society for Psychophysicists (pp. 135–140), Tokyo.

[55] Alain, C., McDonald, K. L., Ostroff, J. M., & Schneider, B. A. (2001). Age-related changes in detecting a mistuned harmonic. The Journal of the Acoustical Society of America, 109(5), 2211–2216.

[56] Snyder, J. S., & Alain, C. (2005). Age-related changes in neural activity associated with concurrent vowel segregation. Cognitive Brain Research, 24(3), 492–499.

[57] Vongpaisal, T., & Pichora-Fuller, M. K. (2007). Effect of age on F0 difference limen and concurrent vowel identification. Journal of Speech, Language, and Hearing Research, 50(5), 1139–1156.

[58] Pichora-Fuller, M. K., Schneider, B. A., MacDonald, E., Brown, S., & Pass, H. (2007). Temporal jitter disrupts speech intelligibility: A simulation of auditory aging. Hearing Research, 223(1–2), 114–121.

[59] Smith, S. L., Pichora-Fuller, M. K., Wilson, R. H., & MacDonald, E. N. (2012). Word recognition for temporally and spectrally distorted materials: The effects of age and hearing loss. Ear and Hearing, 33(3),

349–366.

[60] Wang, M., Wu, X., Li, L., & Schneider, B. A. (2011). The effects of age and interaural delay on detecting a change in interaural correlation: The role of temporal jitter. Hearing Research, 275 (1–2), 139–149.

[61] Pichora-Fuller, M. K., & Schneider, B. A. (1992). The effect of interaural delay of the masker on masking-level differences in young and elderly listeners. The Journal of the Acoustical Society of America, 91(4), 2129–2135.

[62] Alain, C., Roye, A., & Arnott, S. A. (2013). Middle and late auditory evoked responses: What are they telling us on central auditory disorders? In G. G. Celesia (Ed.), Disorders of peripheral and central auditory processing (pp. 177–199, Vol. 10: Handbook of clinical neurophysiology). Amsterdam, The Netherlands: Elsevier.

[63] Bidelman, G. M., & Krishnan, A. (2009). Neural correlates of consonance, dissonance, and the hierarchy of musical pitch in the human brainstem. The Journal of Neuroscience, 29(42), 13165–13171.

[64] Krishnan, A., Bidelman, G. M., & Gandour, J. T. (2010). Neural representation of pitch salience in the human brainstem revealed by psychophysical and electrophysiological indices. Hearing Research, 268(1–2), 60–66.

[65] Bidelman, G. M., & Krishnan, A. (2010). Effects of reverberation on brainstem representation of speech in musicians and non-musicians. Brain Research, 1355, 112–125.

[66] Bidelman, G. M., Gandour, J. T., & Krishnan, A. (2011). Musicians demonstrate experience-dependent brainstem enhancement of musical scale features within continuously gliding pitch. Neuroscience Letters, 503(3), 203–207.

[67] Anderson, S., Parbery-Clark, A., White-Schwoch, T., & Kraus, N. (2012). Aging affects neural precision of speech encoding. The Journal of Neuroscience, 32(41), 14156–14164.

[68] Bidelman, G. M., Villafuerte, J. W., Moreno, S., & Alain, C. (2014). Age-related changes in the subcortical-cortical encoding and categorical perception of speech. Neurobiology of Aging, 35 (11), 2526–2540.

[69] Picton, T., Alain, C., Woods, D. L., John, M. S., et al. (1999). Intracerebral sources of human auditory-evoked potentials. Audiology and Neuro-Otology, 4(2), 64–79.

[70] Alain, C. (2007). Breaking the wave: Effects of attention and learning on concurrent sound perception. Hearing Research, 229(1–2), 225–236.

[71] Chang, E. F., Rieger, J. W., Johnson, K., Berger, M. S., et al. (2010). Categorical speech representation in human superior temporal gyrus. Nature Neuroscience, 13(11), 1428–1432.

[72] Bidelman, G. M., Moreno, S., & Alain, C. (2013). Tracing the emergence of categorical speech perception in the human auditory system. NeuroImage, 79, 201–212.

[73] Woods, D. L., & Clayworth, C. C. (1986). Age-related changes in human middle latency auditory evoked potentials. Electroencephalography and Clinical Neurophysiology, 65(4), 297–303.

[74] Lister, J. J., Maxfield, N. D., Pitt, G. J., & Gonzalez, V. B. (2011). Auditory evoked response to gaps in noise: Older adults. International Journal of Audiology, 50(4), 211–225.

[75] Anderer, P., Semlitsch, H. V., & Saletu, B. (1996). Multichannel auditory event-related brain potentials: Effects of normal aging on the scalp distribution of N1, P2, N2 and P300 latencies and amplitudes. Electroencephalography and Clinical Neurophysiology, 99(5), 458–472.

[76] Chao, L. L., & Knight, R. T. (1997). Prefrontal deficits in attention and inhibitory control with aging. Cerebral Cortex, 7(1), 63–69.

[77]   Iragui, V. J., Kutas, M., Mitchiner, M. R., & Hillyard, S. A. (1993). Effects of aging on event-related brain potentials and reaction times in an auditory oddball task. Psychophysiology, 30(1), 10–22.

[78]   Tremblay, K. L., Piskosz, M., & Souza, P. (2003). Effects of age and age-related hearing loss on the neural representation of speech cues. Clinical Neurophysiology, 114(7), 1332–1343.

[79]   Alain, C., & Snyder, J. S. (2008). Age-related differences in auditory evoked responses during rapid perceptual learning. Clinical Neurophysiology, 119(2), 356–366.

[80]   Salthouse, T. A. (1996). The processing-speed theory of adult age differences in cognition. Psychological Review, 103(3), 403–428.

[81]   Alain, C., & Woods, D. L. (1999). Age-related changes in processing auditory stimuli during visual attention: Evidence for deficits in inhibitory control and sensory memory. Psychology and Aging, 14(3), 507–519.

[82]   Alain, C., McDonald, K. L., Ostroff, J. M., & Schneider, B. A. (2004). Aging: A switch from automatic to controlled processing of sounds? Psychology and Aging, 19(1), 125–133.

[83]   Leung, A. W. S., He, Y., Grady, C. L., & Alain, C. (2013). Age differences in the neuroelectric adaptation to meaningful sounds. PLoS ONE, 8(7), e68892.

[84]   Greenhut-Wertz, J., & Manning, S. K. (1995). Suffix effects and intrusion errors in young and elderly subjects. Experimental Aging Research, 21(2), 173–190.

[85]   Ostroff, J. M., McDonald, K. L., Schneider, B. A., & Alain, C. (2003). Aging and the processing of sound duration in human auditory cortex. Hearing Research, 181(1–2), 1–7.

[86]   Alain, C., McDonald, K., & Van Roon, P. (2012). Effects of age and background noise on processing a mistuned harmonic in an otherwise periodic complex sound. Hearing Research, 283(1–2), 126–135.

[87]   Ross, B., Fujioka, T., Tremblay, K. L., & Picton, T. W. (2007). Aging in binaural hearing begins in mid-life: Evidence from cortical auditory-evoked responses to changes in interaural phase. The Journal of Neuroscience, 27(42), 11172–11178.

[88]   Hutka, S. A., Alain, C., Binns, M. A., & Bidelman, G. M. (2013). Age-related differences in the sequential organization of speech sounds. The Journal of the Acoustical Society of America, 133(6), 4177–4187.

[89]   Alain, C., Dyson, B. J., & Snyder, J. S. (2006). Aging and the perceptual organization of sounds: A change of scene? In M. Conn (Ed.), Handbook of models for the study of human aging (pp. 759–769). Amsterdam: Elsevier Academic Press.

[90]   Russo, F., & Pichora-Fuller, M. K. (2008). Tune in or tune out: Age-related differences in listening when speech is in the foreground and music is in the background. Ear and Hearing, 29, 746–760.

[91]   Van Engen, K. J., & Peelle, J. E. (2014). Listening effort and accented speech. Frontiers in Human Neuroscience, 8, 577.

[92]   Gordon-Salant, S., Yeni-Komshian, G. H., Fitzgibbons, P. J., & Cohen, J. (2015). Effects of age and hearing loss on recognition of unaccented and accented multisyllabic words. The Journal of the Acoustical Society of America, 137(2), 884–897.

[93]   Freyman, R. L., Helfer, K. S., McCall, D. D., & Clifton, R. K. (1999). The role of perceived spatial separation in the unmasking of speech. The Journal of the Acoustical Society of America, 106 (6), 3578–3588.

[94]   Freyman, R. L., Balakrishnan, U., & Helfer, K. S. (2004). Effect of number of masking talkers and auditory priming on informational masking in speech recognition. The Journal of the Acoustical Society of America, 115(5I), 2246–2256.

[95] Bronkhurst, A. W., & Plomp, R. (1988). The effect of head-induced interaural time and level differences on speech intelligibility in noise. The Journal of the Acoustical Society of America, 83, 1508–1516.

[96] Dubno, J. R., Ahlstrom, J. B., & Horwitz, A. R. (2002). Spectral contributions to the benefit from spatial separation of speech and noise. Journal of Speech, Language, and Hearing Research, 45(12), 1297–1310.

[97] Besser, J., Festen, J. M., Goverts, S. T., Kramer, S. E., & Pichora-Fuller, M. K. (2015). Speech-in-speech listening on the LiSN-S test by older adults with good audiograms depends on cognition and hearing acuity at high frequencies. Ear and Hearing, 36(1), 24–41.

[98] Cameron, S., & Dillon, H. (2007). Development of the listening in spatialized noise—sentences test. Ear and Hearing, 28(2), 196–211.

[99] Cameron, S., & Dillon, H. (2009). Listening in spatialized noise—sentences test (LiSN-S). Murten, Switzerland: Phonak Communications AG.

[100] Helfer, K. S., & Wilber, L. A. (1990). Hearing loss, aging, and speech perception in reverberation and noise. Journal of Speech and Hearing Research, 33(1), 149–155.

[101] Gordon-Salant, S., & Fitzgibbons, P. J. (1995). Recognition of multiply degraded speech by young and elderly listeners. Journal of Speech and Hearing Research, 38(5), 1150–1156.

[102] Zurek, P. M. (1987). The precedence effect. In W. A. Yost & G. Gourevitch (Eds.), Directional hearing (pp. 85–105). New York: Springer-Verlag.

[103] Li, L., Daneman, M., Qi, J., & Schneider, B. A. (2004). Does the information content of an irrelevant source differentially affect spoken word recognition in younger and older adults? Journal of Experimental Psychology: Human Perception and Performance, 30(6), 1077–1091.

[104] Bregman, A. S. (1978). Auditory streaming is cumulative. Journal of Experimental Psychology: Human Perception and Performance, 4, 380–387.

[105] Ben-David, B. M., Tse, V. Y. Y., & Schneider, B. A. (2012). Does it take older adults longer than younger adults to perceptually segregate a speech target from a background masker? Hearing Research, 290(1–2), 55–63.

[106] Ezzatian, P., Li, L., Pichora-Fuller, M. K., & Schneider, B. A. (2012). The effect of energetic and informational masking on the time-course of stream segregation: Evidence that streaming depends on vocal fine structure cues. Language and Cognitive Processes, 27(7–8), 1056–1088.

[107] Ezzatian, P., Li, L., Pichora-Fuller, M. K., & Schneider, B. A. (2015). Delayed stream segregation in older adults: More than just informational masking. Ear and Hearing, 36(4), 482–484.

[108] Humes, L. E., Lee, J. H., & Coughlin, M. P. (2006). Auditory measures of selective and divided attention in young and older adults using single-talker competition. The Journal of the Acoustical Society of America, 120(5), 2926–2937.

[109] Bolia, R. S., Nelson, W. T., Ericson, M. A., & Simpson, B. D. (2000). A speech corpus for multitalker communications research. The Journal of the Acoustical Society of America, 107 (2), 1065–1066.

[110] Singh, G., Pichora-Fuller, M. K., & Schneider, B. A. (2008). The effect of age on auditory spatial attention in conditions of real and simulated spatial separation. The Journal of the Acoustical Society of America, 124(2), 1294–1305.

[111] Singh, G., Pichora-Fuller, M. K., & Schneider, B. A. (2013). Time course and cost of misdirecting auditory spatial attention in younger and older adults. Ear and Hearing, 34(6), 711–721.

[112] Schneider, B. A., Daneman, M., Murphy, D. R., & Kwong See, S. (2000). Listening to discourse in distracting settings: The effects of aging. Psychology and Aging, 15(1), 110–125.

[113] Murphy, D. R., Daneman, M., & Schneider, B. A. (2006). Why do older adults have difficulty following conversations? Psychology and Aging, 21(1), 49–61.

[114] Avivi-Reich, M., Daneman, M., & Schneider, B. A. (2014). How age and linguistic competence alter the interplay of perceptual and cognitive factors when listening to conversations in a noisy environment. Frontiers in Systems Neuroscience, 8. doi:10.3389/fnsys.2014.00021

[115] Banh, J., Singh, G., & Pichora-Fuller, M. K. (2012). Age affects responses on the speech, spatial, and qualities of hearing scale (SSQ) for adults with minimal audiometric loss. Journal of the American Academy of Audiology, 23(2), 81–91.

[116] Pichora-Fuller, M. K., Schneider, B. A., & Daneman, M. (1995). How young and old adults listen to and remember speech in noise. The Journal of the Acoustical Society of America, 97(1), 593–608.

[117] Murphy, D. R., Craik, F. I. M., Li, K., & Schneider, B. A. (2000). Comparing the effects of aging and background noise on short-term memory performance. Psychology and Aging, 15(2), 323–334.

[118] Heinrich, A., & Schneider, B. A. (2011a). The effect of presentation level on memory performance. Ear and Hearing, 32(4), 524–532.

[119] Heinrich, A., & Schneider, B. A. (2011b). Elucidating the effects of aging on remembering perceptually distorted word-pairs. Quarterly Journal of Experimental Psychology, 64(1), 186–205.

[120] Schneider, B. A., Avivi-Reich, M., & Daneman, M. (2016a). How spoken language comprehension is achieved by older listeners in difficult listening situations. Experimental Aging Research, 42(1), 40–63.

[121] Schneider, B. A., Avivi-Reich, M., Leung, C., & Heinrich, A. (2016b). How age and linguistic competence affect memory for heard information. Frontiers in Psychology, 7, 618.

[122] Craik, F. I. M., & Bialystok, E. (2006). Lifespan cognitive development: The roles of representation and control. In F. I. M. Craik & Salthouse, T. A. (Eds.), The handbook of aging and cognition (3rd ed., pp. 557–602). New York: Psychology Press.

[123] Humes, L. E., Busey, T. A., Craig, J., & Kewley-Port, D. (2013). Are age-related changes in cognitive function driven by age-related changes in sensory processing? Attention, Perception, & Psychophysics, 75(3), 508–524.

[124] Grady, C. L. (2012). The cognitive neuroscience of ageing. Nature Reviews Neuroscience, 13(7), 491–505.

[125] Woollacott, M., & Shumway-Cook, A. (2002). Attention and the control of posture and gait: A review of an emerging area of research. Gait Posture, 16(1), 1–14.

[126] Mozolic, J. L., Hugenschmidt, C. E., Peiffer, A. M., & Laurienti, P. J. (2012). Multisensory integration and aging. In M. M. Murray & M. T. Wallace (Eds.), The neural bases of multisensory processes. Boca Raton, FL: CRC Press.

[127] Tye-Murray, N., Sommers, M., Spehar, B., Myerson, J., & Hale, S. (2010). Aging, audiovisual integration, and the principle of inverse effectiveness. Ear and Hearing, 31(5), 636–644.

[128] Wingfield, A., & Tun, P. A. (2007). Cognitive supports and cognitive constraints on comprehension of spoken language. Journal of the American Academy of Audiology, 18(7), 548–559.

[129] Weeks, J. C., & Hasher, L. (2014). The disruptive—and beneficial—effects of distraction on older adults' cognitive performance. Frontiers in Psychology, 5, 133.

[130] Gates, G. A., Anderson, M. L., McCurry, S. M., Feeney, M. P., & Larson, E. B. (2011). Central auditory dysfunction as a harbinger of Alzheimer's dementia. Archives of Otolaryngology-Head and Neck Surgery, 137(4), 390–395.

[131] Lin, F. R., Yaffe, K., Xia, J., Xue, Q. L., et al. (2013). Hearing loss and cognitive decline in older adults. JAMA Internal Medicine, 173(4), 293–299.

[132] Albers, M. W., Gilmore, G. C., Kaye, J., Murphy, C., et al. (2015). At the interface of sensory and motor dysfunctions and Alzheimer's disease. Alzheimer's and Dementia, 11(1), 70–98.

[133] Dupuis, K., Pichora-Fuller, M. K., Marchuk, V., Chasteen, A., et al. (2015). Effects of hearing and vision impairments on the montreal cognitive assessment. Aging, Neuropsychology, and Cognition, 22(4), 413–427.

[134] Parbery-Clark, A., Strait, D. L., Anderson, S., Hittner, E., & Kraus, N. (2011). Musical experience and the aging auditory system: Implications for cognitive abilities and hearing speech in noise. PLoS ONE, 6(5), e18082.

[135] Reuter-Lorenz, P. A., & Park, D. C. (2014). How does it STAC up? Revisiting the scaffolding theory of aging and cognition. Neuropsychology Review, 24(3), 355–370.

[136] Harris, K. C., Dubno, J. R., Keren, N. I., Ahlstrom, J. B., & Eckert, M. A. (2009). Speech recognition in younger and older adults: A dependency on low-level auditory cortex. The Journal of Neuroscience, 29(19), 6078–6087.

[137] Rogers, C. S., Jacoby, L. L., & Sommers, M. S. (2012). Frequent false hearing by older adults: The role of age differences in metacognition. Psychology and Aging, 27(1), 33–45.

[138] Avivi-Reich, M., Jakubczyk, A., Daneman, M., & Schneider, B. A. (2015). How age, linguistic status, and the nature of the auditory scene alter the manner in which listening comprehension is achieved in multitalker conversations. Journal of Speech Language and Hearing Research, 58(5), 1570–1591.

[139] Chasteen, A., Pichora-Fuller, M. K., Dupuis, K., Smith, S., & Singh, G. (2015). Do negative views of aging influence memory and auditory performance through self-perceived abilities? Psychology and Aging, 30(4), 881–893.

[140] Pichora-Fuller, M. K. (2016). How social factors may modulate auditory and cognitive functioning during listening. Ear and Hearing, 37(Suppl.), 92S–100S.

[141] Greenberg, S. (1996). Auditory processing of speech. In N. J. Lass (Ed.), Principles of experimental phonetics (pp. 362– 407). St. Louis, MO: Mosby.

[142] ISO. (International Organization for Standardization). (2000). Acoustics: Statistical distribution of hearing thresholds as a function of age, ISO 7029. Geneva: International Organization of Standards.

第 **10** 章

复杂听觉场景下植入人工耳蜗
和助听器的听觉感知

鲁思·Y. 利托夫斯基（Ruth Y. Litovsky）

马修·J. 古佩尔（Matthew J. Goupell）

萨拉·M. 米苏雷利（Sara M. Misurelli）

艾伦·甘（Alan Kan）

摘要： 在复杂、吵闹的声学环境中交流是人类面临的最重要的任务之一。本章聚焦于听力损失并装配了人工耳蜗（Cochlear Implant，CI）和/或助听器（Hearing Aid，HA）来恢复听觉的儿童与成人。同时刺激患者双耳听觉是当今临床治疗听力损失的趋势，这种趋势起源自对听觉正常人群数十年的研究，这些研究证明双耳和空间线索对于分离多个声源十分重要。使用的刺激类型、测试参数和采用的听觉任务也会产生重要的影响。有关听力损失群体的研究综述记录了人工耳蜗和助听器使用者可能获得的听觉线索。此外，本章还讨论了听觉辅助设备处理听觉线索、听觉剥夺（Auditory Deprivation）和病人自身其他因素时方法不当所导致的局限性。

关键词： 人工耳蜗（Cochlear Implant），鸡尾酒会（Cocktail Party），听力损失（Hearing Loss），噪音（Noise），语音理解（Speech Understanding）

10.1 引言

在复杂、吵闹的声学环境中交流是人类面临的最重要的任务之一。本书中的很多章节关注听觉正常人是如何处理"鸡尾酒会问题"的，而本章则聚焦于听力损失并装配人工耳蜗和/或助听器来恢复听觉的特殊人群。同时刺激患者双耳听觉是当今临床治疗听力损失的趋势，这种趋势起源自对听觉正常人群数十年的研究，这些研究证明双耳和空间线索对于分离多个声源十分重要。使用的刺激类型、测试参数和采用的听觉任务也会产生重要的影响。最初大多数的研究是针对成人进行的，最近另一些研究者提出了适合儿童的测试方法。因此这些研究能够估计听力损失对区分噪音和语音能力的影响以及早期介入治疗对这一能力发展的潜在益处。有关听力损失群体的研究综述记录了人工耳蜗和助听器使用者可能获得的听觉线索。此外，本章还会讨论听觉辅助设备处理听觉线索、听觉剥夺和病人自身其他因素时方法不当所导致的局限性。

临床的双耳刺激疗法的总体目标是提供给患者实现声音定位和处理鸡尾酒会或其他复杂的声学环境所必需的信息。对听力损失的成人来说，重要的是最小化他们的社交孤立感和在环境中定位的难度。对听力损失的儿童来说，除了上述目标，研究人员还关注在极为嘈杂的学习环境下听觉恢复是否成功。是否需要保留双耳听觉是重要的讨论点，因为未来升级的刺激方法在那些听觉系统成功被双耳刺激激发的人群中能够被最理想地实现。

在接下来的几节，我们将针对展示成人和儿童的研究结果，关注他们在"其他"声音出现时接收目标语音的能力。在不同文献中那些"其他"声音被称作掩蔽声、干扰声或是竞争声。本章使用干扰声这一术语，因为实验内容是在评估背景噪声对听力损失个体交流能力的干扰。长久以来人们认为目标语音和干扰声之间空间分离有助于对语音的理解。这里引入一个常用于文献中的度量标准——"掩蔽的空间释放"（Spatial Release from Masking，SRM），它测量目标语音和干扰声的空间分离所带来的好处；它被量化为空间重合和空间分离条件下语音理解正确率的差值，或是在这些条件下语音接受阈值（Speech Reception Threshold，SRT）的变化。当目标语音和干扰声已经通过其他线索分离开时（例如音高不同），SRM 会相对较小。然而，当干扰声和目标语音很像且几乎没有其他分离线索时（例如两位音高相似的同性说话人），SRM 会特别大。在这种条件下，听者必须依赖空间线索从干扰声中分离出目标语音。对于听觉正常的人来说，当干扰声如实际复杂听觉环境那样包含多个说话人时，SRM 也是特别大的[8,37,44]。例如，在双耳条件下，以语音接受阈值为标准的 SRM 会有最大 12 分贝的差异，尤其是当多条干扰声同时出现，并且干扰声和目标语音是由易混淆的多个说话人组成时。在双耳听觉不可用条件下，以语音接受阈值为标准的 SRM 会低至 1~2 分贝。关于SRM 和真实听觉条件的一个重要区别是在存在混响的条件下空间分离的优势会减少，导致双耳线索被混淆，目标语音和干扰声的位置不易分辨[54-55]。

在本章中，首先回顾对使用人工耳蜗和助听器的成人的研究结果，然后是对使用人工耳蜗和助听器的儿童的结果。

10.2 鸡尾酒会中的成人

10.2.1 制约表现的因素

相较于听觉正常的人，在鸡尾酒会上倾听别人对听力损失的人来说是一个更具挑战性的任务。听力损失的人受到的制约大体可分为两个主要类别。一类因素来自病人听觉系统的生物学性质，病人患有感觉神经性听觉损伤，受到听觉剥夺，并且已经接受声音和/或电听觉的不同组合的刺激。另一类因素来自恢复患者听觉设备的性质，无论设备利用的是电听觉还是声音。尽管人工耳蜗和助听器旨在以尽可能模拟自然听觉的方式提供声音，但事实上这些设备仍然有局限性，这些局限性很可能影响患者处理复杂听觉场景。

10.2.2　限制听力损失个体表现的生理因素

听觉损失可能由多种不同的因素引起，其中有些是遗传性的，有些是后天获得的（比如耳毒性（Ototoxicity），暴露于噪声等等），还有一些原因不明。在某些患者身上，这些因素造成单耳或者双耳不对称的听觉损失。在其他患者身上，听觉损失可能更加对称。考虑听觉损失的程度和随时间的变化很重要，因为很多患者遭受着持续几个月甚至几年逐渐恶化的听觉损失。对于每个患者来说，获取有用的听觉信息会受到发育过程中对声音的获取和听觉系统健康的影响。最终，患者能够利用双耳线索的程度是一个重要的因素，它可能会决定患者能否成功执行空间听觉任务。目前的研究尝试精确定位听觉系统利用双耳听觉线索的部位，但解决这个重要的问题还需要进一步的工作。

对于那些使用人工耳蜗的患者，我们还需要考虑其他因素。由于他们多样且复杂的听觉历史，人工耳蜗使用者通常是比听觉正常听者更加多变的群体。耳聋发作到植入手术之间长时间的听觉剥夺会导致神经萎缩，还可能会导致听觉神经元处理听觉输入信息的功能减弱。听觉神经通路的状态也会被其他若干因素影响，包括年龄、耳聋病因和使用助听器或其他放大设备的经历。另一个影响人工耳蜗使用者和其他听力损失人群的因素是神经支配不良会导致听觉和频率选择能力的下降，并表现为频谱死区（Spectral Dead Region）或者"听觉漏洞"（Holes in Hearing）（例如文献[75]）。这些漏洞会阻碍对某些语音的理解，增加对提升刺激水平和双耳间频率信息的差异的需求[85]。人工耳蜗使用者保留下的神经既难以鉴定更难以控制。

人工耳蜗手术的精密性为双耳信息处理增添了变数和复杂性。电极插入耳蜗的深度被认为是可变[36]且难以判明的。因为频率是沿着耳蜗的长度映射的，其中低频声音编码在靠近蜗顶的位置上；插入深度较浅会截断中频或低频的信息。实验证明这会减弱语音识别能力[2]。在双侧植入耳蜗（BIlateral Cochlear Implant，BICI）情形中，双耳插入深度的差异会导致双耳频率感知的不匹配。实验证明使用人工耳蜗刺激会对语音识别的双耳效益产生负面影响[86]，并降低双耳线索的可靠性，比如双耳时间差（Interaural Time Difference，ITD）和双耳电平差（Interaural Level Difference，ILD）等[46-47]。此外，沿着耳蜗方向电极阵列和蜗轴（Modiolus，耳蜗中央支柱）之间的距离是不一致的，两耳之间也不相等。对于远离蜗轴的电极，需要高水平的刺激来引起听觉。这些高刺激水平使神经元更大范围兴奋，导致神经兴奋沿耳蜗长度方向更广泛传播；还有实验证明使用人工耳蜗刺激能减少频率选择能力和单词识别能力[7]，减弱双耳处理能力。

10.2.3　设备

1. 人工耳蜗

对于听觉严重受损的患者，多通道人工耳蜗逐渐成为恢复听觉的标准疗法。对于儿童，人工耳蜗可以很成功地帮助他们习得口语和进行口头听觉的交流。人工耳蜗的设计原理是绕过受损的耳蜗毛细胞机制来刺激听觉神经。人工耳蜗语音处理器和手术植入患者体内的内部构件的完整综述不在本章讨论范围内[62,99]。然而，我们总结了如下关键点。在人工耳蜗声音处理器中，一组带通滤波器把输入信号分离成少量的频段（范围为 12～22），并从频段中抽取出每个频段的包络。这些包络被用来调制呈现给特定频率耳蜗位点（Cochlear Loci）上电极的电脉冲序列的幅值。在语音处理策略中通常使用的是通道间一致的脉冲频率，近期一些更进一步的研究提出了混合频率方法[39,15]，这种方法是否成功尚未有定论。通过基本设计，临床人工耳蜗处理器目前的语音编码策略消除了信号中精细的时序结构，关注于传递每个带通通道上随时间变化的包络信息。这种策略会导致频谱分辨率和时序精确结构线索的丢失，而两者对于双耳听觉都很重要。此外，人工耳蜗通常彼此独立工作，充当不同步的单声道信号处理器。这种独立的处理会扭曲对听觉定位和噪音中语音理解有益的双耳线索的传递。

有些因素可能限制双侧植入耳蜗者的 SRM 值。首先，大多数人工耳蜗语音编码策略使用的包络编码去除了有用的精细结构信息[63]，这样做会限制人工耳蜗传递可能对 SRM 非常重要的[98,68]有效的低频双耳时间差信息[41]。其次，即使精细结构线索是可用的，人工耳蜗不具备双耳刺激的强制同步的事实也会导致双耳时间差线索编码不充分或不正确。第三，用复杂刺激（例如自然场景中每天发生的情况）的逼真度来表征双耳线索也是很困难的。语音刺激是动态的，其在频谱和时序信息上是持续动态变化的，致使对语音声音的双耳线索的编码极其困难。另外一个问题是单极刺激会在耳蜗中扩散接近 5 毫米[76]，这可能对复杂刺激的双耳编码产生进一步的有害影响。近期工作显示当多个双耳通道接收到精心控制的双耳时间差时，人工耳蜗使用者能够在电极间干扰较小的情况下提取此信息。这种提高 SRM 方法的影响仍需更好的解释。语音包络的调制也可能扭曲双耳线索[32-34]；幅值调制会影响刺激的响度，单耳内和双耳间电极阵列的所有电极的精确响度范围不必相似。现在的人工耳蜗处理器和映射仅仅考虑了阈值和舒适程度，并在所有电极上应用通用压缩方法。随着诸如语音的调制刺激在瞬时幅度上的变化会产生双耳电平差失真。总之，临床处理器呈现的双耳线索可能会被多种机制扭曲，这可能反过来会减弱双侧植入耳蜗者在本应从 SRM 获益的情景下的目标语音和干扰声之间的感知分离。

2. 助听器

对于具有一定残存听觉的患者，使用助听器是标准疗法。助听器的目的是通过放大选定频率在一定程度上补偿耳蜗受损导致的灵敏度降低。为了应对嘈杂情景，由助听器提供的放大程度一般会受到反馈问题、患者舒适度和听觉动态范围的限制。大部分现代助听器是数字的，这意味着放大阶段是由数字信号处理而不是由模拟电路完成的。

直到 1990 年，大部分助听器属于线性放大器。然而，响度重振（Loudness Recruitment）和听力损失患者缩小的动态范围限制了助听器的实用性。现在自动增益控制（Automatic Gain Control，AGC）系统，或自动压缩控制系统，被用在助听器中来减小输入声音放大之前级别的范围，进而更好地匹配患者的动态范围。输入级别比较低时，应用到输入信号上的增益（输出和输入级别的比例）与输入级别是独立的。输入级别比较高时，增益随着输入级别的增加而降低；也就是说，输入信号被压缩了。关于压缩系统更容易理解的综述，请见[49]。助听器中使用自动压缩控制系统通常会提供相比线性放大器更加好的结果。然而，压缩的不同实现方式会产生不同的性能结果，对于最好的压缩方式目前还没有一个共识[87]。

10.3　成人耳蜗植入

10.3.1　空间线索可用性

当在安静环境中收听语音时，使用人工耳蜗的成人表现较好。然而，在安静环境下收听语音是非常不现实的，尤其是对于一天中大量时间处在多声源环境中的人来说。轶事报告和研究发现都清楚地表明，在嘈杂环境中收听语音对人工耳蜗使用者仍然是具有挑战性的，即使他们感觉自己在设备帮助下表现良好。

在受控研究环境背景中，研究目标是模拟现实听觉环境的方方面面。从感兴趣的声源中抽取有意义信息遭遇的困难导致对目标语音源信息获取的减少。听觉干扰常常被认为是干扰声的能量或信息产生的影响（参见第 3 章和第 4 章）。前者被认为发生在目标刺激和干扰刺激在频域和时域重叠时的外周听觉系统水平上。后者被认为更集中地发生在听觉系统中枢，并且是由听觉机制和非听觉机制导致的。这些现象涉及的定义和听觉机制在心理声学领域争议比较大，但是信息效应常常归因于对要注意刺激的不确定性和/或目标刺激和干扰刺激之间的相似性上[21,96]。

提升目标信号感知清晰度并使被试能更充分获取语音内容的一种方法是在空间上将目标语音与干扰声分离。图 10-1 展示了三种设置，其中目标语音始终设置在正前方 0 度位置，干扰声要不一起放在正前方，要不放在两侧。这幅图总结了通常情况下在这些听觉情景中声源分离可以利用的听觉线索。为定量测定 SRM，我们测量了目标语音和干扰声在空间上分开或位置相同的条件下的表现（例如语音理解正确率）。例如，分离条件下比相同位置条件下正确率更高表示为正的 SRM。SRM 也可以通过相同位置条件下和分离条件下语音接受阈值的比较来测量，这种情况下，分离条件下语音接受阈值更低表示为正的 SRM。

条件	可用线索	扬声器位置
同一位置	• 目标–干扰声学差异 • 信噪比	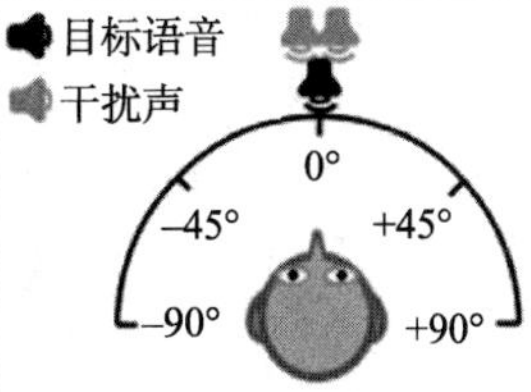
分离位置： 对称	• 目标–干扰声学差异 • 信噪比 • 耳间时间差 • 耳间强度差	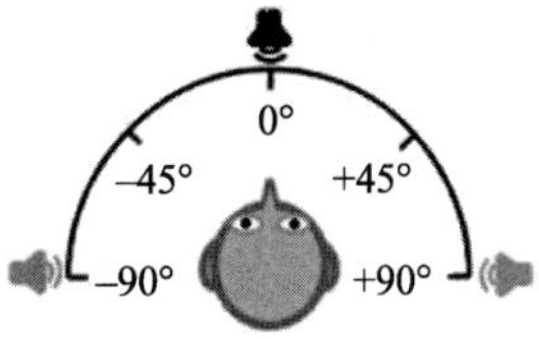
分离位置： 不对称	• 目标–干扰声学差异 • 信噪比 • 头影效应（优势耳） • 耳间时间差 • 耳间强度差	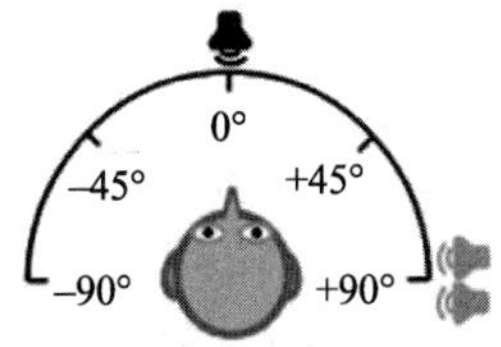

图 10-1 测量 SRM 的常用刺激设置。目标语音总是设置在正前方 0°，干扰声设置在前方或侧面

　　SRM 依赖于保持单侧或双侧听觉条件不变时干扰声相对于目标语音位置的差异产生的影响。相比之下，其他被研究的相关效应则需要比较不同的单侧和双侧听觉条件。图 10-2 显示了三个效应，即众所周知的头影效应、双耳静噪（Binaural Squelch）效应和双耳叠加（Binaural Summation）效应。头影效应来自目标语音的单声道信噪比（Signal-to-Noise Ratio，SNR）改善。头部在离干扰声源更远的耳朵一侧（在头部对侧）投影出干扰声的声学阴影，从而可以带来一个可观测的语音理解能力的提升。在图 10-2 中（上），左耳被遮蔽了，这意味着在到达左耳之前干扰声的强度就被头部减弱了。在这个条件下，目标语音在左耳处的信噪比比右耳更好。第二个效应被称为静噪效应（图 10-2，中），指的是和仅使用具有高信噪比一侧的耳朵的情况相比，同时也使用具有低信噪比一侧的耳朵的情况更占优势。尽管只额外使用了低信噪比一侧的耳朵，但如果双耳条件下的性能比单耳条件下更好，那么双耳静噪效应就被认为是积极的。第三个效应，双耳叠加效应（图 10-2，下），是听觉系统接收双耳冗余信息的结果，双耳激活时的语音接受阈值比单耳激活时更低的事实有效地证明了双耳叠加效应。在本章接下来研究听力损失个体时这些效应会被纳入考量。

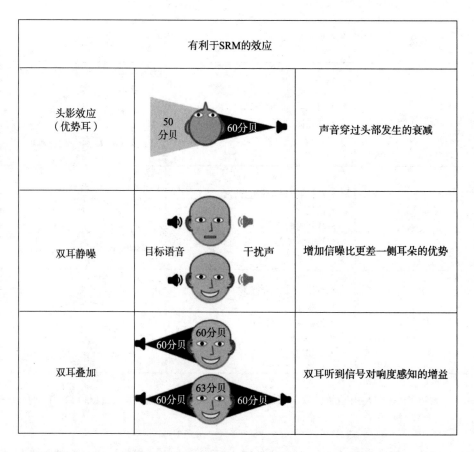

图 10-2　双侧听觉带来的三种最常见的效应：（上）头影效应、（中）双耳静噪效应、（下）双耳叠加效应

10.3.2　双侧植入耳蜗后成人的双耳能力

双侧植入耳蜗的主要目标是使人工耳蜗使用者能利用空间线索。评估双侧植入耳蜗是否成功的一种方法是确定使用两个人工耳蜗的患者是否在评估 SRM 的任务上表现更好。大量研究表明双侧植入耳蜗者中存在头影效应和叠加效应。然而，与听觉正常的人相比，双耳处理本身的原因导致静噪和去掩蔽的减少。尽管本章主要讨论 SRM，但目标人群的双耳能力也是值得关注的，因为双耳敏感度能力的降低可能和双耳线索可用时语音的去掩蔽减少有关。

大部分关于双侧植入耳蜗后成人的双耳能力的研究是在已经发育出正常的听觉系统的双侧植入耳蜗成人身上进行的，因为他们天生听觉正常且在习得语言之后失去了听觉。可以假设这些被试拥有完整且功能正常的中枢听觉系统且编码听觉刺激的问题仅限于外周系统。

这和语前聋的双侧植入耳蜗者形成鲜明对比，后者双耳系统是否正确发育是无从得知的[59]。

10.3.3　听觉定位

感知不同位置的多个声源可能是实现 SRM 的先决条件。水平面上的位置感知是由双耳时间差和双耳电平差产生的，垂直面上的位置感知是由特定位置的频谱线索产生的[71]。当使用临床处理器时，双侧植入耳蜗的成人能感知水平面上的不同位置，通常使用两个人工耳蜗比一个人工耳蜗的定位效果更好[57]。一般来说，无论是在安静场合[84,95]还是在存在背景噪音的场合[50,57]，听觉定位的性能都比随机效果要好，尽管双侧植入耳蜗者似乎更依赖双耳电平差而不是双耳时间差来定位声音[1,84]。这和听觉正常人比起双耳电平差更依赖双耳时间差来进行听觉定位的情况形成鲜明对比[68]。尽管双侧植入耳蜗者使用他们的临床处理器时似乎并不依赖双耳时间差来进行听觉定位，但当使用同步的研究处理器呈现严格控制的刺激时，双侧植入耳蜗者也表现出对双耳时间差的敏感性（例如，参见综述文献[45,57]）。一个值得注意的重要约束是当在双耳中被激活的电极看起来和刺激位置匹配时，双耳时间差敏感度最高。使用耳间频率匹配的电极对的目的是激活频率敏感度相似的神经元，来尽可能模仿在听觉正常哺乳动物脑干水平上发生的双耳处理方式。然而，单极刺激会沿着基底膜产生大量神经兴奋，双侧植入耳蜗者似乎能够容忍在左右耳的刺激之间长达 3 毫米的不匹配，然后才表现出双耳敏感度显著降低[32,46,47,82]。作为对比，对于耳间刺激位置错配，双耳电平差似乎比双耳时间差更加鲁棒[47]。研究表明，当刺激耳间频率匹配的电极对时，双耳时间差敏感度随电极刺激的频率而变。双耳时间差的敏感度通常在低刺激频率（每秒小于 300 个脉冲[pps]）下最佳（辨别阈值约为 100～500 微秒），在刺激频率高于 900pps 下双耳时间差敏感度趋向于消失。然而，当对高频载波施加低调制频率时，也能观察到双耳时间差的敏感性[79,93]。当使用低频刺激或高频调幅载波测试时，很多双侧植入耳蜗者的双耳时间差阈值远大于（即远差于）听觉正常人上观察到的 20～200 微秒范围[5]；然而，值得注意的是一些双侧植入耳蜗者能达到低至约 40～50 微秒的双耳时间差阈值[5,45,53]。

10.3.4　双耳掩蔽级差

双耳去除噪音对音调的掩蔽是双侧植入耳蜗者实现 SRM 的另一个双耳先决条件，否则会出现被称为双耳掩蔽级差（Binaural Masking Level Difference，BMLD）的现象。这种去掩蔽的形式类似于 SRM，但是实验用更简单的信号进行。双耳掩蔽级差是去掩蔽的程度，它是通过相比于双耳刺激（例如，噪音同相、音调同相＝N_0S_0）的两耳分听刺激（例如，噪音同相、音调异相＝N_0S_π）范式下对含噪音调检测的度量结果。一些研究表明，当如语音处理策略中那样压缩幅度调制时[34]，使用单电极直接刺激双侧植入耳蜗者能够产生高达约 10 分贝的双耳掩蔽级差，在没有语音处理策略的幅度压缩时，双耳掩蔽级差会相当大[65]。卢（Lu）

等人[66]发展了实验范式，测量多电极刺激下的双耳掩蔽级差，这更接近表征语音信号的多电极刺激。图 10-3 展示了一个约 9 分贝的单电极刺激的双耳掩蔽级差；在该研究中，使用多电极刺激时效应的规模会减小到约 2 分贝（该图中未示出）。这些发现表明，单电极刺激下兴奋沿耳蜗的扩散，除了会产生已知的掩蔽和干扰外，还会导致双耳去掩蔽减弱。使用听觉诱发电位来测试时，作者发现通道间较大的相互作用与双耳掩蔽级差的心理物理降低相关。双耳掩蔽级差的研究有助于了解双侧植入耳蜗者的双耳机制。双耳掩蔽级差能被诱导的事实表明，精细控制双耳线索对患者的 SRM 有重要影响。如果双侧植入耳蜗者的双耳掩蔽级差比听觉正常人的更低，则可以窥见双侧植入耳蜗者面临的问题。这些限制问题包含诸如神经衰退（Neural Degeneration）以及单极刺激背景下双耳刺激的精度差等。

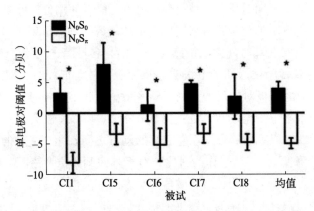

图 10-3   双耳刺激（黑色）或两耳分听刺激（白色）条件下的数据。在前者中，右耳和左耳中的噪声对于信号和噪声都是同相的，因此称为 N_0S_0。在后者中，右耳和左耳中的噪声是同相的，而右耳和左耳中的音调是异相的，因此称为 N_0S_π（该图经过卢（Lu）等人[66]许可重新绘制）

10.3.5   双侧植入耳蜗后成人的掩蔽的空间释放

从历史角度看，研究人员对植入人工耳蜗成人的 SRM 测试表现出更多的关注。第一项研究是由范·霍塞尔（van Hoesel）等人[94]进行的，仅在使用非同步临床处理器且目标语音和干扰声位置相同的条件下测试了一位双侧植入耳蜗者。使用 12 个月后，双耳表示产生大约 10%～15%的双耳叠加优势（见图 10-2）。尽管这是个例研究，但是数据表明这个方法很有价值，此后许多研究关注了类似的问题。例如，巴斯（Buss）等人[9]测试了 26 位语后聋的双侧植入耳蜗者，他们在植入耳蜗前经历过短期失聪，几乎所有患者都进行了同时双侧植入。目标语音和干扰声位置相同，或空间上相隔 90°。在人工耳蜗激活 1、3、6、12 月后重复进行了测试。人工耳蜗激活的第 6 个月后和第 12 个月后，能观察到头影效应和双耳叠加效应显著的益处。双耳静噪效应只激活后一年时间变得更加明显[22]。在这项研究中，正确率的变化也作为衡量性能的指标。利托夫斯基（Litovsky）等人[61]测试了相似的 37 位语后聋的双侧植入耳蜗者，并且测量了语音接受阈值的变化作为表现的变化。人工耳蜗激活后 6 个月内，头影效应是最重要最鲁棒的双耳效应，平均语音接受阈值提高了约 6 分贝。在一小组患者中发现的双耳叠加效应和双耳静噪效应引起的影响大小更有限，语音接受阈值只有 1～2 分贝的改变。这些和许多其他研究普遍表明，双侧植入耳蜗者主要从头影效应，或者说对到目标信噪比较高一侧耳朵的注意力中获益。

除了使用临床处理器的研究外，一些研究使用更可控的刺激方法来探究 SRM，这些方法试图直接向人工耳蜗处理器提供双耳时间差信息。这些方法的思路是，最大限度地控制传递给双侧植入耳蜗者的双耳时间差进而通过增加 SRM 来提升语音感知能力，主要是通过静噪机制实现这一点的。范・霍塞尔（van Hoesel）等人[92]在前方呈现噪音，在耳朵一侧呈现目标语音，以此实施空间分离。这个实验的主要目标之一是比较三种不同类型的语音编码策略，其中两种是基于包络的编码，第三种则显式编码精细的时序结构信息。没有一种语音编码策略产生显著的双耳语音去掩蔽。该研究中观察不到静噪有多种可能的原因。一方面，双耳时间差的精细结构在电极对的每个有高频载波的独立通道间略有不同，这可能混淆了目标语音和干扰声的空间位置感知。丘吉尔（Churchill）等人最近的研究[15]表明，当多个电极上的连续精细结构双耳时间差冗余地呈现时，声音定位和双耳时间差辨别具有更大的效益，特别是当低频通道频率刺激较低时。在这种新型精细结构编码下有可能实现静噪效应。与巴斯（Buss）等人[9]研究的短期耳聋且同时植入电极的 26 位被试相比，范・霍塞尔（van Hoesel）等人研究的另外一个问题[92]中只有四个被试，而且这些人可能经历过长时耳聋且是分别植入电极的。

洛伊索（Loizou）等人[64]提出另一种对双侧植入耳蜗者加强双耳刺激控制的方法。在这项研究中，研究人员使用单个双耳数字信号处理器来向右侧和左侧人工耳蜗提供刺激。头部相关转移函数对刺激进行卷积，因此双耳时间差和双耳电平差在接受信号的处理器水平得以保留。本研究的方法复制了先前霍利（Hawley）等人在听觉正常人上的研究[37]，并将双侧植入耳蜗者的结果直接和听觉正常人比较。本研究的一个目标是检测双侧植入耳蜗者是否能体验类似于常人身上观察到的信息掩蔽；这些研究将语音和噪音干扰对比的更大量的 SRM 数据作为信息掩蔽的证据。图 10-4 展示了洛伊索等人的研究在仅使用语音干扰时的汇总数据[64]。无论条件如何，与听觉正常人相比，双侧植入耳蜗者的 SRM 都很小，大约 2～4 分贝。在少数情况下，噪音和语音干扰产生空间优势的数量不同。在听觉正常人的数据中，与噪音干扰下的 SRM 相比，语音干扰下的 SRM 尤其大。该发现被解释为由于目标语音和干扰声的相似性而使听觉正常人经历屏蔽声导致的信息掩蔽的证据。因此，当目标语音和干扰声位置相同时理解目标语音能力很差，并且空间分离使空间线索非常重要。最后，双耳和单耳的空间去掩蔽对听觉正常听者都有作用。相比之下，如图 10-4 所示，双侧植入耳蜗者通常会表现出单耳去掩蔽效果，但双耳去掩蔽效果很弱或不存在。总之，即使尝试在处理器输入端呈现双耳线索，研究人员也未能观察到静噪效应。这可能是因为信号中呈现的双耳时间差和双耳电平差没有特意地发送到特定电极对上。因此，在耳蜗阵列的刺激水平上，人工耳蜗处理器可能已经破坏了双耳时间差和双耳电平差。

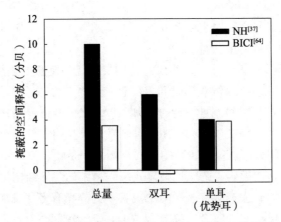

图 10-4   显示了听觉正常人和双侧植入耳蜗者的 SRM 数据。数据显示了 SRM 总量；双耳处理占一定比例；其他部分归因于单耳处理（该图经洛伊索等人[64]许可重新绘制）

最近伯恩斯坦（Bernstein）等人测试了双侧植入耳蜗者的双耳语音去掩蔽[4]，试图解决关于双耳线索在 SRM 中的很多问题。条件包括和单声道呈现的干扰声进行比较的单声道目标语音（同一侧耳朵），或者双耳的双向干扰，从而试图产生有效无限双耳电平差的最大空间分离。值得注意的是在这样的范式下不会出现头影效应；因此观察到的效果很有可能和双耳静噪效应有关。研究人员测试了一系列的干扰声：噪音以及一或两个说话人。已知目标语音和干扰声来自同一语料库时会产生高水平的信息掩蔽，研究人员在一系列变化的目标–掩蔽（干扰）比率（TMR）水平上测量了信息掩蔽的表现。八位语后耳聋双侧植入耳蜗者的结果显示，单说话人干扰条件下静噪效果为 5 分贝，这比以前研究中的大很多，也许是由寻求最大化双耳语音去掩蔽的特定方法导致的。这项研究的另一个有趣结果是，目标–掩蔽比率越低，去掩蔽越强；以前的很多研究发现语音接受阈值只有 50%，因此它们可能错过了较大的静噪效应。含噪音或两个说话人时会观察到相对较弱的去掩蔽；在听觉正常人中干扰说话人较多通常会引起较大的 SRM。有趣的是，一位早发性耳聋的双侧植入耳蜗者总是在加入第二只耳朵后引发干扰（即负双耳去掩蔽）。这位被试分在双耳系统发育不佳的小组中可能并非巧合。

通过突出一些主要影响，图 10-5a 显示了该研究以及洛伊索等人的研究[64]和其他两项研究的数据汇总，这些研究测量语音接受阈值的改善来衡量三种效应（静噪、叠加和头影）。从图 10-5a 可以看出，头影效应是 SRM 提升的主要因素。叠加效应和静噪效应对于 SRM 的贡献大致相等。

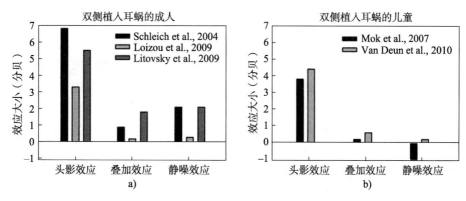

图 10-5　使用人工耳蜗的成人 a）和儿童 b）在空间分离研究中的结果汇总。三种效应测量结果比较：头影效应、叠加效应和静噪效应

10.3.6　在听觉正常人的测试上模拟人工耳蜗处理的各个方面

迄今为止的研究展示了当前可用的人工耳蜗技术的成功和缺点，并且强调了人工耳蜗使用者遇到的困难，特别是在嘈杂环境中聆听语音时。然而，这些研究确实包含一些固有的局限性，包括个体间差异较大以及对信号处理的多个方面缺乏控制。通过使用多通道声码器可以在一定程度上克服这些局限性，这使得研究人员能够在听觉正常人中应用和测试人工耳蜗信号处理算法。基于听觉正常人的外周听觉系统完好无损的假设，将这种方法应用于这类人群上有特别大的用处。听觉正常人间的个体差异也较小，这使得他们成为试图排除个体间差异因素的研究的理想被试。此外，诸如处理器同步的影响，单极刺激沿耳蜗的兴奋扩散以及双耳间刺激位点的匹配等因素也可以在理想条件下模拟并单独探究。

多通道声码器模仿人工耳蜗处理的预处理步骤；也就是说，声学输入被分成多个频带，并且提取每个频带中的包络用于载波调制。载波可以是正弦音，或带通噪声，这取决于声码器试图模仿人工耳蜗电刺激的哪些方面。然后将这些调制的载波重新组合，并通过耳机或扬声器呈现给听觉正常人。研究人员利用声码器探索人工耳蜗性能的许多方面，包括双耳处理中耳朵间不匹配的频率输入的影响[86,90]。迄今为止，很少有研究使用声码器作为探索听觉正常人和双侧植入耳蜗者之间 SRM 表现差距的工具。加拉达（Garadat）等人[26]使用声码器来探索双侧植入耳蜗者在双耳听觉任务中表现不佳是否是缺乏双耳时间差线索精细结构的结果。他们使用两种条件测试了这种假设。首先，他们通过声码器处理刺激，然后通过头部相关转移函数对声码刺激做卷积。这种处理顺序用正弦音替换了精细结构，但是仍然允许双耳时间差的精细结构留在载波信号中。在第二种条件中，处理顺序相反，消除了精细结构双耳时间差，更准确地模拟了人工耳蜗处理过程。在频谱线索减少较多的条件下被试的平均 SRM 是 8～10 分贝。此外，两种处理顺序的性能并没有显著差异，作者认为这表明去除时序精细结构线索不是影响双耳去掩蔽的关键因素。弗雷曼（Freyman）等人[25]还发现只要足够的信息掩蔽存在，当通过扬声器传递刺激时，去除了精细结构的声码器处理仍然允许 SRM。作者认为该发现表明人工耳蜗之间有充分的协调作用，信号处理将为 SRM 保留足够的空间信息。因此，双侧植入耳蜗者的糟糕表现可能是由其他因素造成的。加拉达（Garadat）等人研究了这样一个因素[27]，他们在耳蜗的底部、中部或者顶部区域模拟了沿着耳蜗延伸到 6 或 10 毫米的频谱空洞。该研究结果证明了双耳系统的相对脆弱性以及频谱的各个部分对双耳加工的重要性。

伯恩斯坦（Bernstein）等人[4]给被试提供 8 声道噪声声码刺激，直接比较双侧植入耳蜗者和听觉正常人的表现。他们发现两组之间的趋势特别相似，表明这种比较有助于理解双侧植入耳蜗者的期望。然而，听觉正常人的静噪比双侧植入耳蜗者多得多，已经概述的无数因素可能解释这件事，比如电极–神经接口的缺陷，插入深度的差异等等。

必须承认，使用声码器存在局限性。为了向听觉正常的被试提供空间刺激，必须使用头部相关传输函数处理刺激，并且声码器处理 HRTF 线索和实际三维空间的人工耳蜗中发生的效果是否类似尚不清楚。此外，经过处理的信号的声学刺激和人工耳蜗中发生的直接电极刺激有着根本上的不同，声学和电刺激之间的系统差异尚不清楚。

10.4   使用助听器的成人

和人工耳蜗类似，嘈杂环境中助听器帮助语音理解的有效性受到个体差异、声学因素和技术问题的相互作用的影响。然而，围绕这些因素的元素在人工耳蜗和助听器之间大不相同。人工耳蜗的研究侧重于通过电听觉传递适当的声学线索，助听器研究和开发则一直关注于可听度。总的来说，人们对现代助听器越来越满意[6,48]。助听器改善人们对语音的理解，可部分归因于呈递前信噪比的改善。

10.4.1   单侧装配与双侧装配的对比

应该使用一个或是两个助听器是临床使用助听器的一个重要问题。对于单侧听力损失的情况，帮助更差的那只耳朵似乎是理所当然的选择。然而，在双侧听力损失的情况下，如何选择并不那么明确，特别是在双耳受损不对称，而患者只能负担起一只助听器的价格的情况下。如果必须选择一只耳朵，那么应该放大两只耳朵中的哪一只是争论的焦点。在一些听觉条件下，帮助较差的耳朵通常可以改善患者听觉，并且是大多数患者的首选[88-89]，而在其他听觉情况下，帮助更好的耳朵更有益处[38]。即使使用两个助听器，文献显示出的益处也并不一致。亨金（Henkin）等人[38]报告了约三分之二的被试在语音理解上出现双侧干扰。作为对比，克布勒（Kobler）和罗森哈尔（Rosenhall）[51]报告使用两只助听器的效果相比帮助较好耳朵的效果有显著提升。这些相互矛盾的结果通常源于测试设置和听力损失差异，这突出了双侧助听器相对于单侧的优势取决于环境，并且通常在更苛刻的环境中更有用[78]。尽管结果相互矛盾，但似乎总体趋势是双侧装配的语音清晰度的优势随着听力损失程度的增加而增加[19,70]，尽管这可能不一定能预测助听器使用者的偏好[18]。

10.4.2　双侧装配的益处

理论上双侧助听器的治疗方法应该能带来声音定位和含噪语音表现的提升。这两种能力对于类似鸡尾酒会的情况都很重要。如前所述，声音定位能力有助于从私人谈话中和鸡尾酒会喋喋不休的背景交谈声中分辨说话人的位置。能够在嘈杂环境中理解语音对于实现对话很重要。

听力损失对声音定位能力的影响和对于声音定位很重要的线索的可听度有关。听力损失患者中很常见的高频听觉损失会导致垂直定位能力下降，前后混淆增加，因为高频线索对于帮助辨别这些位置特别重要。此外，使用双耳电平差来定位位于水平面上声音的能力也下降了。使用低频双耳时间差的能力似乎只受到轻微影响，只有当低频听觉损失超过约 50 分贝时才会恶化。双侧辅助设备增加了双耳声音的可听度，因此听觉系统能够收听和比较双耳时间差和双耳电平差线索。因此，与轻度听力损失的患者相比，双侧辅助设备的益处对于中度和重度听力损失患者可能更为显著。无论听力损失的程度，前后混淆和垂直定位能力通常保持不变。这可能是因为患者没有充分采集恢复这些能力所必需的高频线索，或者是因为助听器麦克风不在能最大限度捕捉对于前后和垂直位置辨别特别重要的频谱线索的位置。伯恩（Byrne）、诺贝尔（Nobel）[10]和狄龙（Dillon）[19]提供了关于听力损失对声音定位能力的影响以及助听器如何提供益处的精彩的综述。

对于含噪语音的理解，能够用双耳聆听会带来许多双耳优势，尤其是在类似鸡尾酒会这种目标语音和掩蔽声在空间上分离的场合。这些优势包括双耳静噪和叠加。与头影效应一起，这些优势提供了掩蔽的空间释放。实质上，提供双侧助听器是为了增加双耳对声音的敏感度，以期出现和听觉正常人身上相同的双耳优势，虽然不必达到相同的程度。因此，越严重的听力损失越可能从双侧助听器中获益[19]。当听觉场景更复杂时，比如在鸡尾酒会上，双侧助听器更可能提供益处，尽管通常比听觉正常人身上观察到的 SRM 的益处要小得多[24,69]。然而，双侧助听器的使用已被证明可以提高社交和情感优势，同时减少为聆听所需的努力[77-78]。

10.4.3　技术进步

在嘈杂环境中是否可以听到目标信号是一个已知的助听器使用者（无论单侧还是双侧）面临的限制。因此，助听器技术的许多进展集中于提高呈现给助听器使用者的目标信号的信噪比。这些提升双侧处理能力的方法包括引入定向麦克风技术、降噪信号处理算法以及助听器之间的无线连接。

定向麦克风试图通过利用目标和噪音信号通常在空间上分离的事实来改善目标信号的

信噪比。麦克风的指向性使得对位于已知方向（通常位于正前方）的目标信号提供最大的放大效果，并且对来自其他方向的声音提供较小的放大效果。这通常通过组合两个或更多麦克风的信号形成定向波束来实现。在钟（Chung）[14]和狄龙（Dillon）[19]的文章中可以找到组合麦克风信号阵列以形成麦克风定向性的不同方法的综合概述。具体取决于实验室测试设置的不同[3,20,40]，定向麦克风可以带来 2.5～14 分贝的信噪比改善。然而，在现实生活中报告的效益远远低于预期[17]，这是因为在现实世界的听觉场景中，声学环境和声场的动态比实验室条件更复杂，导致表现比预期更差。

与定向麦克风相比，降噪算法试图利用目标语音和噪声信号之间的时频分离。降噪算法的目标是辨别输入信号的哪些分量来自目标语音并且对这些分量提供比噪声分量更大的放大效果。这不是一项容易的任务，各个助听器制造商有自己的降噪算法。钟（Chung）[14]和狄龙（Dillon）[19]的文章中能找到降噪算法的综述。通常降噪算法可能不一定会提高语音清晰度，但是助听器使用者会发现背景噪声不那么棘手了[19]。

双侧装配助听器使用者的左右助听器间无线通信的发展[23]是更新的进展。目前无线连接通常用于联动音量控制和一些其他基础功能。然而，助听器之间的连接为联动双侧处理提供了机会，例如共享计算周期以提高计算速度和功率[23]，通过组合来自双耳的麦克风输入可以实现更先进的定向麦克风技术和去噪算法[67,52]，双耳压缩系统的连接还可以提高语音清晰度[97]。

10.5 儿科研究简介

对于目前接受人工耳蜗植入的大多数儿童来说，激活人工耳蜗是他们第一次接触到声音。人工耳蜗设备通过电刺激听觉神经为耳聋儿童提供听觉，最终使他们有机会发展口语并使用语言作为他们的主要交流方式。

正如 10.1 节所讨论的，SRM 可以评估装配两个人工耳蜗的人使用空间线索来区分目标语音与背景干扰的能力。当被试可以依赖于单声道头影线索时，可以清楚地观察到人工耳蜗使用者的 SRM。然而，如果被试必须依赖于双耳线索，则 SRM 会很小。一个有趣的问题是听觉史是否会对儿童和成人以不同的方式影响其 SRM。10.5.2 节部分的研究旨在了解先天性耳聋并且在幼年植入人工耳蜗的儿童是否普遍能够以成人无法获得的方式利用空间线索进行声源分离。

10.5.1 研究双侧植入耳蜗儿童

被诊断患有严重双侧感觉神经性听力损失并且未使用助听器的儿童可以接受单侧或双侧耳蜗植入。然而，大多数国家的护理标准是为儿童双侧植入人工耳蜗。临床角度的目的是帮助儿童提高含噪语音理解能力，获得空间听觉，并同时刺激左右听觉通路。虽然单侧人工耳蜗能明显帮助安静环境中的语音理解能力得到相对良好的发展，但是双侧植入对语音的空间去掩蔽有如上描述的显著的益处。对于儿童来说，这些益处也能在听觉模型和可塑性理论的框架下解释，这些理论认为人生早期刺激神经通路可以得到更好的结果。尽管有许多进展和大量证据支持两个人工耳蜗相比一个更有好处，但是双侧植入耳蜗的儿童在嘈杂环境中聆听语音在表现上仍和听觉正常的儿童间存在差距。

在利托夫斯基（Litovsky）和同事进行的一系列研究中，研究人员对双侧植入耳蜗的儿童或装配一个人工耳蜗一个助听器（双模式听觉）的儿童使用类似评估成人 SRM 的方法进行研究。第一项研究表明具有双模式听觉的儿童表现出较小的 SRM 或"负 SRM"（干扰声在侧面时比在前面时表现更差）[58]。相比之下，双侧植入耳蜗的儿童 SRM 小但是一致。SRM较弱的一个可能原因是儿童在较大年龄进行双侧植入（童年早期到中期），并且他们的听觉系统可能没有很好适应人工耳蜗提供的空间线索。在随后的一项研究中[72]，对那些较小年龄时激活双耳植入耳蜗的儿童进行了 SRM 调查。干扰声位于头部一侧的情况（不对称设置）下，SRM 小但是一致（见图 10-6，左）。该研究中加入了"对称"干扰声这一新条件，旨在减小头影效应可能产生的优势，并创造出一个儿童必须主要依靠双耳线索来分离声源的更真实的听觉环境。对称条件下的结果（图 10-6，右）显示，平均而言，双侧植入耳蜗的儿童表现出 SRM 很小甚至几乎没有，并且在某些条件下 SRM 是负的或表现为"反 SRM（ anti-SRM ）"，这和在具有双模式听觉的儿童上的发现相似[58]。这些发现表明双侧植入耳蜗的儿童确实从两个人工耳蜗中获益，并且主要的获益原因是头影效应。图 10-5b 显示了两项研究的数据[74,91]，它们是对图 10-5a 中由语音接受阈值差异计算得到的对成人中三种效应的总结评估——即头影、叠加和静噪三种效应。儿童的数据类似于成人的数据，从中可以看出头影效应影响最大，叠加和静噪效应影响相似且较小。

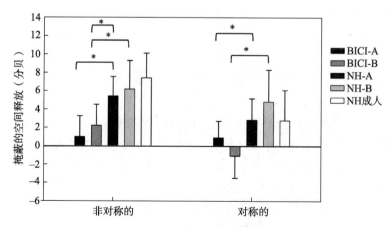

图 10-6　听觉正常和双侧植入耳蜗的儿童和成人的 SRM 平均值（±标准差）数据。在这项研究中，干扰声不对称地（一侧的 90°位置；见图左侧）或对称地（两侧 90°的位置；见图右侧）放置在头部周围。两组之间的显著的统计学差异显示在顶部带有星号的括号中（该图经米苏雷利和利托夫斯基[72]许可重新绘制）

已经表明，在包含大量的感知信息掩蔽的声源分离任务中，空间线索对于听觉正常的儿童更加有用。当目标刺激和干扰刺激是由语音或类似语音的刺激（比如时间反转的语音）组成的时，听觉正常的儿童表现出鲁棒的 SRM[42]。作者将这些发现解释为目标语音和干扰声之间的相似性产生了信息掩蔽；因此，增强了分离时空间线索的使用。在最近的研究中[73]，通过比较目标语音和同性干扰声（目标语音和干扰声都是男性）或异性干扰声（目标语音是男性，干扰声是女性）的 SRM 来研究信息掩蔽的影响。在精心创建了更多信息掩蔽的条件下，双侧植入耳蜗的儿童没有从空间线索获得显著益处。在双侧植入耳蜗的儿童中 SRM 较小的原因尚不清楚。未来的工作将会通过判断同步的人工耳蜗设备传递的双耳线索是否有用来解决这一问题。其他因素可能也很重要，例如事实上双侧植入耳蜗的儿童群体处在处理 SRM 的神经回路尚在发育的年纪，他们还没有接触双耳线索。

为了了解听觉能力的成熟是否会带来 SRM 的提升，研究人员纵向收集双侧植入耳蜗的儿童的 SRM 数据[60]。儿童参与了和上述研究相同的任务；但是，测试在 2～4 年内每年都重复进行。该测试的目的是确定 SRM 是否会变化，这种变化有可能是幅值上的增加，因为每个孩子都获得了双耳听觉的经验并习得了额外的嘈杂声学环境。在竞争语音存在的条件下，研究人员指导儿童识别目标扬扬格（即两个音节重音相同的双音节词）。测试时研究人员在三种条件下测量语音接受阈值，即前方条件（目标语音和干扰声共同位于 0°）、非对称条件（目标语音位于 0°而两个说话人干扰声在第一个植入的耳蜗一侧与目标语音分开 90°）和对称条件（目标语音位于 0°，一个干扰声在右侧 90°，另一个在左侧 90°）。前方条件下的语音接受阈值减去非对称条件下的语音接受阈值或对称条件下的语音接受阈值的结果作为 SRM 的值。对于大多数儿童而言，SRM 没有因为儿童获得双耳经验而提高，这表明造成空间去掩蔽表现差距的主要因素是人工耳蜗设备的局限性，而不是使用人工耳蜗设备的双耳经验的多少。

10.5.2   双侧顺序植入耳蜗与双侧同时植入耳蜗

尽管听觉正常的儿童和双侧植入耳蜗的儿童之间存在表现差异，但有证据表明在含噪语音任务上双侧植入耳蜗的儿童要比单侧植入耳蜗的儿童表现得更好[58,80]。因此，目前许多 1 岁左右的儿童进行人工耳蜗手术时有双侧植入的意向。幼童双侧耳蜗设备植入手术的成功实施带来了这样一个问题：在同一外科手术过程中植入两个人工耳蜗（同时）相比存在延时地植入两个耳蜗（顺序），是否具有生理和功能上的益处。显而易见的是，相对长时间的单侧听觉剥夺会对人工耳蜗使用者听觉系统发育和成形产生负面影响。

对于双侧顺序植入耳蜗的儿童来说，尽可能早地做第二只耳朵的植入手术是最好的，拥有第二只人工耳蜗后使用者在含噪语音任务上的表现会随着使用该设备的经验增加而提升[80]。此外，在双侧顺序植入耳蜗的儿童中，干扰声直接指向第二只人工耳蜗一侧时会表现出比干扰声直接指向第一只人工耳蜗一侧时更强的 SRM[58,91,11]。这表明占主导地位的人工耳蜗是首先被激活的一方（并且也是儿童获得较多听觉经验的一方）。然而，即使干扰声直接指向第一只人工耳蜗一侧，从而建立了一个比干扰声直接指向第二只人工耳蜗一侧时更困难的听觉环境时，一些年仅 5 岁的双侧植入耳蜗的儿童也确实表现出 SRM[72]，尽管对于双侧顺序植入耳蜗的儿童来说，干扰声直接指向第一只人工耳蜗（优势耳蜗）一侧时的 SRM 表现是可变的。

听觉脑干和皮层的神经生理学变化能够帮助指示人工耳蜗被激活后的神经存活和重组。使用听觉神经（电诱发反应动作电位（Electrically Evoked Response Action Potential，ECAP））或脑干（电诱发听觉脑干（Electrically Evoked Auditory Brainstem，EABR））的电诱发反应能够产生因声音变化的非行为反应。对于第一个和第二个人工耳蜗之间植入间隔很短的双侧植入耳蜗的儿童来说，他们的手术更为成功，尤其是在语音感知能力方面[30]。近期研究表明如果儿童在植入第一只人工耳蜗的一年半以内植入第二只人工耳蜗的话，则听觉脑干和皮层更有可能对称发育。从功能上来说，这和更好的听觉感知能力相关，尤其是在噪音环境下[29]。

近期一项心理声学研究测量了双侧顺序植入耳蜗的儿童与双侧同时植入耳蜗的儿童在含噪语音任务上的表现差异，发现同时植入组被试在听含噪语音任务中明显表现得更好[11]。相比两次植入之间延时最小的顺序植入，同时植入对功能和皮层的益处需要进一步研究。目前还没有足够的证据表明儿童从双侧植入获益有特定的年龄或植入时间差的限制[56]。

10.5.3　使用助听器的儿童

正如决定在儿童幼年时期植入耳蜗一样，围绕儿童助听器方案的决定主要是出于发育方面的考虑。对于先天性或获得性听力损失的儿童，人们认为早期诊断是必要的，同时使用助听器对儿童获得正常教育和社会发展具有重要意义[19]。

虽然从社会、教育和经济方面来说听力损失儿童正常发展的重要性不容否认，但是支持或反对应该采用单侧或双侧助听器的数据是共存的，并且重要的特定结果测量是影响治疗建议的主要因素。狄龙（Dillon）[19]详细总结了关于不同结果测量下单侧受损影响的文献。他认为尽管单侧受损对儿童语言和教育发展的影响很复杂，但有一种效应在每项研究中普遍存在，即听力损失，尤其是日益恶化的听力损失，可能将使儿童更难以轻松习得语言和社交技巧。然而帮助听力损失的耳朵是否很重要仍有待讨论。尽管放大较差的耳朵可能增加双耳效益，但也可能引入对发展有负面影响的双耳干扰。然而，早期装配助听器可能对单侧听力损失儿童有提供声音定位的好处[43]。

对于双侧受损的儿童，双侧放大可能不会在语言发展和理解方面提供比单侧放大更多的额外益处[35]，并且使用助听器的儿童似乎没有表现出 SRM[13]。然而，助听器对于促进双耳听觉系统接近正常的发育可能很重要。神经发育在生命的最初几年进行得最快，并且获取双耳听觉输入对于促进双耳听觉系统类似正常的发育可能很重要[31]。在生命早期接触双耳声音刺激可能影响将来的耳蜗植入[59,57]。

最后，越来越多的儿童被诊断患有听神经病谱系障碍（Auditory Neuropathy Spectrum Disorder，ANSD）。听神经病的一个可能缺陷是在时域：对低频到中频声音的感知。听神经病中严重受损的常见疗法选择是单侧耳蜗植入，并且因为受损程度和听觉测验阈值的听力损失无关，该群体在未植入的对侧耳中可能有明显的声音敏感性。龙格（Runge）等人[83]最近使用利托夫斯基（Litovsky）及其同事使用的测试方案测试了一组患有听神经病的儿童，以研究剧烈放大的影响。研究显示有丰富的人工耳蜗使用经历的听神经病儿童倾向于从对侧放大中受益，特别是对那些人工耳蜗表现仅属中等的儿童来说。该研究引出了很多问题，包括在真实世界环境下使用对侧助听器的长期影响。然而，关于有复杂听觉问题儿童的"鸡尾酒会效应"的一个核心发现是电+声学听觉可能提供了值得密切跟踪和评估的益处。

10.5.4 执行功能的可变性和影响

即使考虑到所有人口统计学因素（例如，植入年龄、耳聋年龄、人工耳蜗设备类型、听力损失病因），使用人工耳蜗儿童仍然表现出结果的可变性[28,81]。大量可变性是人工耳蜗研究的特点，这对试图向正在考虑为其子女安装人工耳蜗的父母提供预期结果的临床医生提出了挑战。

执行功能是复杂环境中语言处理和功能发育的基础。先前工作表明执行功能中的缺陷（即，工作记忆和短期记忆、注意力、处理速度）与嘈杂环境下的不良表现相关。尽管执行功能不能直接衡量复杂听觉环境下收听语音的能力，但很明显的是在复杂环境中个人必须能够提取目标信号，保持对目标的关注，并处理输入的语言信息。使用人工耳蜗的儿童和听觉正常的儿童在短期记忆和工作记忆的测量中存在表现差距，使用人工耳蜗的儿童的这些测量指标通常低于年龄匹配的听觉正常的儿童[16,81]。执行功能特定方面的缺陷对嘈杂环境中儿童成功理解语音的能力可能有负面影响，因此这些测量的表现可能有助于预测双侧植入耳蜗者中证实的某些可变性。需要更多的工作来确定执行功能的哪些特定方面与空间听觉任务的表现相关。

10.5.5 未来方向和临床应用

研究已充分证明双侧植入耳蜗的儿童在空间听觉任务上的表现优于单侧植入耳蜗的儿童。最近一些证据表明，同时植入或植入间延时很小的双侧植入耳蜗的儿童在嘈杂环境中可能比植入间延时很大的双侧植入耳蜗的儿童具有更大的优势。双侧植入耳蜗的儿童和听觉正常的儿童在鸡尾酒会环境中分离目标说话人能力之间的差距，可能反映了当前临床使用的人工耳蜗设备的局限性。必须改进语音处理策略和设备同步性，使双侧植入耳蜗的儿童在多声源声学环境中实现和听觉正常的同龄人更加相似的功能。对于双侧植入耳蜗者而言，两个人工耳蜗设备间缺失同步性大大减弱了双耳线索，甚至阻止了使用者获取任何双耳线索，而双耳线索被证明在嘈杂环境中对听觉正常人有利。利用声学信号中精细频谱信息的增强语音处理策略的发展和实现可能为儿童提供能帮助其在安静和嘈杂环境中理解语音的线索。

本节提供的信息表明需要进一步的研究和临床进展来缩小双侧植入耳蜗的儿童和听觉正常的儿童在嘈杂环境中收听语音的表现差距。直到临床用人工耳蜗设备允许使用者如听觉正常人般接收更多微调信号，否则两个群体表现上的差距仍然会存在。在此期间，在用于儿童学习的嘈杂教室中提高信噪比非常重要。

10.6　结论

哺乳动物进化出关于头部对称的两个耳朵，并且大脑分析耳间信号差异得出的听觉线索对声音定位和噪音中的语音理解起着重要作用。听觉经验和非感觉过程的贡献非常重要，目前还不太清楚。本章回顾了一些关注于听力损失人群以及装配助听器和/或人工耳蜗来恢复听觉的人的研究。尽管装配双耳设备是临床治疗标准，但是患者从双耳刺激中获益的能力差异很大。这里提到的文献中共同的度量指标是掩蔽的空间释放（SRM）。在切利（Cherry）鸡尾酒会原始研究中[12]描述了 SRM 的一种简化版本，但是该研究使用的范式包括跨双耳声源空间分离，而不是空间上声源空间分离。后来的研究模拟了真实听觉环境，并捕获了更多关于噪声背景下增强或者减少语音去掩蔽的因素的更详细知识。导致听觉正常人群和听力损失人群的表现差距的局限性在助听器使用者和双侧植入耳蜗者间非常普遍。一些因素似乎在局限性中发挥作用，因此他们提供了充分的证据表明这些设备不能向听觉系统保真地分析和呈现空间线索，而且听觉剥夺和神经健康损坏相关的病史对这些患者来说是固有的问题。一些研究提供的证据表明，左右耳人工耳蜗之间应有充分的协调性，这样信号处理将为 SRM 保留足够的空间信息。

儿童和成人的结果间没有太大差别，这可能是因为目前使用设备的局限性导致成人和儿童同样缺乏重要的空间去掩蔽线索。但是，训练大脑利用细微或有些不一致的线索有可能产生积极的结果，这会是未来工作的热点。

参考文献

[1] Aronoff, J. M., Yoon, Y. S., Freed, D. J., Vermiglio, A. J., et al. (2010). The use of interaural time and level difference cues by bilateral cochlear implant users. The Journal of the Acoustical Society of America, 127(3), EL87–EL92.

[2] Başkent, D., & Shannon, R. V. (2004). Frequency-place compression and expansion in cochlear implant listeners. The Journal of the Acoustical Society of America, 116(5), 3130–3140.

[3] Bentler, R. A., Egge, J. L., Tubbs, J. L., Dittberner, A. B., & Flamme, G. A. (2004). Quantification of directional benefit across different polar response patterns. Journal of the American Academy of Audiology, 15(9), 649–659.

[4] Bernstein, J., Goupell, M. J., Schuchman, G. I., Rivera, A. L., & Brungart, D. S. (2016). Having two ears

facilitates the perceptual separation of concurrent talkers for bilateral and single-sided deaf cochlear implantees. Ear and Hearing, 37(3), 289–302.

[5]   Bernstein, L. R., & Trahiotis, C. (2002). Enhancing sensitivity to interaural delays at high frequencies by using "transposed stimuli." The Journal of the Acoustical Society of America, 112(3 Pt. 1), 1026–1036.

[6]   Bertoli, S., Staehelin, K., Zemp, E., Schindler, C., et al. (2009). Survey on hearing aid use and satisfaction in Switzerland and their determinants. International Journal of Audiology, 48(4), 183–195.

[7]   Bingabr, M., Espinoza-Varas, B., & Loizou, P. C. (2008). Simulating the effect of spread of excitation in cochlear implants. Hearing Research, 241(1–2), 73–79.

[8]   Bronkhorst, A. W. (2000). The cocktail party phenomenon: A review of research on speech intelligibility in multiple-talker conditions. Acta Acustica united with Acustica, 86(1), 117– 128.

[9]   Buss, E., Pillsbury, H. C., Buchman, C. A., Pillsbury, C. H., et al. (2008). Multicenter U.S. bilateral MED-EL cochlear implantation study: speech perception over the first year of use. Ear and Hearing, 29(1), 20–32.

[10]   Byrne, D., & Noble, W. (1998). Optimizing sound localization with hearing AIDS. Trends in Amplification, 3(2), 51–73.

[11]   Chadha, N. K., Papsin, B. C., Jiwani, S., & Gordon, K. A. (2011). Speech detection in noise and spatial unmasking in children with simultaneous versus sequential bilateral cochlear implants. Otology & Neurotology, 32(7), 1057–1064.

[12]   Cherry, E. C. (1953). Some experiments on the recognition of speech, with one and with two ears. The Journal of the Acoustical Society of America, 25, 975–979.

[13]   Ching, T. Y., van Wanrooy, E., Dillon, H., & Carter, L. (2011). Spatial release from masking in normal-hearing children and children who use hearing aids. The Journal of the Acoustical Society of America, 129(1), 368–375.

[14]   Chung, K. (2004). Challenges and recent developments in hearing aids. Part I. Speech understanding in noise, microphone technologies and noise reduction algorithms. Trends in Amplification, 8(3), 83–124.

[15]   Churchill, T. H., Kan, A., Goupell, M. J., & Litovsky, R. Y. (2014). Spatial hearing benefits demonstrated with presentation of acoustic temporal fine structure cues in bilateral cochlear implant listenersa). The Journal of the Acoustical Society of America, 136(3), 1246–1256.

[16]   Cleary, M., Pisoni, D. B., & Geers, A. E. (2001). Some measures of verbal and spatial working memory in eight- and nine-year-old hearing-impaired children with cochlear implants. Ear and Hearing, 22(5), 395–411.

[17]   Cord, M. T., Surr, R. K., Walden, B. E., & Olson, L. (2002). Performance of directional microphone hearing aids in everyday life. Journal of the American Academy of Audiology, 13(6), 295–307.

[18]   Cox, R. M., Schwartz, K. S., Noe, C. M., & Alexander, G. C. (2011). Preference for one or two hearing AIDS among adult patients. Ear and Hearing, 32(2), 181–197.

[19]   Dillon, H. (2012). Hearing aids. New York: Thieme.

[20]   Dittberner, A. B., & Bentler, R. A. (2007). Predictive measures of directional benefit. Part 1: Estimating the directivity index on a manikin. Ear and Hearing, 28(1), 26–45.

[21]   Durlach, N. I., Mason, C. R., Shinn-Cunningham, B. G., Arbogast, T. L., et al. (2003). Informational masking: Counteracting the effects of stimulus uncertainty by decreasing target-masker similarity. The Journal of the Acoustical Society of America, 114(1), 368–379.

[22]   Eapen, R. J., Buss, E., Adunka, M. C., Pillsbury, H. C., 3rd, & Buchman, C. A. (2009). Hearing-in-noise

benefits after bilateral simultaneous cochlear implantation continue to improve 4 years after implantation. Otology & Neurotology, 30(2), 153–159.

[23] Edwards, B. (2007). The future of hearing aid technology. Trends in Amplification, 11(1), 31–46.

[24] Festen, J. M., & Plomp, R. (1986). Speech-reception threshold in noise with one and two hearing aids. The Journal of the Acoustical Society of America, 79(2), 465–471.

[25] Freyman, R. L., Balakrishnan, U., & Helfer, K. S. (2008). Spatial release from masking with noise-vocoded speech. The Journal of the Acoustical Society of America, 124(3), 1627– 1637.

[26] Garadat, S. N., Litovsky, R. Y., Yu, G., & Zeng, F.-G. (2009). Role of binaural hearing in speech intelligibility and spatial release from masking using vocoded speech. The Journal of the Acoustical Society of America, 126(5), 2522–2535.

[27] Garadat, S. N., Litovsky, R. Y., Yu, G., & Zeng, F.-G. (2010). Effects of simulated spectral holes on speech intelligibility and spatial release from masking under binaural and monaural listening. The Journal of the Acoustical Society of America, 127(2), 977–989.

[28] Geers, A., Brenner, C., & Davidson, L. (2003). Factors associated with development of speech perception skills in children implanted by age five. Ear and Hearing, 24(1 Suppl.), 24S–35S.

[29] Gordon, K. A., Jiwani, S., & Papsin, B. C. (2013). Benefits and detriments of unilateral cochlear implant use on bilateral auditory development in children who are deaf. Frontiers in Psychology, 4, 719.

[30] Gordon, K. A., & Papsin, B. C. (2009). Benefits of short interimplant delays in children receiving bilateral cochlear implants. Otology & Neurotology, 30(3), 319–331.

[31] Gordon, K. A., Wong, D. D. E., Valero, J., Jewell, S. F., et al. (2011). Use it or lose it? Lessons learned from the developing brains of children who are deaf and use cochlear implants to hear. Brain Topography, 24(3–4), 204–219.

[32] Goupell, M. J. (2015). Interaural envelope correlation change discrimination in bilateral cochlear implantees: Effects of mismatch, centering, and onset of deafness. The Journal of the Acoustical Society of America, 137(3), 1282–1297.

[33] Goupell, M. J., Kan, A., & Litovsky, R. Y. (2013). Mapping procedures can produce non- centered auditory images in bilateral cochlear implantees. The Journal of the Acoustical Society of America, 133(2), EL101–EL107.

[34] Goupell, M. J., & Litovsky, R. Y. (2015). Sensitivity to interaural envelope correlation changes in bilateral cochlear-implant users. The Journal of the Acoustical Society of America, 137(1), 335–349.

[35] Grimes, A. M., Mueller, H. G., & Malley, J. D. (1981). Examination of binaural amplification in children. Ear and Hearing, 2(5), 208–210.

[36] Gstoettner, W., Franz, P., Hamzavi, J., Plenk, H., Jr., et al. (1999). Intracochlear position of cochlear implant electrodes. Acta Oto-Laryngologica, 119(2), 229–233.

[37] Hawley, M. L., Litovsky, R. Y., & Culling, J. F. (2004). The benefit of binaural hearing in a cocktail party: effect of location and type of interferer. The Journal of the Acoustical Society of America, 115(2), 833–843.

[38] Henkin, Y., Waldman, A., & Kishon-Rabin, L. (2007). The benefits of bilateral versus unilateral amplification for the elderly: Are two always better than one? Journal of Basic and Clinical Physiology and Pharmacology, 18(3), 201–216.

[39] Hochmair, I., Nopp, P., Jolly, C., Schmidt, M., et al. (2006). MED-EL cochlear implants: State of the art and a glimpse into the future. Trends in Amplification, 10(4), 201–219.

[40] Hornsby, B. W., & Ricketts, T. A. (2007). Effects of noise source configuration on directional benefit using

symmetric and asymmetric directional hearing aid fittings. Ear and Hearing, 28(2), 177–186.

[41] Ihlefeld, A., & Litovsky, R. Y. (2012). Interaural level differences do not suffice for restoring spatial release from masking in simulated cochlear implant listening. PLoS ONE, 7(9), e45296.

[42] Johnstone, P. M., & Litovsky, R. Y. (2006). Effect of masker type and age on speech intelligibility and spatial release from masking in children and adults. The Journal of the Acoustical Society of America, 120(4), 2177–2189.

[43] Johnstone, P. M., Nabelek, A. K., & Robertson, V. S. (2010). Sound localization acuity in children with unilateral hearing loss who wear a hearing aid in the impaired ear. Journal of the American Academy of Audiology, 21(8), 522–534.

[44] Jones, G. L., & Litovsky, R. Y. (2011). A cocktail party model of spatial release from masking by both noise and speech interferers. The Journal of the Acoustical Society of America, 130(3), 1463–1474.

[45] Kan, A., & Litovsky, R. Y. (2015). Binaural hearing with electrical stimulation. Hearing Research, 322, 127–137.

[46] Kan, A., Litovsky, R. Y., & Goupell, M. J. (2015). Effects of interaural pitch matching and auditory image centering on binaural sensitivity in cochlear implant users. Ear and Hearing, 36(3), e62–e68.

[47] Kan, A., Stoelb, C., Litovsky, R. Y., & Goupell, M. J. (2013). Effect of mismatched place- of-stimulation on binaural fusion and lateralization in bilateral cochlear-implant usersa). The Journal of the Acoustical Society of America, 134(4), 2923–2936.

[48] Kaplan-Neeman, R., Muchnik, C., Hildesheimer, M., & Henkin, Y. (2012). Hearing aid satisfaction and use in the advanced digital era. Laryngoscope, 122(9), 2029–2036.

[49] Kates, J. M., & Arehart, K. H. (2005). A model of speech intelligibility and quality in hearing aids. In IEEE Workshop on Applications of Signal Processing to Audio and Acoustics (WASPAA), New Paltz, NY, October 16–19, 2005.

[50] Kerber, S., & Seeber, B. U. (2012). Sound localization in noise by normal-hearing listeners and cochlear implant users. Ear and Hearing, 33(4), 445–457.

[51] Kobler, S., & Rosenhall, U. (2002). Horizontal localization and speech intelligibility with bilateral and unilateral hearing aid amplification. International Journal of Audiology, 41(7), 395–400.

[52] Kokkinakis, K., & Loizou, P. C. (2010). Multi-microphone adaptive noise reduction strategies for coordinated stimulation in bilateral cochlear implant devices. The Journal of the Acoustical Society of America, 127(5), 3136–3144.

[53] Laback, B., Egger, K., & Majdak, P. (2015). Perception and coding of interaural time differences with bilateral cochlear implants. Hearing Research, 322, 138–150.

[54] Lavandier, M., & Culling, J. F. (2007). Speech segregation in rooms: Effects of reverberation on both target and interferer. The Journal of the Acoustical Society of America, 122(3), 1713.

[55] Lee, A. K., & Shinn-Cunningham, B. G. (2008). Effects of reverberant spatial cues on attention- dependent object formation. Journal of the Association for Research in Otolaryngology, 9(1), 150–160.

[56] Litovsky, R. Y., & Gordon, K. (2016). Bilateral cochlear implants in children: Effects of auditory experience and deprivation on auditory perception. Hearing Research. doi:10.1016/ j.heares.2016.01.003.

[57] Litovsky, R. Y., Goupell, M. J., Godar, S., Grieco-Calub, T., et al. (2012). Studies on bilateral cochlear implants at the University of Wisconsin's Binaural Hearing and Speech Laboratory. Journal of the American Academy of Audiology, 23(6), 476–494.

[58] Litovsky, R. Y., Johnstone, P. M., & Godar, S. P. (2006). Benefits of bilateral cochlear implants and/or

hearing aids in children. International Journal of Audiology, 45(Suppl. 1), S78–891.

[59] Litovsky, R. Y., Jones, G. L., Agrawal, S., & van Hoesel, R. (2010). Effect of age at onset of deafness on binaural sensitivity in electric hearing in humans. The Journal of the Acoustical Society of America, 127(1), 400–414.

[60] Litovsky, R. Y., & Misurelli, S. M. (2016). Does bilateral experience lead to improved spatial unmasking of speech in children who use bilateral cochlear implants? Otology & Neurotology, 37(2), e35–e42.

[61] Litovsky, R. Y., Parkinson, A., & Arcaroli, J. (2009). Spatial hearing and speech intelligibility in bilateral cochlear implant users. Ear and Hearing, 30(4), 419.

[62] Loizou, P. C. (1999). Introduction to cochlear implants. IEEE Engineering in Medicine and Biology Magazine, 18(1), 32–42.

[63] Loizou, P. C. (2006). Speech processing in vocoder-centric cochlear implants (Vol. 64). Basel, Switzerland: Karger.

[64] Loizou, P. C., Hu, Y., Litovsky, R., Yu, G., et al. (2009). Speech recognition by bilateral cochlear implant users in a cocktail-party setting. The Journal of the Acoustical Society of America, 125(1), 372–383.

[65] Long, C. J., Carlyon, R. P., Litovsky, R. Y., & Downs, D. H. (2006). Binaural unmasking with bilateral cochlear implants. Journal of the Association for Research in Otolaryngology, 7(4), 352–360.

[66] Lu, T., Litovsky, R., & Zeng, F. G. (2011). Binaural unmasking with multiple adjacent masking electrodes in bilateral cochlear implant users. The Journal of the Acoustical Society of America, 129(6), 3934–3945.

[67] Luts, H., Eneman, K., Wouters, J., Schulte, M., et al. (2010). Multicenter evaluation of signal enhancement algorithms for hearing aids. The Journal of the Acoustical Society of America, 127(3), 1491–1505.

[68] Macpherson, E. A., & Middlebrooks, J. C. (2002). Listener weighting of cues for lateral angle: The duplex theory of sound localization revisited. The Journal of the Acoustical Society of America, 111(5), 2219–2236.

[69] Marrone, N., Mason, C. R., & Kidd, G., Jr. (2008). Evaluating the benefit of hearing aids in solving the cocktail party problem. Trends in Amplification, 12(4), 300–315.

[70] Mencher, G. T., & Davis, A. (2006). Bilateral or unilateral amplification: Is there a difference? A brief tutorial. International Journal of Audiology, 45(Suppl. 1), S3–11.

[71] Middlebrooks, J. C., & Green, D. M. (1990). Directional dependence of interaural envelope delays. The Journal of the Acoustical Society of America, 87(5), 2149–2162.

[72] Misurelli, S. M., & Litovsky, R. Y. (2012). Spatial release from masking in children with normal hearing and with bilateral cochlear implants: Effect of interferer asymmetry. The Journal of the Acoustical Society of America, 132(1), 380–391.

[73] Misurelli, S. M., & Litovsky, R. Y. (2015). Spatial release from masking in children with bilateral cochlear implants and with normal hearing: Effect of target-interferer similarity. The Journal of the Acoustical Society of America, 138(1), 319–331.

[74] Mok, M., Galvin, K. L., Dowell, R. C., & McKay, C. M. (2007). Spatial unmasking and binaural advantage for children with normal hearing, a cochlear implant and a hearing aid, and bilateral implants. Audiology and Neuro-Otology, 12(5), 295–306.

[75] Moore, B. C., & Alcántara, J. I. (2001). The use of psychophysical tuning curves to explore dead regions in the cochlea. Ear and Hearing, 22(4), 268–278.

[76] Nelson, D. A., Donaldson, G. S., & Kreft, H. (2008). Forward-masked spatial tuning curves in cochlear implant users. The Journal of the Acoustical Society of America, 123(3), 1522–1543.

[77] Noble, W. (2010). Assessing binaural hearing: results using the speech, spatial and qualities of hearing scale. Journal of the American Academy of Audiology, 21(9), 568–574.

[78] Noble, W., & Gatehouse, S. (2006). Effects of bilateral versus unilateral hearing aid fitting on abilities measured by the Speech, Spatial, and Qualities of Hearing Scale (SSQ). International Journal of Audiology, 45(3), 172–181.

[79] Noel, V. A., & Eddington, D. K. (2013). Sensitivity of bilateral cochlear implant users to fine-structure and envelope interaural time differences. The Journal of the Acoustical Society of America, 133(4), 2314–2328.

[80] Peters, B. R., Litovsky, R., Parkinson, A., & Lake, J. (2007). Importance of age and postimplantation experience on speech perception measures in children with sequential bilateral cochlear implants. Otology & Neurotology, 28(5), 649–657.

[81] Pisoni, D. B., & Cleary, M. (2003). Measures of working memory span and verbal rehearsal speed in deaf children after cochlear implantation. Ear and Hearing, 24(1 Suppl.), 106S– 120S.

[82] Poon, B. B., Eddington, D. K., Noel, V., & Colburn, H. S. (2009). Sensitivity to interaural time difference with bilateral cochlear implants: Development over time and effect of interaural electrode spacing. The Journal of the Acoustical Society of America, 126(2), 806–815.

[83] Runge, C. L., Jensen, J., Friedland, D. R., Litovsky, R. Y., & Tarima, S. (2011). Aiding and occluding the contralateral ear in implanted children with auditory neuropathy spectrum disorder. Journal of the American Academy of Audiology, 22(9), 567–577.

[84] Seeber, B. U., & Fastl, H. (2008). Localization cues with bilateral cochlear implants. The Journal of the Acoustical Society of America, 123(2), 1030–1042.

[85] Shannon, R. V., Galvin, J. J., III, & Baskent, D. (2002). Holes in hearing. Journal of the Association for Research in Otolaryngology, 3(2), 185–199.

[86] Siciliano, C. M., Faulkner, A., Rosen, S., & Mair, K. (2010). Resistance to learning binaurally mismatched frequency-to-place maps: Implications for bilateral stimulation with cochlear implants a. The Journal of the Acoustical Society of America, 127(3), 1645–1660.

[87] Souza, P. E. (2002). Effects of compression on speech acoustics, intelligibility, and sound quality. Trends in Amplification, 6(4), 131–165.

[88] Swan, I. R., Browning, G. G., & Gatehouse, S. (1987). Optimum side for fitting a monaural hearing aid. 1. Patients' preference. British Journal of Audiology, 21(1), 59–65.

[89] Swan, I., & Gatehouse, S. (1987). Optimum side for fitting a monaural hearing aid 2. Measured benefit. British Journal of Audiology, 21(1), 67–71.

[90] van Besouw, R. M., Forrester, L., Crowe, N. D., & Rowan, D. (2013). Simulating the effect of interaural mismatch in the insertion depth of bilateral cochlear implants on speech perception. The Journal of the Acoustical Society of America, 134(2), 1348–1357.

[91] Van Deun, L., van Wieringen, A., & Wouters, J. (2010). Spatial speech perception benefits in young children with normal hearing and cochlear implants. Ear and Hearing, 31(5), 702–713.

[92] van Hoesel, R., Bohm, M., Pesch, J., Vandali, A., et al. (2008). Binaural speech unmasking and localization in noise with bilateral cochlear implants using envelope and fine-timing based strategies. The Journal of the Acoustical Society of America, 123(4), 2249–2263.

[93] van Hoesel, R. J., Jones, G. L., & Litovsky, R. Y. (2009). Interaural time-delay sensitivity in bilateral cochlear implant users: Effects of pulse rate, modulation rate, and place of stimulation. Journal of the Association for Research in Otolaryngology, 10(4), 557–567.

[94] van Hoesel, R., Tong, Y., Hollow, R., & Clark, G. M. (1993). Psychophysical and speech perception studies: A case report on a binaural cochlear implant subject. The Journal of the Acoustical Society of America, 94(6), 3178–3189.

[95] van Hoesel, R. J., & Tyler, R. S. (2003). Speech perception, localization, and lateralization with bilateral cochlear implants. The Journal of the Acoustical Society of America, 113(3), 1617–1630.

[96] Watson, C. S. (2005). Some comments on informational masking. Acta Acustica united with Acustica, 91(3), 502–512.

[97] Wiggins, I. M., & Seeber, B. U. (2013). Linking dynamic-range compression across the ears can improve speech intelligibility in spatially separated noise. The Journal of the Acoustical Society of America, 133(2), 1004–1016.

[98] Wightman, F. L., & Kistler, D. J. (1992). The dominant role of low-frequency interaural time differences in sound localization. The Journal of the Acoustical Society of America, 91(3), 1648–1661.

[99] Zeng, F.-G., Popper, A., & Fay, R. R. (2011). Auditory prostheses: New horizons. New York: Springer Science & Business Media.

术　语　表

Action Pathway：动作通路

Age-Related Hearing Loss（ARHL）：年龄相关的听力损失

Alerting Network：警觉网络

Amplitude Modulated（AM）：振幅调制

Amplitude Spectrum：幅度谱

Anterior Auditory Field（AAF）：听觉皮层前区

Anterior Temporal Cortex：前颞叶皮层

Articulation Index（AI）：清晰度指数

Attention：注意

Attentional gain：注意增益

Audiogram：听力敏度图

AudioVisual Advantage（AVA）：听视优势

Auditory Brainstem Response（ABR）：听觉脑干反应

Auditory Cortex：听觉皮层

Auditory Deprivation：听觉剥夺

Auditory Development：听觉发育

Auditory Filter Width：听觉滤波器宽度

Auditory Grouping：听觉分组

Auditory Masking：听觉掩蔽

Auditory Nerve（AN）：听觉神经

Auditory Neuropathy Spectrum Disorder（ANSD）：听神经病谱系障碍

Auditory Object：听觉客体

Auditory Rigor：听觉僵硬

Auditory Scene Analysis（ASA）：听觉场景分析

Auditory Spatial Attention：听觉空间注意

Auditory Steady-State Response（ASSR）：听觉稳态反应

Auditory Streaming：听觉分流

Auditory Temporal Processing：听觉时间加工

Automatic Gain Control（AGC）：自动增益控制

Band Vocoding：声带编码

Better-Ear Listening：较优耳听觉

Biased Competition：有偏竞争

BIlateral Cochlear Implant（BICI）：双侧植入耳蜗

Binaural Integration：双耳整合

Binaural Masking Level Difference（BMLD）：双耳掩蔽级差

Binaural Squelch：双耳静噪

Binaural Summation：双耳叠加

Binaural Unmasking：双耳去掩蔽

Blind Source Separation（BSS）：盲源分离

Bottom-Up：自下而上

Bottom-Up Effect：上行效应

Brain-Computer Interface（BCI）：脑机接口

Carrier Frequency：载波频率

Caudal Inferior Frontal Sulcus：额下沟尾端

Central Auditory：中枢听觉

Change Deafness：变化盲听

Cochlear Implant（CI）：人工耳蜗

Cochlear Loci：耳蜗位点

Cocktail Party Problem：鸡尾酒会问题

Cognitive Aging：认知老化

Cognitive Compensation：认知代偿

Communication Ecology：传播生态

Communicative Ecological System：传播生态系统

Co-Modulation Masking Release：协同调制掩蔽释放

Comodulation Masking Release（CMR）：共调掩蔽释放

Competitor：竞争者

Computational Auditory Scene Analysis（CASA）：计算听觉场景分析

Concurrent Vowel：并发元音

Contextual Support：语境支持

Continuity Illusion：连续性错觉

Contralateral Masking：对侧掩蔽

Coordinate Response Measure（CRM）：协调反应测量

Cortical Auditory Evoked Potential（CAEP）：听觉皮层诱发电位

Covert Attention：内隐注意

Critical Bands：临界频带

Critical Bandwidth：临界带宽

Difference Limen（DL）：差阈

Dip Listening：波谷聆听

Discourse Comprehension：语篇理解

Dorsal Lateral PreFrontal Cortex（DLPFC）：背外侧前额叶

Electrically Evoked Auditory Brainstem（EABR）：电诱发听觉脑干

Electrically Evoked Response Action Potential（ECAP）：电诱发反应动作电位

ElectroCorticoGraphy（ECoG）：脑皮层电图

ElectroEncephaloGraphy（EEG）：脑电图

Energetic Masking：能量掩蔽

Equalization-Cancellation（EC）：均衡-消除

Event-Related Potential（ERP）：事件相关电位

Executive Network：执行网络

Feature Extraction：特征提取

Feature Integration Theory：特征整合理论

Figure-Ground：图形-背景

Figure-Ground Segregation Problem：图形-背景分离问题

First Formant Transition：第一共振峰转换

Frequency-Following Response（FFR）：频率跟随反应

Frontal Eye Field（FEF）：额叶眼动区

FrontoParietal Network（FPN）：额顶网络

functional Magnetic Resonance Imaging（fMRI）：功能磁共振成像

functional Near-Infrared Spectroscopy（fNIRS）：功能近红外光谱

Fundamental Frequency Difference：基频差异

Fundamental Frequency（F0）：基频

Harmonicity：谐波性

Head Shadow Effect：头影效应

Head-Related Transfer Function（HRTF）：头部相关传输函数

Hearing Aid （HA）：助听器

Hearing Loss：听力损失

Heschl's gyrus：赫氏回

Hidden Hearing Loss：隐性听力损失

High-Amplitude Sucking：高振幅吸吮

Holes in Hearing：听觉漏洞

Huggins Pitch：哈金斯音高

Ideal Binary Mask：理想二值掩蔽

Immediate Auditory Memory：瞬时听觉记忆

Inattentional Deafness：非注意盲听

Independent Componet Analysis（ICA）：独立成分分析

Inference Model：推断模型

Inferior Colliculus（IC）：下丘脑

Inferior Frontal Cortex：下额叶皮层

Inferior Frontal Gyrus：额下回

Inferior Parietal Lobule：顶下小叶

Inferior Parietal Supramarginal Cortex：下顶叶上缘皮质

Inferior Precentral Sulcus：下中央前沟

Inferior Temporal Cortex：下颞叶皮层

Informational Masking：信息掩蔽

Intelligibility：可懂度

Intensity Importance Function（IIF）：强度重要性函数

Interaural Level Difference （ILD）：耳间强度差

Interaural Time Delay （ITD）：耳间时间延迟

Interaural Time Difference （ITD）：耳间时间差

Lateral Belt：外侧带

Lateral Frontal Cortex（LFC）：侧额叶

Lateral Prefrontal Cortex（LPC）：外侧前额叶皮层

Lateral Superior Olive（LSO）：外侧上橄榄核

Lateralization：偏侧化

Left Superior Temporal Gyrus：左侧颞上回

Linear Predictive Coding（LPC）：线性预测编码

Listening Effort：听配能

Listening in Spatialized Noise-Sentences（LiSN-S）：方向性噪声下聆听-句子测试

Listening in the Dips：波谷聆听

Locus Coeruleus：蓝斑核

Loudness Recruitment：响度重振

MagnetoEncephaloGraphy（MEG）：脑磁图

Masked Detection Threshold（MDT）：掩蔽检测阈值

Masker：掩蔽声源

Masking：掩蔽

Masking Level Difference（MLD）：掩蔽级差

Masking Release：掩蔽释放

McGurk Effect：麦格克效应

Medial Geniculate Body（MGB）：内侧膝状体

Medial Superior Olive（MSO）：内侧上橄榄核

Minimum Audible Angle（MAA）：最小可听角度

MisMatch Negativity（MMN）：失匹配负波

MisMatch Response（MMR）：失匹配反应

Missing Fundamental：基频缺失

Modiolus：蜗轴

Modulation Masking：调制掩蔽

Neural Degeneration：神经衰退

Neural Registration：神经配准

Norepinephrine（NE）：去甲肾上腺素

Object Formation：客体形成

Object Selection：客体选择

Occipital Lobe：枕叶

Onset-Time Difference：起始时间差异

Opponent-Channel Model：对立通道模型

Orienting Network：定向网络

Ototoxicity：耳毒性

Parabelt Region：副带区

Parietal Region：顶叶区

Perceptual Image：感知意象

Perceptual Masking：知觉掩蔽

Perceptual Organization：感知组织

Periodicity：周期性

Peripheral Auditory System：外周听觉系统

Phonemic Contrast：音素对比

Phonemic Restoration：音素恢复

Pitch：音高

Place-Code Model：位置编码模型

Planum Temporale：颞平面

Population Separation：群体分离

Positron Emission Tomography（PET）：正电子发射断层扫描

Posterior Auditory Field（PAF）：听觉皮层后区

Posterior Superior Temporal Gyrus：后颞上回

Posterior Superior Temporal Sulcus：后颞上沟

Post-Stimulus Time（PST）：刺激后时间

Premotor Cortex：前运动皮层

Primary Auditory Cortex（A1）：初级听觉皮层

Psychoacoustic：心理声学

Psychophysical Tuning Curve：心理物理调谐曲线

Receptive Field：感受野

Rhythmic Attention：节律性注意

Rhythmic Masking Release：节律性掩蔽释放

Rhythmicity：节奏

Room Reflection：房间反射

Scene Analysis：场景分析

Segmental：音段

Selective Attention：选择性注意

Selective Entrainment Hypothesis：选择性夹带假说

Sequential Grouping：序列分组

Short-Time Equalization-Cancellation（STEC）：短时均衡-消除

Signal-to-Noise Ratio（SNR）：信噪比

Simultaneous Grouping：同时分组

Single-Photonemission Computed Tomography（SPECT）：单光子发射计算机断层扫描

Sound-Absorbing Property：吸声特性

Soundscape：声景

Source Separation：声源分离

Spatial Hearing：空间听觉

Spatial Release from Masking（SRM）：掩蔽的空间释放

Spatial Streaming：空间分流

Spectral Dead Region：频谱死区

Spectral Resolution：频谱分辨率

Spectral Tilt：频谱倾斜

Spectrotemporal Proximity：频谱时间邻近

SpectroTemporal Receptive Field（STRF）：时频感受野

SpectroTemporal Response Function（STRF）：时频域响应函数

Speech Intelligibility Index（SII）：语音可懂度

Speech Reading：唇读

Speech Reception threshold（SRT）：语音接受阈值

Steady-State Equalization-Cancellation（SSEC）：稳态均衡-消除

Stereo Mixture：立体声混合

Stream Integration：流整合

Stream Segregation：流分离

Streaming：分流

Subsegmental：亚音段

Superior Olivary Complex：上橄榄复合体

Superior Precentral Sulcus：上中央前沟

Superior Temporal Gyrus：颞上回

Superior Temporal Lobe：上颞叶

Supportive Environment：支持性环境

Suprasegmental：超音段

Target-to-Masker Ratio：目标-掩蔽比

Temporal Coherence Theory（TCT）：时间相干性理论

Temporal Modulation：时间调制

Temporal Modulation Transfer Function（TMTF）：时间调制传递函数

TemporoParietal Junction（TPJ）：颞顶联合区

Timbre：音色

Tone Pip：短音

Top-Down：自上而下

Transverse Gyrus：颞横回

Underdetermined Problem：欠定问题

Unmasking：去掩蔽

Up-Regulate Activity：上调活动

What Pathway：内容通路

Where Pathway：空间通路

Working Memory：工作记忆

推荐阅读

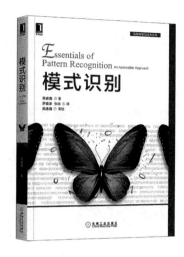 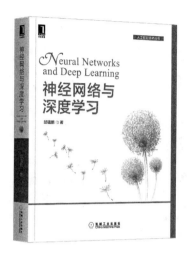

模式识别

作者：吴建鑫 ISBN:978-7-111-64389-0 定价：99.00元

吴建鑫教授是模式识别与计算机视觉领域的国际知名专家，不仅学术造诣深厚，还拥有丰富的教学经验。这本书是他的用心之作，内容充实、娓娓道来，既是优秀的教材，也是出色的自学读物。该书英文版将由剑桥大学出版社近期出版。特此推荐。
——周志华（南京大学人工智能学院院长，欧洲科学院外籍院士）

模式识别是从输入数据中自动提取有用的模式并将其用于决策的过程，一直以来都是计算机科学、人工智能及相关领域的重要研究内容之一。本书介绍模式识别中的基础知识、主要模型及热门应用，使学生掌握模式识别的基本原理、实际应用以及最新研究进展，培养学生在本学科中的视野与独立解决任务的能力，为学生在模式识别的项目开发及相关科研活动打好基础。

神经网络与深度学习

作者：邱锡鹏 书号：978-7-111-64968-7 定价：149.00元

近十年来，得益于深度学习技术的重大突破，人工智能领域得到迅猛发展，取得了许多令人惊叹的成果。邱锡鹏教授撰写的《神经网络和深度学习》是国内出版的第一部关于深度学习的专著。邱教授在自然语言处理、深度学习领域做出了许多业界领先的工作，他所讲授的同名课程深受学生们的好评，该课程的讲义也在网上广为流传。本书是基于他多年来研究、教学第一线的丰富经验撰写而成，内容详尽，叙述严谨，图文并茂，通俗易懂。确信一定会得到广大读者的喜爱。强烈推荐！
—— 李航 （字节跳动AI Lab Director，ACL Fellow，IEEE Fellow）

邱锡鹏博士是自然语言处理领域的优秀青年学者，对近年来广为使用的神经网络与深度学习技术有深入钻研。这本书是他认真写就，对该领域初学者大有裨益。
——周志华（南京大学计算机系主任、人工智能学院院长，欧洲科学院外籍院士）

本书是深度学习领域的入门教材，系统地整理了深度学习的知识体系，并由浅入深地阐述了深度学习的原理、模型以及方法，使得读者能全面地掌握深度学习的相关知识，并提高以深度学习技术来解决实际问题的能力。

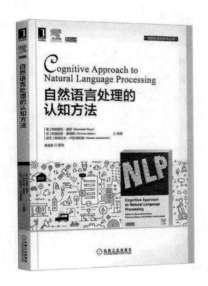 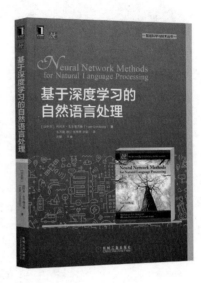

自然语言处理的认知方法

作者: [英] 伯纳黛特·夏普 [法] 弗洛伦斯·赛德斯 [波兰] 维斯拉夫·卢巴泽斯基编著
译者: 徐金安 等 ISBN: 978-7-111-63199-6 定价: 99.00元

本书探讨了自然语言处理与认知科学之间的关系, 以及计算机科学对于这两个领域的贡献。共10章, 每章都由相关领域的专家撰写, 内容涵盖自然语言理解、自然语言生成、单词关联、词义消歧、单词预测、文本生成和著述属性等领域, 从多个视角阐述了自然语言的产生、识别、加工和理解过程, 不仅包含大量算法和研究成果, 而且分享了前沿学者的宝贵经验。

基于深度学习的自然语言处理

作者: [以色列] 约阿夫·戈尔德贝格 译者: 车万翔 郭江 张伟男 刘铭 译 刘挺 主审
ISBN: 978-7-111-59373-7 定价: 69.00元

本书系统阐述将深度学习技术应用于自然语言处理的方法和技术, 深入浅出地介绍了深度学习的基本知识及各种常用的网络结构, 并重点介绍了如何使用这些技术处理自然语言。

本书的作者和译者都是国内外NLP领域非常活跃的青年学者, 作者Yoav Goldberg博现为以色列巴伊兰大学计算机科学系高级讲师, 曾任Google Research研究员, 译者是哈尔滨工业大学NLP核心团队。